JENNIFER MANN & KARDEN RABIN

Die geheime Sprache unseres Körpers

Jennifer Mann · Karden Rabin

Die GEHEIME SPRACHE unseres Körpers

Das Nervensystem regulieren,
den Körper heilen,
den Geist beruhigen

Körperübungen zur Selbstheilung

Aus dem Englischen von Friederike Moldenhauer

KÖSEL

Wir haben uns bemüht, alle Rechteinhaber an den aufgeführten Zitaten ausfindig zu machen, verlagsüblich zu nennen und zu honorieren. Sollte uns dies im Einzelfall nicht möglich gewesen sein, bitten wir um Nachricht durch den Rechteinhaber. Kapiteln vorangestellte Zitate können als Destillat des jeweils nachfolgenden Kapitels gelesen werden.

Die Empfehlungen in diesem Buch sind von den Autor*innen sorgfältig geprüft. Sie bieten keinen Ersatz für kompetenten medizinischen oder psychologischen Rat. Jede*r Leser*in ist für sein/ihr eigenes Handeln selbst verantwortlich. Alle Angaben in diesem Buch erfolgen ohne jegliche Gewährleistung oder Garantie seitens der Autor*innen und des Verlags. Eine Haftung der Autor*innen bzw. des Verlags und seiner Beauftragten für Personen-, Sach- und Vermögensschäden ist ausgeschlossen.

MIX
Papier | Fördert gute Waldnutzung
FSC® C014496

Penguin Random House Verlagsgruppe FSC® N001967

Die Originalausgabe erschien unter dem Titel *The Secret Language of the Body* bei HarperCollins Publishers Ltd.

Umschlaggestaltung: Favoritbuero, München nach einer Vorlage
von Misha Handschumacher
Übungsillustrationen: Julian Gower
Diagramme: Liane Payne
Redaktion: Ulrike Kretschmer
Satz: Satzwerk Huber, Germering
Druck und Bindung: GGP Media GmbH,Pößneck
Printed in Germany
ISBN 978-3-466-34847-3

www.koesel.de

Für Gillian, meine »kleinen Frauen« und Samantha
K. R.

Für meinen liebsten Yian, meinen Schatz Leo und mein Nervensystem, das mir gezeigt hat, dass ich resilient bin und meine Gesundheit selbst in der Hand habe.
J. M.

Inhalt

Teil II

Körper

Teil III

Mensch

Einleitung

Wenn Sie nicht weiterkommen, können wir Ihnen helfen

Sie haben Ihre Gesundheit in der Hand.
JENNIFER UND KARDEN

Um etwas in seinem Leben zu ändern, muss man entweder inspiriert oder verzweifelt sein. Während wir von Herzen hoffen, dass Ersteres auf Sie zutrifft, ist es doch wahrscheinlicher, dass Sie verzweifelt sind. Das waren wir und viele andere Menschen auch, als wir anfingen, uns mit diesem Weg der Heilung zu beschäftigen. Vielleicht leiden Sie an Stress, Angstzuständen oder einem unverarbeiteten Trauma. Vielleicht sehnen Sie sich aber auch verzweifelt danach zu heilen, sich im eigenen Körper wieder sicher zu fühlen und inneren Frieden zu finden. Vielleicht wollen Sie schlicht Ihr Leben wieder leben, statt einfach nur den Tag zu überstehen. Wenn Sie dieses Buch in die Hand nehmen, liebe Leserin, lieber Leser, dann haben Sie den ersten Schritt auf dem Weg zur Genesung schon getan. Während Sie es in Ihrem eigenen Tempo durcharbeiten, werden Sie – so hoffen wir – die in Ihnen steckende Weisheit entdecken, die Sie an einen Ort führen wird, der weniger von Anstrengung geprägt, sondern ein Zuhause ist.

Eines dürfen Sie nicht vergessen: Ihr Körper verfügt über grenzenlose Selbstheilungskapazitäten; in Ihnen gibt es eine Stärke, Wahrnehmungsfähigkeit und Intuition, die stärker sind, als Sie es sich vorstellen können. Mit diesem Buch laden wir Sie ein, das riesige Potenzial zu entdecken, das sich in der Sprache Ihres Körpers verbirgt. Wir laden Sie ein, seinen inneren Dialog zu verstehen, damit Sie *endlich* gesund werden.

Möglicherweise lesen Sie dieses Buch, weil Sie auf der Suche nach praktikablen und effektiven Wegen sind, um beispielsweise chronischen Stress, Angstzustände, Arbeitssucht, Depression, Abhängigkeit, Essstörungen, Prokrastination, physische Schmerzen oder stressinduzierte Erkrankungen wie Reizdarmsyndrom (RDS), Allergien, Asthma, Hauterkrankungen, chronische Erschöpfungszustände, Migräne oder ein postvirales Syndrom hinter sich zu lassen. Irgendetwas sagt Ihnen, dass Sie sich selbst heilen können. Wir vermuten, da Sie dieses Buch lesen, haben Sie schon vieles ausprobiert, darunter vielleicht Schulmedizin, Sport, Diäten, funktionale Medizin, Nahrungsergänzungsmittel, Yoga, CBD-(Cannabidiol-)Öle, Tiefengewebstherapie, Shiatsu, Reiki, Reflexzonenmassage, Akupunktur, Schröpfen, heiße Bäder, Sauna, Aromatherapie, Gong-Therapie, Salzmassagen, Klangschalen, Kristalle, autonome sensorische Meridianreaktion (ASMR), binaurale Musik, Kamillentee, kognitive Verhaltenstherapie (KVT), Gesprächstherapie, Ayahuasca und Atemübungen. Vielleicht haben einige dieser Ansätze auch geholfen, Sie haben aber dennoch den Eindruck, dass etwas fehlt. Sie fühlen sich nicht so, wie Sie sich fühlen möchten, oder es fällt Ihnen schwer, Ihren Alltag so zu bewältigen, wie Sie es sich wünschen. Die Person, die Ihnen aus dem Spiegel entgegenblickt, kommt Ihnen ein wenig fremd vor. Wir wissen genau, wie Sie sich fühlen, denn wir haben es beide durchgemacht: Wir waren gestresst und krank, wir traten auf der Stelle und waren häufig verzweifelt. Doch wir hatten immer das Gefühl, es *müsse* noch einen Ausweg geben.

Achtung, Spoiler: Wir können Ihnen helfen! Auf unserem jeweiligen Weg aus der Krankheit und dank der vielen Lehrerinnen und Lehrer, die uns begleitet haben, entdeckten wir eine

Möglichkeit, wieder zu Wohlbefinden zu gelangen. Die Übungen in diesem Buch haben bereits Tausenden anderen Menschen dabei geholfen, wieder zu Kräften zu kommen – und das wird auch Ihnen gelingen. Wenn Sie einige der oben genannten Heilungsmethoden bereits ausprobiert haben, haben Sie wahrscheinlich erkannt, dass möglicherweise Ihr Nervensystem die Ursache für Ihre gesundheitlichen Probleme sein könnte. Aber das Nervensystem ist nicht nur ein verborgenes System von Nervenbahnen, denen Massagen und Kamillentee guttun. Es ist ein erstaunliches, raffiniertes Netzwerk, das jederzeit riesige Mengen an detaillierten Informationen verarbeitet, interpretiert und speichert. Es koordiniert jegliche geistige und körperliche Funktion, etwa Atmung, Herzschlag oder Wahrnehmung. Außerdem hilft es Ihnen bei der Entscheidung, ob Sie lieber Sonnenblumen oder Pfingstrosen kaufen wollen.

Wir möchten Sie auf eine Reise mitnehmen, auf der Sie lernen, mit diesem somatischen, nonverbalen, uralten, wilden, wunderbaren und manchmal furchteinflößenden System zu »sprechen« und es zu verstehen. Wenn Sie nicht hören können, was Ihr Nervensystem Ihnen sagt, oder nicht mit ihm »kommunizieren« können, können Sie es auch nicht beeinflussen. Das aber ist der entscheidende Schritt, um es wieder ins Gleichgewicht zu bringen – und damit auch Ihre Gesundheit und Ihren Alltag.

Stellen Sie sich vor, Sie reisen durch ein fremdes Land und möchten jemanden fragen, wie ein antikes Gebäude erbaut worden ist. Wie soll man das anstellen, ohne die jeweilige Sprache zu sprechen? Das wäre eine Herausforderung. Stellen Sie sich nun aber vor, dieses fremde Land ist Ihr Körper, und anstatt nach seiner Bauweise zu fragen, möchten Sie wissen, warum Sie an innerer Unruhe leiden. Wie kann das gelingen, wenn Sie die Sprache Ihres Körpers nicht verstehen, der Ihnen durch diese Unruhe etwas vermitteln möchte? Vielleicht haben Sie mithilfe Ihrer Ärzte und Therapeuten die wissenschaftlichen Tiefen der Hypothalamus-Hypophysen-Nebennierenrinden-Achse (HPA-Achse) ergründet, doch wird es Ihnen nicht gelingen, die eigentlichen Ursachen Ihrer Unruhe umfassend zu verstehen, wenn Sie die Sprache Ihres Nervensystems nicht sprechen.

Um wirklich zu begreifen, warum das Nervensystem so viel Macht über Sie ausübt (und umgekehrt Sie derzeit so wenig über Ihr Nervensystem), ist es notwendig, die grundlegende Logik und den Zweck dieses Systems aus evolutionärer und funktionaler Perspektive zu betrachten. Überlegen Sie beispielsweise, warum in der Notenschrift Logik und Zweck so wichtig sind. Die Worte und Symbole ergeben nur dann einen Sinn, wenn man weiß, dass sie dazu dienen, Töne zu beschreiben, die die Musik ausmachen. Ohne diesen Kontext hat eine Note keinerlei Bedeutung. In ähnlicher Weise erleichtert es das Verständnis der Logik und des Zwecks des Nervensystems, seine Sprache zu verstehen.

Dieses Buch soll Ihnen dazu dienen, ganz pragmatisch zu lernen, Ihr Nervensystem zu regulieren und damit sich selbst zu heilen. Sie werden eine Methode namens AIR (engl. Luft) kennenlernen – die Buchstaben stehen für Wahrnehmen (**a**wareness), Unterbrechen (**i**nterruption) und Neugestalten (**r**edesign). Ziel von AIR ist es, die innere **Wahrnehmung** zu entwickeln, die nötig ist, um die Sprache des Nervensystems in Ihren Gedanken, Ihrem Körper und in weiteren menschlichen Aspekten **wahrzunehmen.** Danach geht es darum, die immer wiederkehrenden wenig konstruktiven Muster, die dafür sorgen, dass Sie auf der Stelle treten, zu **unterbrechen.** Und schließlich werden Sie in der Lage sein, diese Muster **neu zu gestalten**, wenn Sie die geheime Sprache Ihres Körpers fließend sprechen. Indem Sie AIR anwenden und die Übungen, die Sie am Ende jedes Kapitels finden, durchführen, lernen Sie mit der Zeit, sich den Einfluss Ihres Nervensystems zunutze zu machen und ihn für Ihre Heilung einzusetzen. So, wie der Erwerb einer Fremdsprache Ihnen dabei hilft, sich in dem entsprechenden Land zurechtzufinden und die geheimen Schätze seiner Kultur zu entdecken, werden Sie in der Lage sein, dasselbe in Ihrer Heimat zu tun: Ihrem Körper, Ihrem Geist und Ihnen selbst als Mensch. Die Übungen, die wir vorschlagen, bauen aufeinander auf. Aber gehen Sie ruhig in der Reihenfolge vor, die Ihnen am meisten liegt, und machen Sie sich vielleicht Notizen.

Bevor Sie nun diese neue Sprache lernen, möchten wir Ihnen dabei helfen, das »fremde Land« Ihres Nervensystems zu verstehen, ebenso wie die Gründe, warum es so reagiert und warum die Methode, seine Sprache zu sprechen und AIR anzuwenden, wirklich funktioniert.

AIR	**Wahrnehmen →**	**Unterbrechen →**	**Neugestalten**
Geist	Zuhören	Umschalten	Distanzieren
Körper	Übersetzen	Modifizieren	Ausgleichen
Mensch	Einstimmen	Pflegen	Verbinden

Los geht's!

Die Aufgabe Ihres Nervensystems besteht darin, Ihren Körper an die Umwelt anzupassen, damit Sie überleben können. Mit anderen Worten: Sie haben ein Nervensystem, damit Ihre Überlebenschancen steigen. In der Sprache des Nervensystems geht es immer um die eine Frage: Bin ich *in Gefahr* oder *nicht?* Ob es nun darum geht, Ihren Hormonspiegel in Balance zu halten oder einen Partner fürs Leben auszuwählen: Stets bestimmt diese wichtige Ja-Nein-Frage die Entscheidung, weil das Ziel immer ist, Sie in Sicherheit zu wissen. Nimmt Ihr Nervensystem etwas als Bedrohung für Sie und Ihr Leben wahr (auch wenn dies gar nicht der Fall ist), bietet es eine vorhersehbare Reihe von Aktivitäten auf: Überlebens-(Stress-)Reaktionen, die sich über Millionen von Jahren im Laufe der Evolution entwickelt haben. Wie wir wissen, ist nicht jeder Stress negativ, und inzwischen sollte man eigentlich vermuten dürfen, dass das biologische Programm des Körpers zwischen Sicherheit und Gefahr differenzieren kann. Doch komplexe Zusammenhänge können dieses Programm gewissermaßen aufs Glatteis führen.

Zunächst ist Ihr Nervensystem nicht dazu angelegt, mit den Stressoren des modernen Lebens umzugehen. Wir sind so gebaut, dass wir in der afrikanischen Savanne unter Löwen überleben können, nicht aber im Dschungel der Stadt und des Internets. Wenn Sie von Ihrer Kreditkartenfirma eine Mahnung erhalten, greift Ihr Nervensystem auf exakt dieselben Überlebensstrategien zurück wie vor 25 000 Jahren, als es darum ging, sich vor einem aufgebrachten Nashorn in Sicherheit zu bringen. Dieses Missverhältnis ist bemerkenswert. Eine Reaktion, die darin besteht, um sein Leben zu rennen, wird nun unterdrückt und bleibt in Ihrem Körper stecken, während Sie am Schreibtisch sitzen, Rechnungen bezahlen und E-Mails beantworten. Aber was noch schlimmer ist: Diese Diskrepanz wird durch das unerbittliche Dauerfeuer moderner Stressoren noch verschärft. Während sich unsere Vorfahren nur mit einigen bedrohlichen Situationen am Tag oder in der Woche konfrontiert sahen, nimmt unser Nervensystem heute jedes Mal eine Bedrohung wahr, wenn wir auf dem Handy eine Push-Nachricht erhalten, wenn wir eine unangenehme E-Mail bekommen oder wenn die nächste katastrophale Meldung aus den Nachrichten auf uns einprasselt. Im Prinzip nutzt der moderne Mensch eine Methode aus der Steinzeit, um sich in einer Welt zurechtzufinden, die sich mit Lichtgeschwindigkeit verändert, was unweigerlich dazu führt, dass sich im Körper Stress ansammelt.

Der zweite komplexe Aspekt unserer Überlebensfunktionen wird von dem autonomen Nervensystem (ANS) gesteuert. Bis wir die Sprache des Nervensystems verstehen, arbeitet das ANS normalerweise unbewusst, automatisch und jenseits unserer kognitiven Kontrolle. Darum – und das haben Sie vermutlich schon zu Ihrem Missfallen feststellen müssen – wiederholt das ANS die negativen Muster. An sie haben wir uns gewöhnt, wir reagieren, sobald wir getriggert werden, selbst wenn wir uns bewusst bemühen, ruhig zu bleiben. Versuchen Sie es mit Logik und reden Sie sich ein, gelassen zu bleiben – Sie werden damit keinen Erfolg haben. Es ist so, als redeten Sie auf jemanden ein, der kein Deutsch spricht.

Ruhe wird im Körper wahrgenommen, nicht im Geist.

Der dritte komplexe Aspekt besteht darin, dass die Fähigkeit Ihres Nervensystems, seine Schutzfunktion zu erfüllen, nur so gut ist wie seine »Programmierung«. Ihr Nervensystem reagiert vor dem Hintergrund Ihrer persönlichen Erfahrungen. Während sich die meisten Menschen an keine Ereignisse vor dem fünften Lebensjahr erinnern können, ist unser Körper jedoch in der Lage, genau das zu tun. Er hat schon viel länger Erfahrungen und Gefühle gesammelt und gespeichert. Tatsächlich fängt das Nervensystem bereits in der sechsten Schwangerschaftswoche an, sich zu entwickeln und Informationen zu sammeln, um das Überleben des Embryos zu sichern.[1] Die Kognition ist der letzte Bereich, der sich im Gehirn eines Babys entwickelt. Es kommt mit einer primitiven Großhirnrinde auf die Welt, während sein Nervensystem schon eine monatelange Entwicklung und Anpassung hinter sich hat. Jeder einzelne Reiz, sei es von außen oder von innen, klein oder groß, positiv oder negativ, hat eine Auswirkung. Bei einem gesunden Menschen kombiniert das Gehirn Informationen aus vergangenen Erfahrungen mit denen aus den aktuellen Umständen, um beispielsweise zu einer Entscheidung zu kommen. Ist es aber anhaltend Stressoren ausgesetzt, kann das zu Aufruhr im System führen und damit zu Funktionsstörungen. In physiologischer Hinsicht führt der Umstand, dass das Gehirn permanent Stressoren ausgesetzt ist, zu einer Verminderung der Anzahl an Synapsen (die Stellen, an denen die Nervenzellen miteinander kommunizieren). Damit wird die Art und Weise, wie sich die Nervenzellen verzweigen, beeinflusst.

Dies wiederum führt zu einem schlechteren Vernetzungsgrad und einer emotionalen Dysregulation, also zu einer Fehlsteuerung, die es erschwert, Emotionen zu kontrollieren.[2] Unser Gehirn, insbesondere der präfrontale Kortex, entwickelt sich bis zu unserem 25. Lebensjahr. In diesen Jahren beeinflussen jeder interne (biologische) und externe (umweltbedingte) Stressor und jedes Ereignis die Art und Weise, wie unser Nervensystem uns durch das Leben leitet und *für uns* die Entscheidungen trifft.

Während sich Ihr Gehirn in den ersten 20 Lebensjahren entwickelt, nehmen traumatische Ereignisse Einfluss auf die Beschaffenheit Ihres Nervensystems. Unter einem Trauma versteht man Lebensereignisse, die das Nervensystem überfordern, die zu früh oder zu schnell eintreten, sodass das Nervensystem seine Reaktion für Überleben und Sicherheit nicht vollständig abschließen kann. Darüber hinaus kann ein Trauma auch in einem Mangel bestehen, etwas zu wenig, zu spät oder zu langsam bekommen zu haben, etwa bei Vernachlässigung. Dann erhält das Nervensystem nicht die Unterstützung, Regulation und Versorgung von den Menschen, von denen es abhängig ist, etwa von den Eltern oder primären Bezugspersonen. Doch es gibt auch eine gute Nachricht: Obwohl sich ein Trauma nicht ungeschehen machen lässt, kann sein Einfluss auf Ihr Nervensystem verändert, es kann »reprogrammiert« werden. Wie es Peter Levine, der Urheber des Somatic Experiencing, sagt: »Ein Trauma ist eine Tatsache des Lebens, aber es muss keine lebenslange Strafe sein.«

Unabhängig davon, ob Sie ein Trauma erlebt haben oder nicht, sind Ihnen die folgenden Erfahrungen vermutlich vertraut. Als Kleinkind wurde mit Ihnen vielleicht geschimpft, jedes Mal, wenn Sie anfingen zu weinen, und Ihnen wurde gesagt, Sie sollten damit *aufhören*. Doch eigentlich wollten Sie nur in den Arm genommen und beruhigt werden. Dann, als erwachsene Person, hatten Sie vielleicht nicht die Selbstregulationsprozesse entwickelt, die Ihnen geholfen hätten, sich auch in emotional schwierigen Situationen sicher zu fühlen und mit ihnen in einer gesunden

Art und Weise umzugehen. Stattdessen aktiviert Ihr Nervensystem möglicherweise einen Bewältigungsmechanismus (dazu kommen wir gleich), indem es eine vertraute Bahn nutzt, die es aufgrund der wiederholten Wahrnehmung einer überwältigenden Erfahrung des Verlassenseins und der Furcht bereits etabliert hat. Möglicherweise ist das der Grund dafür, warum Sie Gefühle verdrängen und vermeiden und sich in sich zurückziehen: weil Ihr Geist und Ihr Körper nicht wissen, wie sie mit gewaltigen Gefühlen umgehen sollen. Im Laufe der Zeit führen Verdrängung, Vermeidung und Abschalten zu Burn-out, chronischem Stress oder Krankheit.

Vielleicht sind Sie in der Schule ausgelacht worden, als Sie einen Vortrag hielten, und Sie haben sich in Grund und Boden geschämt. Ihr Nervensystem hat sich dieses Erlebnis gemerkt, weshalb es in der Öffentlichkeit zu reden mit Gefahr assoziiert. Sollten Sie dann als Erwachsene eine Präsentation für Ihren Job vorbereiten, stellten Sie womöglich fest, dass Sie in solchen Situationen unter Angst leiden, schwer atmen, schwitzen und dass Ihnen übel ist, weil Ihr Nervensystem diese Herausforderung wie damals als Bedrohung empfindet.

Jedes Mal, wenn Ihr Nervensystem eine Gefahr wahrnimmt, sei es nun eine Mahnung der Kreditkartenfirma, ein aggressives Nashorn, eine Meute fieser Klassenkameraden oder ein unverarbeitetes Trauma, wird es auf die Stressreaktion zurückgreifen, die es in frühen Jahren erlernt hat. Möglicherweise erinnern Sie sich an diesen Vorfall nicht mehr, Ihr Nervensystem aber tut es.

Ihr Nervensystem erinnert sich an Dinge, an die Sie sich nicht erinnern können.

Diese komplexen Zusammenhänge können sogar ein gut funktionierendes Nervensystem zum Stillstand bringen. Doch daneben gibt es auch Überlebensstrategien, die sich über Tausende von Jahren weiterentwickelt haben. Auch sie dienen Ihnen dazu,

Sie zu schützen, werden manchmal aber nicht richtig angewendet. Vielleicht sind Sie mit der Flucht-oder-Kampf-Reaktion angesichts einer Bedrohung oder eines Notfalls vertraut. Diese Antwort auf Stress besteht allerdings aus verschiedenen Elementen, nämlich Kampf, Flucht, Einfrieren, Beschwichtigen und Schmeicheln (darauf werden wir noch eingehen). Im Alltag verbergen sich diese vorzeitlichen Überlebensstrategien normalerweise hinter Verhaltensweisen wie Bewältigungsmechanismen. Letztere sind entweder hilfreich (adaptiv, angepasst) oder hinderlich (maladaptiv, fehlangepasst). Auch spielen das Timing und die Dauer eine Rolle: Diese hilfreichen Mechanismen dienen dazu, den Körper kurzfristig zu schützen; werden sie jedoch über längere Zeit angewandt, können sie sich als hinderlich und kontraproduktiv erweisen.[3]

Eine hilfreiche, adaptive Vorgehensweise wäre ein Verhalten, das das Problem effektiv löst und auf längere Sicht zu einer Stressminderung führt. Im Fall der Work-Life-Balance wäre das beispielsweise, Grenzen zu setzen und Selbstfürsorge zu betreiben. Ein hinderlicher Mechanismus bei Stress führt zu kurzfristiger Erleichterung, zeigt sich aber über längere Zeit als sehr ineffektiv, weil er das Problem, das er vermeintlich löst, immer weiter fortsetzt. Das ist etwa der Fall, wenn man immer Ja sagt, um Stress aus dem Weg zu gehen, was schließlich zu immer größerer Belastung führt. Aus dieser Perspektive betrachtet ist eine chronische Angststörung keine Erkrankung, sondern eine Bewältigungsstrategie. Das Nervensystem hat diesen adaptiven Mechanismus entwickelt, um dem unterschwelligen Überlebenswillen gerecht zu werden, was dazu führt, dass die Reaktion auf eine wahrgenommene Bedrohung inadäquat ist. Wie bereits erwähnt, ist das die Art und Weise, wie Ihr Körper versucht, Sie wach zu halten, um auf mögliche Gefahren reagieren zu können, so, wie er es vor dem Hintergrund bereits gemachter Erfahrungen und vermeintlicher Auslöser gelernt hat. Letztlich ist Angst ein Signal des Körpers in einer Sprache, die Sie im Folgenden erlernen werden.

Wissenschaftliche Ergebnisse aus der Psychologie zeigen, wie wichtig die emotionalen Verbindungen zwischen dem Kind und seinen primären Bezugspersonen sind. Studien zu belastenden Kindheitserfahrungen (adverse childhood experiences, ACE) ergaben, dass maladaptive Bewältigungsmechanismen langfristige Auswirkungen auf die psychische, physische und emotionale Gesundheit haben. Das ist insbesondere dann der Fall, wenn diese Reaktionen über Jahre hinweg häufig ausgelöst werden. Doch sollten Sie dieses Buch lesen, um Ihr Trauma zu überwinden, möchten wir Ihnen versichern, dass sich diese langfristigen Auswirkungen revidieren lassen. Und alles beginnt bei Ihrem Nervensystem.

Was also bedeutet das für uns?

Ob Ihnen Ihr Nervensystem Signale von Angst, Burn-out, Erkrankung oder Trauma schickt – immer steht in Ihrem Nervensystem Stress im Mittelpunkt, denn je mehr Stress sich in Ihrem Körper »ansammelt«, desto deutlicher zeigen sich die Störungen, die sich gegenseitig verstärken. Nimmt der Stress zu, kann das alles im Körper durcheinanderbringen, die Wissenschaft nennt dies allostatische Belastung. Dieser Begriff bezeichnet die kumulativen Effekte von chronischem Stress und Lebensereignissen im Körper. Ist die allostatische Belastung groß, ist der Körper nicht mehr ausreichend in der Lage, sich selbst zu regulieren und wieder ins Gleichgewicht zu bringen. Auf Zellebene löst diese Belastung Veränderungen aus, die sich auf die Energieproduktion, die Immunfunktion, die hormonellen Signale und die Zellreparatur auswirken, was sich schließlich im allgemeinen Gesundheitszustand niederschlägt. Jedes Ungleichgewicht im Nervensystem kann breit gefächerte Konsequenzen nach sich ziehen, weil das Nervensystem bezüglich der allostatischen Belastung eine entscheidende Rolle spielt. Es kommuniziert mit allen Organen und Systemen und beeinflusst die Körperfunktionen. Ohne die Fähigkeit zur Selbstregulation, um den Körper im Gleichgewicht zu halten und so Wohlbefinden zu erreichen, können Sie dauerhaft an gesundheitlichen Problemen leiden. Eine Übersichtsstudie über mehr als 250 Studien aus dem Jahr 2020 kam zu dem Schluss, dass eine größere allostatische Belastung mit einem schlechteren Gesundheitszustand verbunden ist.[4] Mit dem Verständnis, wie Stress, das Nervensystem und der Körper miteinander in Beziehung stehen, können Sie nun nachvollziehen, warum Ihre bisherigen Versuche, gesund zu werden, nur zum Teil von Erfolg gekrönt waren und warum die Methode AIR sowie die Übungen aus diesem Buch dazu beitragen können, dass Sie sich in Ihrem Körper wieder wohlfühlen.

**Erst kommt der Stress,
dann folgen die Symptome.**

Kurz zusammengefasst, versucht Ihr Nervensystem, dafür zu sorgen, dass sich Ihr Körper in Sicherheit fühlt. Doch aufgrund der komplexen Zusammenhänge tritt er auf der Stelle. Und weil die Bewältigungsmechanismen nicht greifen, reagiert er mit Angstgefühlen und anderen Antworten, die die Situation nicht verbessern. Im Ergebnis macht also das Nervensystem alles nur noch schlimmer, indem es seinen eigenen Beitrag zum ohnehin schon erhöhten Stressniveau leistet, was wiederum dazu führt, dass es sich umso mehr anstrengt, durch seine fehlangepassten Bewältigungsstrategien wieder ein Gleichgewicht zu erreichen. So entsteht ein sich verstärkender Teufelskreis aus Stress und allostatischer Belastung. Diese kräfteraubende Feedbackschleife nennen wir das *Nervensystem-Paradox.* Vereinfacht ausgedrückt sorgt Ihr Nervensystem dafür, dass es stecken bleibt und im Prinzip wenig zu Ihrem Schutz beiträgt. Es unterstützt Sie kaum dabei, Ihre Gesundheit zu erhalten, während es eigentlich genau das zu erreichen versucht. Es verliert die Fähigkeit, eine Homöostase zu erreichen, flexibel zwischen Aktivierung und Entspannung hin und her zu wechseln und ein Minimum an mentalem und körperlichem Wohlbefinden zu gewährleisten. Arbeitet Ihr Körper über eine längere Zeitspanne auf diese Weise, bezeichnen wir das als Funktionieren im Survival-Modus. Irgendwann ist dieser Zustand des ständigen vermeintlichen Kampfs ums Überleben für den Körper und die Gesundheit eine Last, er bürdet ihm zusätzlichen Stress auf und reizt Ihr Nervensystem noch mehr. Befindet sich Ihr Körper länger im Survival-Modus, kann das zu chronischen Schmerzen, Erschöpfungszuständen, Schlafstörungen, kognitiven Einbußen, Reizdarmsyndrom, Suchtverhalten, Zwangsstörungen und anderen Problemen führen.[5] Je nachdem, wen Sie diesbezüglich aufsuchen, wird dies als zentrale Sensibilisierung oder Dysautonomie bezeichnet; wir nennen es Dysregulation des Nervensystems.

Ein gesundes und ausgeglichenes Nervensystem balanciert Reaktionen auf Stress angemessen aus, sie werden je nach wahrgenommener Bedrohung oder Sicherheit sozusagen an- und wieder ausgeschaltet. Ist das Nervensystem aus dem Gleichgewicht geraten, erhalten unterschiedliche Körperregionen möglicherweise widersprüchliche Signale. Ein reguliertes Nervensystem reagiert auf einen aktuellen, spezifischen Stressor und kehrt danach in einen regulierten, ausgeglichenen Zustand zurück. Ein dysreguliertes hingegen reagiert auf einen aktuellen Auslöser vor dem Hintergrund vergangener Stressoren (was sich ebenfalls als Reaktion auf ein unverarbeitetes Trauma manifestiert) oder befürchtet ähnliche in der Zukunft. Es ist dann nicht in der Lage, in einen ausgeglichenen Zustand zurückzufinden, selbst wenn die Gefahr nicht mehr droht. Dann erfährt der Körper auch weiterhin die physiologischen Abläufe als Reaktion auf die vermeintliche Bedrohung. Diese unkontrollierte Aktivierung von Reaktionen sorgt für einen Zustand des physiologischen Ungleichgewichts und dafür, dass der Körper nicht optimal arbeitet. Stress, Angst, Überforderung und ein generelles Unwohlsein sind die Folge, weil das Nervensystem damit ringt, wieder ins Gleichgewicht zu kommen.

Steckt Ihr Nervensystem in einer Sackgasse, ergeht es Ihnen ebenso.

Was ist zu tun?

Die gute Nachricht ist, dass Sie *nicht in diesem Zustand verharren müssen!* Faszinierenderweise liegt der Ausweg aus Ihrer Situation in ihrer Ursache: Ihrem Nervensystem. Sie müssen ihm helfen, aus seiner eigenen Rückkopplungsschleife auszubrechen. Ihr Körper verfügt über eine ganz erstaunliche Anpassungs- und Selbstheilungsfähigkeit, die Bioplastizität. Sie kennen vielleicht den Begriff der »Neuroplastizität«, der folgendermaßen definiert wird: als »die Fähigkeit des Nervensystems, seine Aktivitäten als Reaktion auf innere und äußere Stimuli zu verändern, indem es seine Struktur, Funktionen oder Verbindungen reorganisiert«[6]. Im Prinzip ist also das Gehirn in der Lage, sich selbst neu zu organisieren, indem es auf der Basis wiederholter neuer Erfahrungen und Lernprozesse neue neuronale Verbindungen und Bahnen produziert. Stellen Sie sich Ihr Gehirn als einen dichten Wald vor, in dem sein Netzwerk die Wege darstellt. Sobald Sie einen neuen Gedanken haben oder eine neue Fertigkeit erlernen, gehen Sie einen neuen Pfad. Je häufiger Sie eine Übung oder etwas Gelerntes wiederholen, desto ausgetretener wird der Pfad und desto leichter wird es, ihm zu folgen. Wenn Sie im Gegenteil einen Pfad nicht mehr benutzen, wuchert er mit der Zeit zu und verschwindet schließlich ganz – so ist es auch im Gehirn. Die Übungen in diesem Buch haben heilende Wirkung, weil sie sich die Neuroplastizität zunutze machen. Sie setzen die Verbindung zwischen Geist, Körper und Mensch ein, um neue Nervenverbindungen zu schaffen, die für ein größeres Sicherheitsgefühl, eine gesteigerte Anpassungsfähigkeit und Resilienz sowie für ein größeres Wohlbefinden sorgen. Mittels AIR – Wahrnehmen, Unterbrechen, Neugestalten – können Sie Ihrem Gehirn neue und ausgleichende Reize bieten, um die innere Karte quasi neu anzuordnen, damit Ihr Körper die Angst und den Stress hinter sich lassen kann, Vertrauen schöpft und zu seiner Anpassungsfähigkeit zurückfindet.

Das Ziel der Regulierung des Nervensystems ist, die Überlebensreaktionen und fehlangepassten Bewältigungsstrategien neu zu vernetzen sowie unverarbeitete Traumabahnen, die mit der Zeit zum Normalzustand geworden sind, zu justieren. Indem ausgetretene und automatische Reaktionspfade wie Angst, Depression und Schmerz neu »verdrahtet« werden, nimmt der Stress im Körper automatisch ab. Für unsere Heilung kommt der Bioplastizität eine besondere Bedeutung zu. Bestimmen Angst, Depression und Schmerz das Geschehen im Körper, weil das Gehirn und das Nervensystem unser Immun-, Endokrin- und Herz-Kreislauf-System beeinflussen und damit Erkrankungen hervorrufen, werden neue Bahnungen, die die Heilung des Gehirns und Nervensystems fördern, eine unmittelbare positive Auswirkung auf all unsere körperlichen Systeme und damit auf unser allgemeines Wohlbefinden haben. Kurz: Die Effekte von chronischem Stress auf den Körper können durch eine Neuanordnung in unserem Gehirn und der Regulation unseres Nervensystems umgekehrt werden.

Ein Wort zu Genetik und Heilung des Nervensystems: Es ist bekannt, dass wir alle bestimmte Merkmale erben, die eine Neigung zu bestimmten Leiden nach sich ziehen, während sie uns vor anderen schützen. Diese Veranlagungen spielen zwar eine Rolle, doch ist durch die Wissenschaft der Epigenese (Ausprägung der Gene und ob sie in Erscheinung treten oder nicht) auch bekannt, dass Lebensführung, Stress, Sport, Ernährung und viele andere Faktoren einen entscheidenden Einfluss darauf ausüben, ob die anfälligen Prädispositionen in unseren Genen oder die belastbaren und schützenden zum Ausdruck kommen.

Beispielsweise erben einige Menschen Anlagen, die mit einem erheblich höheren Krebsrisiko einhergehen. Wenn diese Menschen jedoch auf einen gesunden Lebensstil, eine ausgewogene Ernährung und regelmäßige Bewegung achten, nicht rauchen und unbehandelte Traumata sowie Stress in Angriff nehmen, wird das Risiko, an Krebs zu erkranken, reduziert.[7,8] Beeinträchtigt auf der anderen Seite die Lebensweise das Wohlbefinden der Betroffenen, kann sich das Risiko, an Krebs zu erkranken, erhöhen.

Daher ist es so wichtig für uns zu wissen, wie sehr wir unsere Gesundheit beeinflussen können. Indem Sie die Sprache des Körpers lernen, können Sie alte seelische Wunden heilen, Ihr Nervensystem regulieren, Ihren Stresspegel senken und eine Lebensweise wählen, die Ihrem Wohlbefinden zuträglich ist und in deren Umfeld Sie aufblühen können.

Vielleicht haben Sie schon einmal den Satz gehört: »Die Genetik sorgt für die Munition, die Umwelt betätigt den Abzug.« Obwohl die Gene eine Rolle spielen, sind sie nicht mit einem Schicksal gleichzusetzen. Und neben anderen Veränderungen in Ihrem Lebensstil können Sie durch die Regulierung Ihres Nervensystems gute Voraussetzungen für Gesundheit und Wohlbefinden schaffen.

Und ob Sie es glauben oder nicht: Sie sind es selbst, die oder der diese Situation verändern kann. Sie werden beginnen, sich selbst zu heilen, indem Sie die Verbindung zwischen Geist, Körper und dem Menschen, der Sie sind, herstellen. Der vielleicht revolutionärste Aspekt in der Regulierung des Nervensystems ist der Akt der Selbstheilung. Bei näherem Hinsehen ist es doch seltsam, dass immer, wenn etwas nicht stimmt, selbst wenn es um unseren eigenen Geist und Körper geht, wir automatisch unsere Handlungskompetenz an andere abgeben und woanders nach Hilfe suchen. In vielen Fällen ist es genau das Richtige, wenn uns beispielsweise eine ausgebildete Notfallmedizinerin eine Wunde vernäht. Doch die Annahme, dass wir jemanden brauchen, der uns heilt, ist sehr entmutigend und widerspricht der Art und Weise, wie bestimmte Heilungsvorgänge geschehen. Alle Heilenden tun im Prinzip nichts anderes, als der Patientin oder dem Patienten zu helfen, sich selbst zu heilen. Wohl schließt die Ärztin die Wunde, aber sobald sie genäht ist, sind es die eigenen Selbstheilungskräfte, die neue Blutkörperchen und Haut als Ersatz für das verletzte Gewebe entstehen lassen. In der Tat hilft Ihnen der Psychotherapeut, gewisse Dinge in einem neuen Licht zu betrachten oder die Ursachen für Ihre Gefühle zu entdecken, aber Sie machen die Arbeit, Vergangenes zu überwinden oder Entscheidungen anders zu treffen, die wiederum Ihre Perspektiven und Reaktionen beeinflussen.

Wir glauben ganz bestimmt daran, dass Sie alles in sich tragen, was Sie brauchen, um zu heilen und gesund zu werden. Unsere Aufgabe ist es, Ihnen zu zeigen, wie Sie die Ihnen innewohnenden Kräfte erschließen können, indem Sie in der Sprache Ihres Nervensystems kommunizieren und so Ihrem Körper dabei helfen, von allein zu genesen. Bei Ihrer Lektüre der drei Teile dieses Buchs (Geist, Körper, Mensch) und indem Sie die Methode AIR (Wahrnehmen, Unterbrechen, Neugestalten) in den Übungen am Ende jedes Kapitels anwenden, werden Sie die Geheimnisse entdecken, die Ihnen Ihr Körper dann preisgibt. Stück für Stück werden Sie den Stress hinter sich lassen, Ihr Wohlbefinden wiedererlangen und aufblühen. Dieses Buch bietet Ihnen die Orientierung, die Sie brauchen, um die Sprache des Nervensystems zu erlernen. Es wird Sie nicht gesund machen, denn das werden Sie selbst tun.

Wie Jennifer immer sagt:

Sie tragen schon alles in sich, was Sie brauchen, um sich selbst zu heilen.

Bevor wir Ihnen zeigen, wie Sie sich selbst heilen, fassen wir kurz die bisherigen Punkte zusammen:

- Sie haben das Gefühl, auf der Stelle zu treten, weil Sie erst einmal die Sprache des Körpers, die *Sprache Ihres Nervensystems,* lernen müssen.
- Ihr Nervensystem hat eine Aufgabe: Sie am Leben zu erhalten.
- Wie gut ihm das gelingt, hängt von evolutionären Mustern ab, die längst veraltet sind. Anstatt Sie am Leben zu erhalten und Sie dabei zu unterstützen aufzublühen, erhält es Sie am Leben und lässt Sie im Überlebensmodus verharren.
- Leben im Survival-Modus und unverarbeitete traumatische Muster sorgen für Stress und Angstgefühle, die ein perfekter Nährboden für ein schlecht reguliertes Nervensystem sowie Krankheiten sind.
- Die Auswirkungen eines Traumas auf Ihr Nervensystem können neu programmiert werden.
- Das, was, wie Sie bisher dachten, in Ihrem Geist passierte, geschieht eigentlich in Ihrem Körper.
- Der Ausweg ist der Weg hinein in die Mitte: Ein dysreguliertes Nervensystem lässt Krankheiten entstehen, ein reguliertes Nervensystem kehrt diesen Prozess um, es sorgt für Wohlbefinden.
- Die beste Hilfe für Ihren Heilungsprozess sind Sie selbst.

Anleitung

So machen Sie dieses Buch zu Ihrem persönlichen Selbstheilungshandbuch

»Ein Heiler ist nicht jemand, zu dem wir gehen,
um geheilt zu werden.
Ein Heiler ist jemand, der unsere Fähigkeit aktiviert,
uns selbst zu heilen.«

UNBEKANNT

Ein neues Paradigma

Tausende von Jahren wusste der Mensch nicht, warum er krank wurde. Es gab zahllose Theorien darüber, woran das liegen könnte, vom Pesthauch bis zu bösen Geistern. Diese Theorien waren nicht annähernd so fragwürdig, wie sie heutzutage klingen: Es waren für damalige Zeiten logische Rückschlüsse, denn das Wissen um Mikroorganismen gab es noch nicht. Beispielsweise war es von der Beobachtung, dass Menschen in der Nähe von verschimmeltem Essen, Müll oder Leichen krank wurden, zu der Schlussfolgerung »Da liegt etwas Schlechtes in der Luft« nur ein kleiner Schritt.

Doch eines Tages veröffentlichte eine Handvoll visionärer (und ketzerischer) Wissenschaftler, bewaffnet mit neuen Werkzeugen wie Mikroskopen, eine neue Theorie: Winzige Lebewesen, die Keime – die man mit bloßem Auge nicht sehen konnte –, wurden von einer Person zur nächsten übertragen und waren die Ursache von Krankheiten. Weitergedacht bestand eine Lösung darin, diese Übertragung von Erregern durch Reinigen und Sterilisieren zu unterbrechen.

Die Keimtheorie und Hygieneerziehung ist bis heute eine der größten Errungenschaften der Schulmedizin für die allgemeine Gesundheit. Ungeachtet dieser revolutionären Entdeckung und der ständigen neuen wissenschaftlichen Durchbrüche der modernen Medizin steigt die Rate an Erkrankungen wie Angststörungen, Depressionen, chronischen Schmerzen, Reizdarmsyndrom, Fibromyalgie, dem chronischen Erschöpfungssyndrom, Stoffwechselstörungen, Krebs, Herzkrankheiten und anderen mehr in alarmierendem Ausmaß an. Die moderne Medizin tut sich schwer damit, diese Erkrankungen mit Erfolg zu behandeln, weil keine von ihnen ihren Ursprung in einem Befall von Bakterien oder Viren hat. Sie passen einfach nicht in das *vorherrschende Paradigma.*

Doch glücklicherweise stehen wir zurzeit an der Schwelle einer vergleichbaren Revolution, die das Leid heilen oder zumindest lindern kann. Eine Gruppe neuer visionärer (und ketzerischer) Medizinerinnen, Wissenschaftlerinnen, Forschender und Therapeuten in den Bereichen Trauma, Neurologie, Physiologie und öffentliche Gesundheit, bewaffnet mit neuen Instrumenten wie der funktionellen Magnetresonanztomografie und umfangreichen Datensätzen, hat eine neue Theorie entwickelt: *Diese Erkrankungen sind das Ergebnis physiologischer Anpassungsprozesse, die auf ein dysreguliertes Nervensystem zurückgehen, was die Folge von chronischem Stress, belastenden Kindheitserfahrungen und Trauma ist.* Und daher besteht der Heilungsweg hauptsächlich in Interventionen, die dazu dienen, das Nervensystem wieder auszugleichen, zu regulieren und resilienter zu machen. Sobald dies gelungen ist, kann das Nervensystem wieder seine ursprüngliche Rolle als Koordinationsinstanz für die Organe und Systeme übernehmen und dafür sorgen, dass Ihre Gesundheit und Vitalität erhalten bleiben.

Indem Sie dieses Buch in die Hand genommen haben, haben Sie sich dafür entschieden, an dieser Revolution der Heilung teilzuhaben. Wir freuen uns sehr, dass Sie den ersten Schritt getan haben, um diese transformierenden und gesundheitsfördernden Erkenntnisse zu nutzen. *Dieser Leitfaden ist alles, was Sie brauchen, um Ihr Nervensystem zu regulieren und Ihren Körper selbst zu heilen.* Wir hoffen, dass Sie das Buch schätzen lernen und aus ihm das Maximum an heilendem Wissen und wie man es anwendet herausholen. Im Folgenden zeigen wir kurz noch einmal auf, wie dieses Buch Sie mittels des neuen Nervensystemparadigmas bei Ihrer Selbstheilung unterstützt.

AIR

Wie bereits erwähnt, gelingt die Selbstheilung nur dann, wenn Sie die geheime Sprache Ihres Körpers beherrschen und Ihr Nervensystem so regulieren können, dass langfristig Veränderung möglich ist. Doch seinem Wesen nach ist das Nervensystem so angelegt, dass es immer dieselben Reaktionen auf dieselben Auslöser zeigt, und zwar immer wieder, um zu gewährleisten, dass Sie in Sicherheit sind. Deshalb sträubt es sich auch gegen Veränderungen. Durch jahrzehntelange Forschungen zur Neuroplastizität, zur Psychologie, zu Trauma, Verhalten und Gewohnheitsbildung sowie durch unsere eigene Erfahrung mit Tausenden von Patientinnen und Patienten und durch unsere Erfahrungen mit eigenen chronischen Erkrankungen haben wir drei Aspekte entdeckt, die die Voraussetzung für nachhaltige Veränderungen im Nervensystem sind: **Wahrnehmen, Unterbrechen** und **Neugestalten** (AIR). Mit Ihrer Wahrnehmung erkennen und verstehen Sie, mit welchen Mustern Ihr Nervensystem reagiert. Durch die Unterbrechung hindern Sie diese Reaktionen daran, immer wieder nach dem üblichen Schema abzulaufen. Beim Neugestalten geht es darum, die alte Reaktion durch eine neue Alternative zu ersetzen. In jedem Kapitel lernen Sie einige Techniken des Wahrnehmens, Unterbrechens und Neugestaltens für die unterschiedlichen Aspekte des Nervensystems kennen.

Im Alltag könnte AIR ungefähr so aussehen:

1. Ich nehme ein Symptom wahr, das mir zeigt, dass ich aus dem Gleichgewicht geraten bin. (Das kann ein negativer innerer Dialog sein, ein Gefühl der Angst, körperliche Anspannung oder eine unerklärliche Müdigkeit.)
2. Ich setze eine **Wahrnehmung**stechnik wie Zuhören oder Übersetzen ein, um der Sprache meines Körpers zu lauschen und ein tieferes Verständnis davon zu gewinnen, was ich gerade erlebe und was die Dysregulation ausgelöst hat.
3. Ich nutze eine Methode zum **Unterbrechen,** etwa das Umschalten oder Verändern, um dieses Ungleichgewicht zu stoppen und das Nervensystem zu beruhigen.
4. Danach wende ich eine Technik zum **Neugestalten** an, etwa die Distanzierung oder die Annäherung, um die Neuroplastizität anzuregen und die neue regulierte Reaktion auf den Trigger zu verstärken.

Jedes Nervensystem ist individuell verschieden, daher laden wir Sie dazu ein, beim Erlernen dieser neuen Technik ein wenig zu experimentieren. Einige Methoden werden gleich beim ersten Ausprobieren funktionieren, bei anderen jedoch brauchen Sie vielleicht zig Anläufe. Doch immer muss das Vorgehen zu Ihnen passen – seien Sie kreativ und vertrauen Sie Ihrer Intuition. Es ist *Ihr* persönlicher Heilungsprozess. Und Sie müssen eine Technik auch nicht perfekt beherrschen, bevor Sie mit der nächsten beginnen. Bei AIR handelte es sich nicht um einen strikten Ablauf oder eine Vorschrift, die Sie genau befolgen müssen. Auf dieser einfachen und soliden Basis bauen Sie die danach folgenden Übungen zur Regulation Ihres Nervensystems auf.

Das beste Vorgehen mit AIR:

1. Den Gesetzen der Neuroplastizität zufolge verändert sich Ihr Gehirn durch den Lernprozess umso schneller, je regelmäßiger Sie die jeweilige Übung machen. Daher ermuntern wir Sie, das AIR-Verfahren so häufig wie möglich durchzuführen. Am besten integrieren Sie es in Ihren Tagesablauf. Es soll sich nicht wie eine Pflichtübung anfühlen, sondern wie eine neue Lebensweise, die Ihnen guttut. Wir sagen immer, dass es nicht darum geht, sich einige Minuten am Tag für die Übungen freizuräumen, sondern darum, den Alltag anders, nämlich mit diesen gesundheitsfördernden Techniken, zu gestalten.
2. Vor diesem Hintergrund möchten wir Sie auch einladen, es nicht zu übertreiben. Leistungsdruck und Perfektionismus sind keine guten Ratgeber für neues Wissen und Neuroplastizität. Machen Sie sich die Bedeutung dieser Arbeit für Ihre Gesundheit klar und führen Sie die Übungen durch, wenn Ihnen danach ist. Das funktioniert viel besser als mit Druck und einem schlechten Gewissen. Und tatsächlich werden Sie, während Sie diese Übungen machen, feststellen, dass Perfektionismus und Druck auch zu den Signalen gehören, die der Körper in der Sprache des Nervensystems sendet. Sobald Sie verstehen, was Ihnen Ihr Körper mitteilen möchte, werden Sie in der Lage sein, diese inneren Muster zu verändern.
3. Die beste Zeit zum Üben ist, wenn ein Symptom wie Angst, Stress, Selbstkritik, Selbstzweifel, Schmerz, Prokrastination oder Depression einsetzt.

Geist, Körper, Mensch

Dieses Buch ist entsprechend der drei Bereiche des Nervensystems und des Bewusstseins in drei Teile gegliedert, die für die Regulierung wichtig sind. Wir nennen sie Geist, Körper und Mensch.

Diese Bereiche sind wiederum in drei Kapitel untergliedert, in denen Sie jeweils die entsprechende Anwendung von Wahrnehmen, Unterbrechen und Neugestalten erlernen. Im Bereich Geist geht es um die kognitive und narrative Domäne des Nervensystems. Das Thema Körper dreht sich um die Verkörperung und das Überleben des Körpers. Und beim Menschen schließlich geht es um die frühen Entwicklungsschritte und Beziehungen Ihres Nervensystems. Jeder dieser Bereiche spricht gewissermaßen seinen eigenen Dialekt und übt großen Einfluss auf den Zustand Ihres Nervensystems aus. Indem Sie zuhören und diese drei Dialekte sprechen lernen, sind Sie nicht nur fähig, sich selbst umfassend zu regulieren, sondern auch, sich besser zu *verstehen*.

AIR	**Wahrnehmen →**	**Unterbrechen →**	**Neugestalten**
Geist	Zuhören	Umschalten	Distanzieren
Körper	Übersetzen	Modifizieren	Ausgleichen
Mensch	Sich abstimmen	Pflegen	Verbinden

Wie Sie dieses Buch nutzen können

Die beste Art und Weise, dieses Buch zu lesen, ist, so vorzugehen, wie Sie am besten lernen können. Jedes Kapitel ist in zwei Teile unterteilt: Theorie und Anwendung. Sie können sich auch erst die Fallgeschichten und wissenschaftlichen Hintergründe durchlesen und sich dann in die Übungen stürzen (in dieser Reihenfolge haben wir das Buch geschrieben). Wenn Ihnen ein Teil eher liegt als ein anderer, fangen Sie damit an. Unserer Meinung nach ist eine Mischung aus Verständnis, Anwendung und Wissen um die drei Bereiche (Geist, Körper, Mensch) letztlich die beste Herangehensweise. Das Buch soll ein Handbuch für

Ihr Nervensystem sein – nutzen Sie es so, wie es Ihnen entgegenkommt.

Wie dieses Buch andere Heilungsansätze ergänzen kann

Wir hoffen, dass dieses Buch ein treuer Begleiter für Ihren Heilungsprozess sein wird. Die geheime Sprache unseres Körpers ist universell, und AIR ist eine grundlegende Methode, die auch zu anderen Heilungsansätzen passt und diese unterstützen kann. Machen Sie gerade eine Psychotherapie, wird Ihnen dieses Buch dabei helfen, noch größere Fortschritte zu erzielen und den Heilungsprozess zwischen Ihren Sitzungen voranzutreiben. Sind Sie in medizinischer Behandlung und nehmen Medikamente, trägt die Arbeit mit dem Nervensystem dazu bei, es in einen möglichst guten Zustand zu versetzen und die medizinische Unterstützung optimal zu nutzen. Schätzen Sie alternative Heilmethoden, wird Ihnen dieses Buch dabei helfen, einen aktiven Part bei der Heilung zu spielen und die ergänzenden Methoden weiter zu kultivieren. Kurz: Alles, was Sie in diesem Buch lernen, unterstützt Sie dabei, Ihre Genesung auch durch andere Ansätze voranzutreiben. Und in einigen Fällen stellen Sie vielleicht auch fest, dass sich Ihr Nervensystem derart gut erholt, dass andere Heilmethoden nicht mehr nötig sind.

Bevor Sie loslegen

Jede Heilung ist ein kommunikativer Akt. Im Wesentlichen drückt sich eine Notlage aus, die Hilfe nötig macht. Dieses Bedürfnis wird durch Unterstützung oder ein Heilverfahren befriedigt. Bei diesem Prozess geht es nicht nur darum, ein Problem zu erkennen und zu lösen, sondern auch darum, eine tiefe Verbindung einzugehen, gepaart mit der Verpflichtung, etwas verstehen und auflösen zu wollen. Deutlicher ausgedrückt: Ein Fieber drückt aus *Ich habe eine Infektion,* und eine heilende Person kann Abhilfe schaffen. Eine Blutung sagt: *Ich habe eine Wunde,* und ein ausgebildeter Arzt näht sie. Symptome wie Angstzustände, Depression und Reizdarmsyndrom zeigen auf, dass es ein Bedürfnis gibt, das bislang nicht beachtet wurde und Hilfe benötigt. Indem Sie die Sprache Ihres Körpers lernen, werden Sie verstehen, was Ihre Symptome ausdrücken wollen und was Ihr Nervensystem braucht, um zu genesen. Sie werden also im Laufe dieses Buchs eine neue Art zu kommunizieren erlernen. Die folgenden Abbildungen illustrieren, welche Inhalte eigentlich kommuniziert werden und wie Selbstheilung aussehen kann, wenn man die Signale des Körpers versteht. Als Autoren leisten wir nur Hilfestellung auf der Entdeckungsreise zu Ihrem Nervensystem und bei der Entwicklung Ihres individuellen *Heilungsparadigmas*.

Sie sprechen die Sprache Ihres Körpers nicht

Bevor wir die Sprache des Körpers verstehen, kennen wir meist die vehementesten Symptome und deren Diagnose.

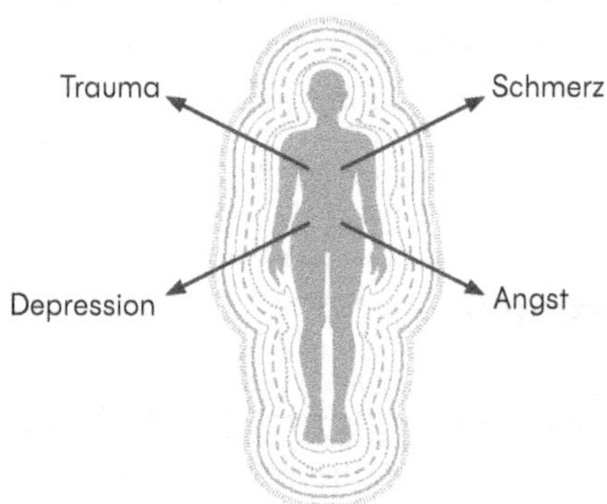

Sie sprechen die Sprache Ihres Körpers

Sobald Sie für die Sprache des Körpers sensibilisiert sind, können Sie die einzelnen Signale und unterschiedlichen Informationen erkennen, die Ihren Symptomen zugrunde liegen.

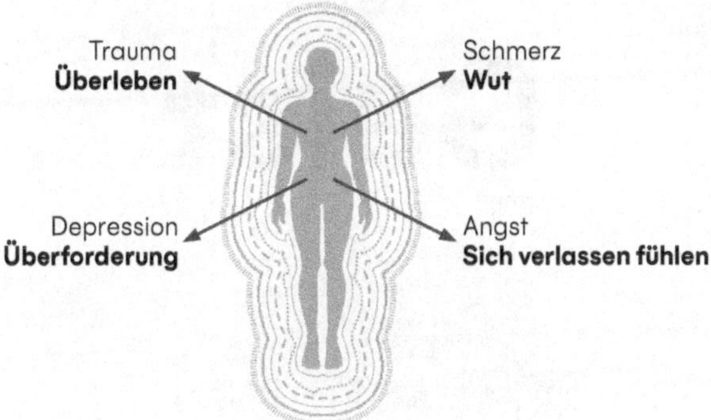

Sie sprechen die Sprache Ihres Körpers fließend

Wenn Sie die Sprache des Körpers beherrschen und mit ihm kommunizieren können, können Sie Ihr Nervensystem heilen. Sie verstehen nun, was es die ganze Zeit hat ausdrücken wollen.

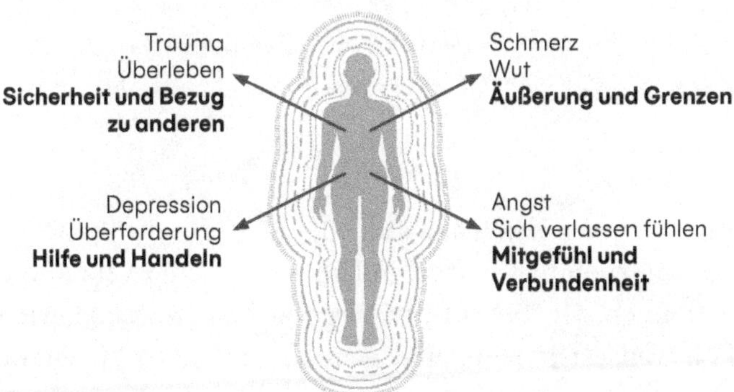

Dieses Buch wird Sie nicht heilen – das werden Sie selbst tun.

Teil I
Geist

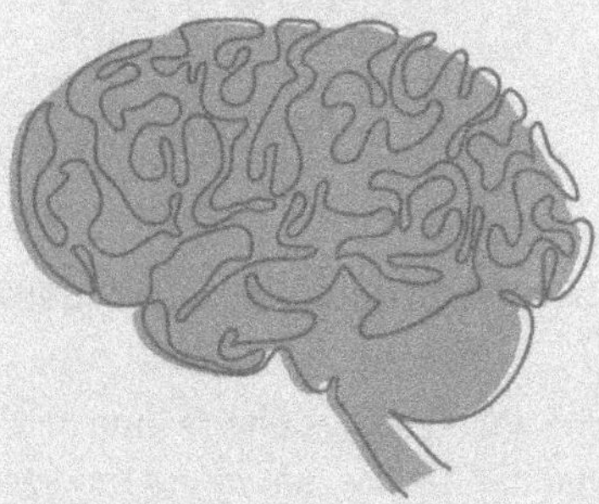

»Bis Sie das Unbewusste bewusst machen, wird es Ihr Leben lenken und Sie werden es Schicksal nennen.«

C. G. JUNG zugeschrieben[9]

Ohne unseren Verstand gäbe es niemanden, der die Sprache des Körpers wahrnehmen würde. Indem wir unseren Verstand einsetzen, können wir uns auf den Weg machen zu lernen, wie wir unser Nervensystem regulieren, genesen und unser Leben transformieren.

Nicht nur die Gedanken sind in unserem Kopf, dort verorten wir auch das Ich-Bewusstsein, dort nehmen wir die Signale des Körpers wahr, dort interpretieren und verstehen wir sie.

Mit dem Verstand können wir lernen, über das Nervensystem mit dem Körper in Kontakt zu treten, und unsere Sinneseindrücke und Emotionen interpretieren.

Sie werden lernen, Ihre inneren Dialoge so zu verändern, dass Sie erkennen, wo Sie wirklich festgefahren sind. Danach wird es möglich sein, sich selbst zu heilen.

In Ihrem Kopf beginnt die Reise, diese geheime Sprache zu lernen. In diesem Teil des Buchs stellen wir Ihnen die AIR-Übungen vor.

Zuhören

Zuhören ist eine **Wahrnehmung**smethode, die dem Verstand beibringt, auf die Sprache des Körpers und das, was er preisgibt, zu hören, um so mehr über die inneren Abläufe zu lernen und sich selbst zu heilen.

Umschalten

Beim Umschalten handelt es sich um eine **Unterbrechung**smethode, mit der der Verstand lernt, wie er das somatosensorische System des Körpers nutzen kann, um das Nervensystem zu stabilisieren und noch besser zuhören zu können.

Distanzieren

Diese **Neugestaltung**smethode verschafft dem Verstand Zugang zum beobachtenden Selbst, unserer größten verändernden Kraft. Mit ihr können Sie durch die Sprache des Körpers zum allerersten Mal regulativ mit Ihrem Nervensystem in Kontakt treten.

Kapitel 1: Wahrnehmen

Zuhören

Lauschen Sie Ihrem Nervensystem mithilfe der Sprache Ihres Geists.

»Nichts im Leben ist zum Fürchten, man muss es nur verstehen. Jetzt ist es an der Zeit, mehr zu verstehen, damit wir weniger fürchten mögen.«

MARIE CURIE

Um die Sprache des Nervensystems zu erlernen, müssen wir zunächst lernen, ihm zuzuhören. Im Alltag »hören« die meisten Menschen sich selbst in ihren bewussten Gedanken zu. Wie der Philosoph René Descartes schon sagte: »Ich denke, also bin ich.« Da sind wir – mit Respekt – anderer Meinung und würden es so formulieren: »Ich denke, also erlebe ich alles in meinem Leben aus der Distanz.« Hinter Descartes' Satz (und hinter der Art und Weise, wie sich die meisten Menschen selbst erleben) steht die Idee, im Wagen auf dem Beifahrersitz zu sitzen und noch nicht einmal zu bemerken, dass es eine Fahrerposition gibt, aus der heraus man das Auto tatsächlich steuern könnte! Mit anderen Worten: Indem wir unser Ich-Erleben vom Körper trennen, entfremden wir uns von den einflussreichsten und erfüllendsten Aspekten, die uns ausmachen. Wie wir bereits in der Einführung erwähnten, existieren die kognitiven, verbalen und auf Überlegungen beruhenden Teile des menschlichen Gehirns hinsichtlich ihrer evolutionären Entwicklung erst seit kurzer Zeit. Und tatsächlich befinden sich diese Regionen in unserem Neokortex, der den größten Teil der Großhirnrinde einnimmt. Diese Hirnregion ist für die höheren Funktionen wie Schlussfolgerung und Sprache zuständig.[10] Doch unter diesem »neueren« Gehirn befinden sich tiefere und grundlegendere Strukturen, aus denen das allmächtige autonome Nervensystem besteht. Im Gegensatz zum Neokortex existieren diese Schichten schon seit sehr langer Zeit. Sie sind quasi die Anteile, die unseren »Wagen« im Wesentlichen steuern.

In diesen älteren Teilen des Gehirns befindet sich eine greifbare, konkrete und erfahrbare Form des Bewusstseins, die nicht aus Worten besteht, sondern aus Sinneserfahrungen, Emotionen, Körperhaltungen, Bewegungen, Energie und auf Sinneseindrücken basierenden Erinnerungen. Mit dieser nonverbalen Form der menschlichen Erfahrung tun wir uns seit je schwer – sie zu beschreiben ist heikel. Die geheime Sprache des Nervensystems zu lernen bedeutet im Prinzip zu lernen, wie wir die gefühlte Erfahrung etwa von Sinneseindrücken, Emotionen, Haltungen oder Bewegungen kommunizieren und beeinflussen, was es uns schließlich ermöglicht, unser Nervensystem zu regulieren. Im praktischen Teil werden wir Ihnen zeigen, wie Sie die Nachrichten Ihres Körpers entschlüsseln, indem Sie auf folgende Aspekte achten: die Beschaffenheit Ihres **Atems;** die **Aktivitäten,** die Ihr Körper durchführen möchte; Ihre **Sinneseindrücke;** die **Emotionen,** derer Sie gewahr werden, und die Gedanken, Interpretationen und Geschichten, die Ihr **Geist** all dem zuordnet. Den englischen Begriffen entsprechend – **b**reath (Atem), **a**ctions (Aktivität), **s**ensations (Sinneseindrücke), **e**motions (Emotionen) und **m**ind (Geist) – haben wir diese Kategorien zu BASE-M abgekürzt.

Dieses Buch hilft Ihnen dabei zu lernen, den Elementen von BASE (engl. Basis, Fundament, Grundlage) zuzuhören und sich so bewusst zu werden, was Ihnen Ihr Nervensystem mitteilen möchte.

Wenn Sie sich auf den **Atem** konzentrieren, werden Sie sich folgender Aspekte bewusst:

- Wo fließt der Atem (z. B. Bauch, Brust, Lunge, Nase)?
- Wie schnell und wie tief geht der Atem (z. B. schnell, langsam, flach oder tief)?
- Wie fühlt er sich an (z. B. angenehm und leicht oder unangenehm und schwer)?

Wenn Sie sich auf die **Aktivität** konzentrieren, werden Sie sich folgender Aspekte bewusst:

- Wie ist Ihre Körperhaltung/Form (z. B. krumm, angespannt, aufrecht, entspannt, steif)?
- Was sind mögliche Bewegungen (z. B. zappelig, sprunghaft, abgelenkt oder starr, still, sich versteckend)?
- Wie ist die Energie des Körpers (z. B. hoch, gering, schläfrig, aufgeregt, gelassen, geschäftig)?

Wenn Sie sich auf die **Sinneseindrücke** konzentrieren, werden Sie sich folgender Aspekte bewusst:

- Wie ist die Beschaffenheit der Eindrücke (z. B. Kribbeln, Spannung, das Gefühl eingeklemmt zu sein, Brennen, Entspannung)?
- Welcher Ort ist wie spürbar (z. B. Bauch, Kopf, Brust; fest, ruhig, sich ausdehnend oder bewegend)?
- Wie ist die Qualität (z. B. Intensität, festsitzend, in Bewegung, immer dort oder nur manchmal)?

Wenn Sie sich auf die **Emotionen** konzentrieren, werden Sie sich folgender Aspekte bewusst:

- Welches Etikett ordnen Sie ihnen zu (z. B. Wut, Trauer, Angst)?
- An welchem Ort spüren Sie sie (z. B. Kiefer, Brust, unterer Rücken, Schultern)?
- Wie ist die Intensität (z. B. gereizt oder aufgebracht, nervös oder zu Tode erschrocken)?
- Wie ist die Qualität (z. B. starr, sich ausdehnend, will sich ausbreiten, gemischt)?

Im Verlauf des Buchs werden Sie im Abschnitt Wahrnehmung in jedem Teil weitere Schritte hinzufügen:

- BASE-M: Geist (*mind;* Gedanken)
- BASE-B: Körper (*body;* Überlebensmodus)
- Base-H: Mensch (*human;* Bindungstrauma)

Blättern Sie immer wieder zu dieser Seite zurück, falls Sie eine Erinnerung brauchen, wie Sie Ihre Wahrnehmung mit BASE schärfen können.

Der Körper ist dem Gehirn um Millionen Jahre voraus

Um verstehen zu können, warum in unserem Körper so große Teile des Gehirns und des Nervensystems von Sinneseindrücken und Emotionen beeinflusst werden können, unternehmen wir eine kurze Reise durch einige hundert Millionen Jahre Entwicklungsgeschichte des Gehirns. Wir zeigen auch auf, warum uns das Gehirn so häufig in die Quere kommt, sodass wir unsere eigentlich gefühlte Erfahrung nicht wahrnehmen können.

Die ersten Organismen auf der Erde waren Einzeller, deren Inneres von ihrer Umgebung nur durch eine Zellwand getrennt war. Innerhalb dieser Zellwände entstand ein äußerst primitives Nervensystem, das sich an der Außenschicht des Organismus befand. Damit war er in der Lage, nach Nahrung zu suchen und zu vermeiden, selbst einem anderen Organismus als Nahrung zu dienen. Kurz: Die ersten Nervensystemgewebe waren keine Gehirne (von Verstand ganz zu schweigen), sondern primitive Sinnesrezeptoren auf der Oberfläche eines Organismus.

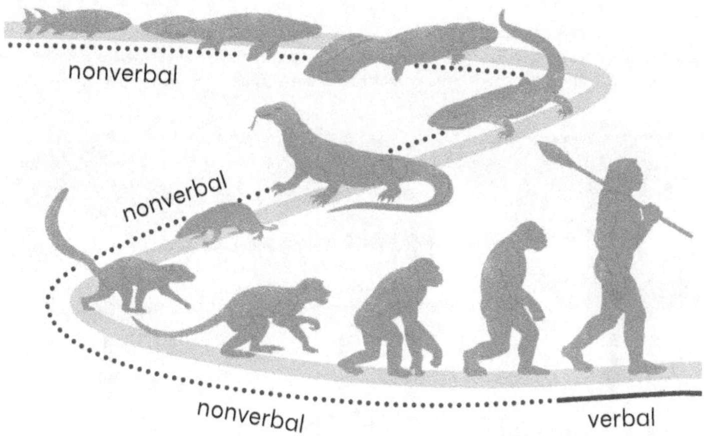

Mit der Zeit entstand das Nervensystem. Immer mehr Sinnesrezeptoren entwickelten sich und erlaubten dem Organismus, seine Umwelt und sich selbst wahrzunehmen. Darüber hinaus entwickelten die Lebewesen motorische Neuronen, die es ihnen ermöglichten, Reaktionen auf Stimuli zu koordinieren (z. B. sich von einer Amöbe, die sie zu fressen drohte, wegzuschlängeln). Doch Fakt ist, dass das Nervensystem aus der Haut beziehungsweise der Zellwand des Organismus entstand. Erst nach vielen Millionen Jahren wuchs das Gehirn nennenswert im Verhältnis zur Körpergröße, um einen Großteil der Funktionen des Nervensystems zu übernehmen. Immer mehr neuronales Gewebe wurde zu spezialisierten (Sinnes-)Organen ausgebildet, beispielsweise zu Rückenmark oder Gehirn, die tiefer im Körperinneren und weiter entfernt von der Außenhaut lagen. Das ist – nebenbei erwähnt – die Erklärung, warum sich die Haut und das Nervensystem aus demselben embryonalen Gewebe, dem Ektoderm, entwickeln. Um es noch einmal deutlich zu sagen: Das Gehirn (das Verarbeitungszentrum) ist strukturell und anatomisch aus der Haut (dem Gefühlszentrum) entstanden, nicht umgekehrt.

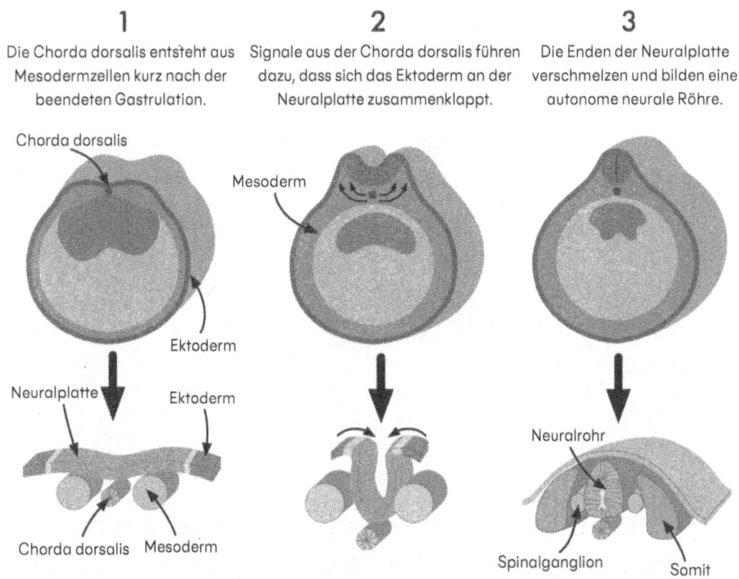

Die »Haut« des Embryos »stülpt sich nach innen« und bildet Gehirn sowie zentrales Nervensystem.

Im Verlauf von Millionen von Jahren entwickelten sich diese Einzeller zu Organismen mit Hirnfunktion, während sich die Gewebe des Nervensystems, die verkörpertes Bewusstsein darstellen, fortentwickelten. Diese Gewebe stellten sich auf ihre Umgebung ein und waren mit jedem Bereich jedes Körpers verknüpft. Daher können wir davon ausgehen, dass sich der Geist erst im Nachhinein, gewissermaßen als Nachgedanke (das Wortspiel ist Absicht) nach dem verkörperten sensomotorisch basierten Nervensystem, gebildet hat. Der Körper ist also lange vor dem Geist entstanden, entsprechend müsste der berühmte Ausspruch von Descartes eigentlich lauten: »Ich bin, also denke ich.«

Ungeachtet dessen, worauf unsere Gesellschaft und Lehrpläne das Hauptaugenmerk legen, nämlich Denken und Logik, sind wir in viel höherem Maße fühlende Geschöpfe mit Bewegungsdrang – jedenfalls, was unser Gehirn und unser Nervensystem angeht. Im sogenannten Felt Sense (gefühlter Sinn, gespürtes Wissen), dem sowohl emotionalen als auch kognitiven Körpererleben, zeigte sich vor Hunderten von Millionen Jahren zum ersten Mal unser Nervensystem. Es ist gewissermaßen das erste Zeugnis unseres Bewusstseins, das einen Vorläufer unseres kognitiven Bewusstseins darstellt. Im Laufe der jüngeren Evolution entwickelte sich die Fähigkeit zu denken und Probleme zu lösen aufgrund der Notwendigkeit, das eigene Überleben zu sichern und sich an veränderte Umwelten anzupassen. Angesichts immer neuer Herausforderungen, etwa Nahrung aufzuspüren oder Schutz vor dem Wetter und vor Fressfeinden zu finden, wurde die Fähigkeit, zu denken, zu planen und neue Lösungen zu finden, immer wichtiger … Und heute stehen wir in einem Körper da, der für das Fühlen angelegt ist, doch in einer Welt lebt, die vom Denken dominiert wird. Da ist es kein Wunder, dass die Sprache des Körpers immer noch ein Geheimnis ist.

Wir beginnen dieses Buch mit dem Geist. Denn dort, liebe Leserin, lieber Leser, befinden Sie sich gerade. Im Geist erleben wir uns ständig, durch Gedanken interpretieren wir fortwährend unsere Umwelt. Doch eigentlich sollten wir die Sprache des Körpers sprechen, die der Geist normalerweise nicht spricht, weshalb er einer Heilung im Weg stehen kann. Die echte, unverfälschte Erfahrung des Körpers wird durch kognitive Filter, Grübeleien, alte Narrative und Überzeugungen behindert. Dieser auf Denken basierende

Prozess führt häufig zu einem selektiven Fokus, zu Ablenkung, zu nicht sinnvollen Reaktionen, zur Verzerrung unserer Sinneseindrücke und Gefühle sowie zur Verzerrung der Realität. Übermäßiges Grübeln, Angst oder Verdrängung kann verhindern, dass wir uns direkt und unmittelbar mit der Sprache des Körpers verbinden. Um diese Verzerrungen aufzulösen und zu einem besseren Verständnis der wahren Körpererfahrung zu gelangen, zeigen wir Ihnen Techniken, die Ihnen helfen, diesen kognitiven Verzerrungen auf die Spur zu kommen und sie als Gelegenheit zu nutzen, Kontakt zu Ihrem verkörperten Bewusstsein aufzunehmen. Damit bekommt Ihr Geist die Chance, das, was in Ihnen vorgeht, richtig zu interpretieren. So ist bei Ihrer Heilung ein Durchbruch erreichbar. Die Übungen, die wir Ihnen vorstellen, greifen direkt auf die Neurophysiologie und auf Ihr wesentliches Selbst zurück.

Heilung ist möglich, wenn das Denken und Fühlen mittels derselben Sprache zusammenkommen.

Zuhören

Das Ziel des Wahrnehmens besteht darin, Ihrem Geist zu zeigen, wie er den eigenen Gedanken und Interpretationen zuhört, während er gleichzeitig durch BASE Zugang zu den ungefilterten *gefühlten* Erfahrungen Ihres verkörperten Nervensystems bekommt. Um BASE einsetzen zu können, möchten wir Sie mit der wunderbaren Welt der Interozeption und dem Informationsfluss bekannt machen, der Ihren Geist in jeder wachen Minute überschwemmt. Interozeption beschreibt die Gesamtheit von Wahrnehmungen und Signalen aus dem Köperinneren – sei es das Gefühl, dass Sie auf die Toilette gehen müssen, oder wenn Sie spüren, dass Sie Hunger bekommen. Die Interozeption ermöglicht Ihnen, BASE zuzuhören. Diese Fertigkeit zu erlangen ist wie eine Fremdsprache zu erlernen: Sie brauchen Wissen, Anleitung, Feedback, Übung, das

Eintauchen in die Welt der anderen Sprache und – Geduld. Aber die Sprache Ihres Nervensystems zu erlernen ist *einfacher,* weil sie Ihnen im Prinzip *nicht fremd* ist. Sie ist Ihnen in die Wiege gelegt. Sie sind schon in diese Welt eingetaucht. Seit Ewigkeiten schickt das Nervensystem Signale, nur so konnte sich der Mensch entwickeln, weil er mit diesem verkörperten Dialog vertraut war. Auch wenn es zu Beginn seltsam wirken mag, werden Sie sich schon bald in dieser Sprache wie zu Hause fühlen, das versprechen wir Ihnen. Im Folgenden gehen wir auf BASE-M näher ein.

Atem

Der Atem wird von unserem autonomen Nervensystem gesteuert, aber wir können ihn auch bewusst beeinflussen. Daher ist er die ideale Schnittstelle zwischen dem verkörperten Nervensystem und unserer bewussten Wahrnehmung. Die Qualität und Ausprägung des Atems geben Ihnen einen Anhaltspunkt, in welchem Zustand sich Ihr Nervensystem befindet. Deshalb werden wir besondere Aufmerksamkeit auf den Atem als Bestandteil der Sprache des Körpers lenken. Ist der Atem schnell und angestrengt, befinden Sie sich vielleicht im Kampf-oder-Flucht-Modus und Ihr Körper bereitet sich darauf vor, aktiv zu werden. Atmen Sie flach, langsam und stockend, haben Sie manchmal sogar das Gefühl, Sie hielten den Atem an, befinden Sie sich möglicherweise in dem Zustand der Starre oder haben sich der Außenwelt gegenüber komplett abgeschottet. Indem Sie Ihrem Atem zuhören, lenken Sie die Aufmerksamkeit stärker auf die Aspekte Geist – Körper – Mensch.

Aktivität

Den eigenen Aktivitäten zuzuhören ist faszinierend, denn so bekommen wir mit, was das Nervensystem durch den Körper alles »tun möchte«. Dazu gehören Körperhaltung, Bewegung (oder deren Mangel), Ausdruck (etwa lächeln), Wünsche, Impulse und

Gewohnheiten. Vielleicht stellen Sie fest, dass Sie in gekrümmter Haltung dastehen oder das Bedürfnis haben, sich mit Social Media abzulenken oder sich mit einem salzigen Snack zu beruhigen. Diese Aktivitäten wahrzunehmen hilft uns, den auslösenden darunterliegenden Zustand des Nervensystems zu erkennen. Beispielsweise erspüren manche Menschen nicht ihren emotionalen Zustand, sind aber sehr wohl in der Lage zu bemerken, dass sie die Zähne zusammenbeißen. Dies ist häufig ein Ausdruck von Emotionen wie Aufregung oder Wut. Selbst wenn Sie sich der Emotion also nicht bewusst sind, aber die Aktivität wahrnehmen, können Sie Ihren darunterliegenden Gefühlen näherkommen.

Eine weitere Dimension der Aktivität besteht in der Energie, die sich grob in zwei Weisen zeigt. Im eher herkömmlichen Sinne geht es hier darum, sich frisch oder müde zu fühlen, in guter oder schlechter Stimmung, offen oder in sich gekehrt zu sein. Ein subtileres Konzept von Energie im Körper ist in allen Kulturen bekannt, wahrscheinlich haben Sie schon von *chi* (aus dem Chinesischen) gehört oder von *prana* (aus dem Indischen). Obwohl die meisten Menschen wohl kaum mit den Qualitäten und Schwingungen dieser feinen Energie vertraut sind, ist sie doch eng mit der allgemeinen Verfassung des Nervensystems verknüpft. Sie kann auf wunderbare Weise das Wahrnehmen fördern, das wir etwa bei der Regulation mittels Bewegung später im Buch vorstellen werden.

Sinneseindrücke

Sinneseindrücke sind der erste Berührungspunkt zwischen der verbalen geistigen Sprache und der somatischen Sprache, der Sprache Ihres Körpers. Sie verbinden sie mit dem somatosensorischen Kortex des Gehirns. Diese Eindrücke liefern eine Fülle wertvoller Informationen aus dem Nervensystem, doch werden diese kaum genutzt. Wenn Sie Ihren Sinneseindrücken lauschen, verfügen Sie über eine viel reichere und nützlichere Sprache, um Ihre Körpererfahrungen zu beschreiben. Während Sie früher vielleicht mittels eines AIR-Statements gesagt haben: »Meine Schultern sind verspannt«, würden Sie denselben Sachverhalt nun eher so formulieren: »Meine verspannten Schultern fühlen sich an, als würden sie mich festhalten und kontrollieren wollen.« Wenn Sie Ihr Gefühl so beschreiben, kommen wir der Wahrheit dessen, was das Nervensystem wirklich erlebt, erheblich näher.

Emotionen

Mit Emotionen bewegen wir uns von der neutraleren Beobachtung von Sinneseindrücken in den Bereich von Gefühlen. Emotionen können die unterschiedlichsten Bedeutungen und Tiefen haben, sie sind die hauptsächlichen Auslöser für *Aktivität* (Verhalten). Einige impulsive Emotionen wie Angst und Wut sind in unseren primitiveren Bereichen des Gehirns wie der Amygdala fest verankert, um unser Überleben zu sichern. Bei Säugetieren, deren Überleben (und Weiterbestehen als Spezies) von der Fähigkeit abhängt, für die Nachkommenschaft zu sorgen und in Familienverbänden zusammenzuleben und zu kooperieren, sitzen komplexere Gefühle wie Liebe, Trauer, Freude, Schuld und Scham in anderen Teilen des limbischen Systems oder des Gehirns.[11] Die beiden wichtigsten Gebilde sind hier der Hippocampus und die Amygdala, die zusammen dafür verantwortlich sind, dass wir Erinnerungen bilden, Angst spüren, soziale Funktionen übernehmen und Beziehungen zu anderen sowie zu uns selbst entwickeln. Weil Emotionen ein derart wichtiger Kommunikationskanal des Nervensystems sind, kann die Fertigkeit, ihnen aufmerksam zuzuhören, dabei helfen, es zu regulieren.

Geist

Ihnen ist die Art und Weise sehr vertraut, wie Kommunikation in Ihrem Geist (bewusste und unbewusste Gedanken) funktioniert. In diesem kognitiven Raum nehmen Sie die Informationen

Ihrer Sinne, Ihrer Erfahrungen, Ihrer inneren und äußeren Stimuli wahr, Sie verarbeiten, interpretieren und integrieren sie. Im Gehirn werden Sinneseindrücke in Vorstellungen umgewandelt, Muster erkannt, Erinnerungen gespeichert und Konzepte entwickelt.

Das Hirn analysiert, argumentiert und zieht Schlüsse. Dank seiner Aktivität entwickeln Sie eine mentale Repräsentation der Realität. Ihr Geist ermöglicht es Ihnen, abstrakte Ideen zu erforschen, philosophische Fragen zu erörtern und kritisch sowie kreativ zu denken. Der Geist ist der Sitz des Bewusstseins und der Selbstbewusstheit und erlaubt Ihnen, über sich selbst, Ihren Platz in der Welt und Ihr Verhältnis zur Welt zu reflektieren. Im Grunde ist der Geist das Zentrum Ihres intellektuellen und emotionalen Verständnisses. Durch ihn verstehen Sie das Leben und werden aus ihm klug.

Wenn Sie in unserem Sinne zuhören, können Sie schneller und differenzierter erkennen, was in Ihrem Körper los ist. An einem Beispiel wird deutlich, was wir damit meinen: Wie der Zufall es wollte, brach, als wir gerade an diesem Buch schrieben, in Kardens Co-Working-Space ein Feuer aus. Kurz nach dem Vorfall bekam er ein Schreiben von der Versicherung, ihm würde der Vertrag gekündigt – aus dem alleinigen Grund, dass er Schadensersatz beantragt hatte. Auf der geistigen Ebene dachte sich Karden: »Das ist weder fair noch nachvollziehbar.« Aber war das schon alles? Als Karden sich die Zeit nahm, um auf die Signale seines Körpers zu achten, war da eine ganze Menge los. Sein *Atem* ging flach und schnell, er spürte eine Art ängstliche Energie, die bei ihm den Wunsch auslöste, zum Telefon zu greifen und seinen Versicherungsvertreter anzurufen, um mit ihm gemeinsam nach einer Lösung zu suchen. Karden hatte in der Brust den *Eindruck* von Enge und Eingesperrtsein, er *fühlte* Wut und Angst. Vom Kopf her dachte er: »Das ist unfair und passt jetzt gar nicht«, aus der Perspektive seines verkörperten Nervensystems (BASE) aber gab es eine Bedrohung und alle Systeme liefen auf Hochtouren, um diese zu überstehen.

Lernt man, dem Körper zuzuhören, stellt man fest, wie viel kommuniziert wird, was Peter Levine, ein Vorreiter in der Traumaforschung und Gründer des Somatic Experiencing »Sprache ohne Worte« nennt. Alle Signale des Körpers wahrnehmen zu können dauert eine Weile, aber mit der nötigen Geduld werden Sie es wie jede andere Fertigkeit auch lernen.

Nehmen wir zum Beispiel das Gärtnern. Bevor sich jemand näher für Pflanzen interessiert, sieht er oder sie beim Anblick eines Gartens einfach nur ein *grünes Durcheinander*. Aber wenn man einige Tage oder Wochen mit den Händen in der Erde gewühlt hat, entwickeln die Augen und das Gehirn die Fertigkeit, verschiedene Grüntöne, Blatt- und Stammformen sowie unterschiedliche Pflanzen zu unterscheiden – Blattsalat, Bohnen, Kürbis und Kartoffeln. Die auf den ersten Blick grüne Fläche verwandelt sich in bunte Beete, die sich durch unterschiedliche Pflanzen und zahllose individuelle Details auszeichnen. Darüber hinaus verbessert sich das Verständnis (BASE-M) darüber, was der Garten braucht und was für sein Aufblühen zu tun ist. Vielleicht hatte die betreffende Person zuvor eine Pflanze, die nicht so recht gedeihen wollte. Der Geist (mit seinen eingeschränkten Informationen) riet, sie mehr zu gießen, aber das machte es nur noch schlimmer. Doch nach ein paar Wochen Gartenarbeit und aufgrund des neu gewonnenen Wissens muss die Person nicht mehr raten, sondern erkennt, dass die Pflanze an einem Pilz erkrankt ist. Sie braucht im Gegenteil mehr Sonne, kein Wasser. Das Faszinierende daran ist, dass, sobald sich das Gehirn auf solche Raffinessen des Geistes und Körpers durch aufmerksames Zuhören eingestellt hat, es auch in Zukunft in der Lage ist, die Fülle und Vielfalt, die ein Garten zu bieten hat, zu erkennen. Während Sie durch Interozeption die Fertigkeit entwickeln, die Signale des Körpers bewusst zu verarbeiten, kommen Sie mehr und mehr in die Lage, Ihren Geist als aufmerksamen und erfahrenen Gärtner dazu zu nutzen, Ihr Nervensystem zu heilen.

Atem – wo Verkörperung und Bewusstsein zusammentreffen
Aktivität – die Körperbewegungen, die von Ihrem Gehirn initiiert werden
Sinneseindruck – die reine Information, die aus Ihrem Körper kommt
Emotion – die komplexe Information, die aus Ihrem Körper kommt und die von Ihrem Geist interpretiert wurde

Geist – wo Bedeutung »erzeugt« wird
Körper – wo alles gespürt wird
Mensch – wo alles zusammenkommt

Erzeugung von Bedeutung

Der Geist ist nicht nur ein außergewöhnliches Instrument für das Verständnis, er kann sich selbst auch hervorragend im Weg stehen, wenn er sich in Fehlinterpretationen, Ablenkungen, Analysen, Grübeleien und Katastrophenfantasien im Kreis dreht.

Gelingt es ihm nicht, sich daraus zu lösen, hält er uns in einem Zustand der Angst, Depression und Überforderung fest, weil er das Ungleichgewicht im Körper durch unzutreffende und wenig hilfreiche Gedanken noch weiter verstärkt. Es scheint nur eine Sache des Kopfs zu sein, doch in Wirklichkeit bleibt der Geist in nicht konstruktiven Denk- und Glaubensmustern hängen, weil er die ungefühlten, unverarbeiteten und ungeheilten Erfahrungen in Ihrem Körper nicht versteht. Erst wenn Ihr Geist gelernt hat, der inneren Erzählung Ihres Körpers *und* dem, was er eigentlich zu sagen hat, zuzuhören, wird es Ihnen gelingen, daraus, was wirklich in Ihrem Inneren geschieht, klug zu werden.

Leiden Sie beispielsweise an Angstzuständen, drehen sich Geist und Körper fortwährend im Kreis, da der Kopf versucht, die Sinneseindrücke, die als störend, intensiv und bedrohlich wahrgenommen werden, zu interpretieren. Er sucht nach dem Grund dafür, dass Ihr Herz rast, Sie flach atmen und das Gefühl haben,

Sie hätten einen Knoten im Bauch. Der Geist versucht, ein Narrativ zu ersinnen, allein um diese körperlichen Symptome zu erklären. Dieser uns angeborene Drang, in die unverarbeiteten Erfahrungen des Körpers einen Sinn hineinzulegen, geht auf den Urinstinkt und Selbsterhaltungstrieb zurück. Ihr Geist versucht, potenzielle Gefahren auszumachen, und mobilisiert eine Reaktion, um wieder das Gefühl der Sicherheit zu erlangen. Leider weiß der Geist aber nicht, was gerade geschieht, daher vermag er es nicht, das Problem zu lösen, sondern tendiert dazu, negative Gedankenmuster und unzutreffende Bewertungen zu entwickeln, etwa solche wie: »Ich werde sterben.« Diese wiederum senden dem Körper Signale, die das Ungleichgewicht weiter verstärken und verfestigen.

Um die geheime Sprache unseres Körpers verstehen zu lernen, beginnen wir damit, den wenig hilfreichen und gewohnten Gedanken und Narrativen, die sich im Kopf tummeln, wertfrei zuzuhören, dahinter zu blicken und nach den Erfahrungen des Körpers zu forschen. Werden Sie sich Ihrer Gedanken und Narrative vor dem Hintergrund von BASE-M bewusst, gelingt es Ihnen, die ursächlichen Wurzeln für Ihre chronische Erkrankung zu entdecken. Anders ausgedrückt: Stellen Sie im Geist (-M) fest, dass Sie denken: »Ich habe so viel auf dem Schreibtisch, damit werde ich nie fertig und dann werde ich alle enttäuschen«, ist das der Hinweis darauf, eine Pause zu machen, um Ihre Aufmerksamkeit auf BASE zu lenken, damit Sie der Sprache Ihres Körpers *lauschen* können. So erfahren Sie, was gerade in Ihrem Nervensystem passiert. Das folgende Beispiel illustriert diesen Prozess.

Roy, ein 47-jähriger CEO, litt chronisch an Migräne, Schmerzen im unteren Rücken sowie Angstzuständen. Als er uns aufsuchte, war er frustriert und von den Symptomen genervt. In dem Wissen, dass chronische Beschwerden meist etwas kommunizieren, das nicht auf den ersten Blick zu erkennen ist, spürten wir sofort, dass es einen Grund für seine Schmerzen gab, den er nicht auf dem Schirm hatte. Roy hatte von unserer Arbeit mit dem Nervensystem gehört und wünschte sich eine schnelle Lösung mit »Biotricks«, weil er für anderes keine Zeit hatte. Wir versicherten ihm, dass wir ihm helfen könnten (auch wenn wir ihm verschwiegen, dass wir keine »Biotricks« draufhatten). Er bat uns, ihm einige Übungen zu zeigen, mit denen er die Kopf- und Rückenschmerzen behandeln könnte, da er bisher zu viel Zeit und Geld in wenig hilfreiche Massagen investiert hatte. Wir fragten ihn nach seiner Einschätzung, woher diese Symptome rührten. »Ich glaube, es liegt daran, dass ich nicht genug Sport mache.« Wir wollten wissen, warum er nicht genügend Sport trieb. »Weil ich so viel Zeit mit Arbeiten verbringe. Ich bin müde und frustriert.« Danach fragten wir ihn, wie er zu seinem Beruf stehe. »Ich mag meinen Job und die Leute, mit denen ich arbeite, nicht sonderlich, und diese Kopf- und Rückenschmerzen machen es auch nicht gerade besser.« Roy glaubte, mit biotechnologischen Methoden seine Schmerzen beheben zu können. Er wollte einfach weitermachen, seinen Job ertragen und die Mitarbeitenden managen, doch wir lenkten das Gespräch in eine andere Richtung.

Sein Konflikt im Beruf war für uns fast greifbar, weshalb wir uns den Bereich Geist (aus BASE-M) ansahen. Wir coachten ihn dahingehend, dass er sich mit seinen Gedanken zum Thema Arbeit beschäftigte. Es stiegen Gefühle wie Frustration, Wut und Abneigung seinem Team gegenüber auf. Vor diesem Hintergrund leiteten wir ihn an, seinen Atem sowie seine Aktivitäten, Sinneseindrücke und Emotionen (BASE) wahrzunehmen. Er gab an, nur eingeschränkt Luft zu bekommen und, dass sein Körper sich bewegen wollte, er sich aber festgefahren fühlte. Darüber hinaus spürte er Anspannung und Druck im Nacken und in den Schultern. Roy war überrascht, dass er unter seinem ursprünglichen Ärger das Gefühl von Überforderung und Angst in seiner Brust spürte. Die Geschichte, die er im Kopf hatte, spiegelte überhaupt nicht die intensiven, auf Angst basierenden Signale, die ihm sein Körper sendete.

Als Nächstes ermutigten wir ihn, die aufkommenden Gedanken wahrzunehmen. Dabei sollte er allerdings darauf achten, sich dieses Mal in Gedanken nicht die alte Geschichte zu erzählen, sondern darauf zu hören, was ihm die Gefühle in seinem Körper mitteilen wollten. Jetzt stellte er fest: »Ich habe Angst, dass mich die Leute im Job ablehnen, wenn ich etwas Falsches sage oder tue, und dieses Gefühl überwältigt mich so sehr, dass ich am liebsten weglaufen und mich verstecken würde, aber das kann ich nicht. Und während ich das sage, hämmert der Schmerz in meinem Kopf und mein Rücken tut wirklich weh.« Angesichts der Art und Weise, wie Roys Geist die Körperempfindungen interpretierte – im Gegensatz dazu, was sie wirklich signalisierten –, sahen wir die große Kluft zwischen seinem Verständnis der Lage und seinen Körperempfindungen. Was Roy für Wut und Frustration hielt, waren im Prinzip Schmerz und Angst. Was er für seine Abneigung gegenüber seinen Kollegen hielt, war eigentlich seine Angst davor, nicht gemocht und abgelehnt zu werden. Roy war erstaunt, dass die Intensität seiner Symptome nachließ, sobald er seine Aufmerksamkeit auf die Angst richtete, als würde endlich gehört, was die Symptome ihm mitzuteilen hatten.

Indem Roy lernte, die eigentlichen Signale seines Körpers zu verstehen, gab er die Richtung für seinen Heilungsprozess vor. Er führte den Dreiklang AIR durch und tauchte tief in seine Erfahrung von Geist – Körper – Mensch ein. Dabei wurde ihm bewusst, dass die seelischen Wunden aus seiner Kindheit später zu seiner Unsicherheit in Beziehungen und seiner übervorsichtigen Haltung gegenüber anderen geführt hatten. Roys Migräne und Rückenschmerzen beruhten nicht auf zu wenig Bewegung, sondern auf seiner fortwährenden Angst und der tief in ihm verwurzelten Unsicherheit. Nachdem er dies verstanden hatte, war er offen für unsere Herangehensweise, das Nervensystem zu regulieren und zu heilen. Er ist mittlerweile symptomfrei und immer noch CEO. Es gab also keine »Biotricks«, sondern er hatte es geschafft, sich selbst zu heilen und sich im System Geist – Körper – Mensch zurechtzufinden.

Um aus den Erfahrungen des Körpers klug zu werden, erfindet unser Geist Bedeutungen. Nur bis er verstehen lernt, was der Körper ihm eigentlich sagen will, kann er in einer Geschichte feststecken, die nicht zutrifft.

Zuhören ist Medizin

Doch aufmerksames Zuhören ist mehr, als nur die Signale des Nervensystems zu empfangen. Ist diese Fertigkeit entwickelt, ist dieser Prozess per se ein äußerst regulativer Vorgang. Darauf werden wir im Verlauf des Buchs noch weiter eingehen, aber im Prinzip ist es sowohl für den Geist als auch für den Körper eine sehr wirksame Medizin, wenn ihnen zugehört wird. Das kennen wir schon aus dem Alltag, denn wir alle sehnen uns danach, mit anderen Menschen eine Verbindung einzugehen und uns verstanden zu fühlen. Tatsächlich ist dieses Bedürfnis tief in unserem Nervensystem angelegt, denn wie alle Säugetiere suchen auch wir bei unseren Mitmenschen Sicherheit und Regulation, die sogenannte Co-Regulation. Die Praxis des Zuhörens macht sich dieses Bedürfnis ebenso wie die heilende Kraft der Co-Regulation zunutze, indem sich unsere beobachtenden Anteile darauf konzentrieren, *uns selbst zuzuhören*. Damit tun wir unserem Geist und unserem Körper etwas Gutes, etwa unter Anspannung oder in Krisensituationen. Doch immer gilt, dass es beim Zuhören darum geht, präsent zu sein und darauf achtzugeben, *was* passiert, nicht darum, *warum* es geschieht.

Dieser Unterschied ist entscheidend. Die Frage nach dem Was aktiviert die Neugierde. Ohne sie können wir weder etwas lernen noch Dinge verstehen. Sind wir neugierig, stellen wir uns darauf ein, einen regulierenden Zustand für unser Nervensystem zu erreichen. Neugierde und zu beobachten, *was* gerade passiert, ist etwas vollkommen anderes, als nach dem Grund zu fragen. Fragen wir uns, *warum* etwas geschieht (zumindest, wenn es zu früh im Prozess des Zuhörens passiert), tendieren wir dazu, uns von der interozeptiven Erfahrung zu entfernen und uns kognitiv mit unserer Geschichte auseinanderzusetzen. Genau das wollen wir vermeiden. Bei den meisten Menschen ist der kognitive Vorgang, sich mit dem *Warum* zu beschäftigen, mit Werturteilen und Überzeugungen verknüpft, die in unserem Gehirn bereits seit

Langem eingeschliffen sind. Wie man sich gut vorstellen kann, ist etwas zu beurteilen für das Nervensystem *kein* Zustand, der Sicherheit vermittelt. Das Motto lautet also: neugierig, aber nicht voreingenommen sein. Mit dieser offenen Haltung können wir beobachten und verstehen, was gerade passiert, bevor wir uns nach den Ursachen umschauen, etwaige Gründe analysieren und in der sinnproduzierenden Maschine unseres Geistes gefangen werden. Sobald wir uns die Frage nach dem *Warum* stellen, haben wir aufgehört zu lauschen. Haben wir das erst einmal erkannt, wird das Zuhören zu einem Heilmittel. In folgendem Beispiel wird deutlich, wie die Geschichte, die wir uns selbst im Geist erzählen, durch die Frage nach den Gründen außer Kontrolle gerät und sich zur Hypochondrie entwickeln kann.

Jake kam zu uns, weil er an Angstzuständen und Herzrasen sowie Atemnot litt, sobald er einem Auslöser begegnete, und er war wild entschlossen, die Gründe für diese Symptome herauszufinden. Er war bereits bei diversen Ärzten und Spezialisten gewesen, um eine ernsthafte Erkrankung auszuschließen, doch weder konnten sie etwas feststellen noch konnten sie ihm helfen. Wir baten ihn, uns zu beschreiben, in welchen Situationen die Symptome auftraten, was er dann dachte und fühlte. »Ich weiß nicht so genau, was mich triggert. Plötzlich spüre ich dann nur, dass mein Herz schneller schlägt und sich meine Brust so eng zusammenzieht, dass ich keine Luft mehr bekomme … dann kriege ich natürlich Angst und frage mich, was mit mir los ist. Was ist, wenn ich nicht mehr atmen kann? Werde ich dann ohnmächtig? Ich weiß, dass meine Ärztin sagte, es handele sich um Angstzustände, aber was, wenn wirklich etwas ist? Was, wenn die Ärzte etwas übersehen haben? Was, wenn ich wirklich krank bin? Solche Gedanken gehen mir durch den Kopf, und dann drehe ich noch mehr durch. Das ist schlimm, denn manchmal bekomme ich eine richtige Panikattacke.«

Trigger → unangenehme Körperempfindungen (Schmerz, Schreck, Angst) → negatives Selbstgespräch → unangenehme Eindrücke verschlimmern sich → Körper ist gestresst → Symptome setzen ein (Herz und Brustbereich) → Schwarzmalerei setzt ein → Symptome verschlimmern sich → Panikattacke

Bei Jake stellten sich sein Bedürfnis, die Gründe für seine Sinnesempfindungen herauszubekommen, und seine Reaktion auf die unangenehmen Gefühle als kontraproduktiv heraus, denn sie peitschten die Dysregulation in seinem Nervensystem und damit auch die physischen Symptome noch weiter hoch. Schließlich wurden sowohl sein Geist als auch sein Körper in einem Maß aktiviert, dass er eine Panikattacke erlitt. Darüber hinaus konnte Jake die Signale seines Geistes und Körpers nicht richtig einordnen, weswegen er nicht in der Lage war, die auslösenden Momente für seine Reaktion zu erkennen. Wir ermutigten Jake, neugierig zu sein und wie ein Detektiv vorzugehen. Was war der letzte Vorfall gewesen? Was war zuvor geschehen? Er hatte eine Panikattacke im Fitnessstudio gehabt. Wir baten ihn, die Elemente von BASE zu berücksichtigen. Gab es sonst noch etwas, das dort im Studio geschehen war? Er überlegte eine Weile und sagte: »In meinem Studio trainiert auch eine Frau, die ich nett finde. Und jetzt, wo ich darüber nachdenke, war sie an dem Tag auch dort. Ich lächelte sie an, doch sie schaute weg. Sie lächelte nicht zurück.« Das machte uns natürlich neugierig, also ermunterten wir ihn, bei den Sinneserfahrungen dieser Erinnerung zu bleiben, und fragten weiter, was noch geschehen sei. »Damals bin ich darüber hinweggegangen, aber jetzt merke ich, dass ich dadurch verunsichert war und ziemliche Selbstzweifel bekam.« Wir baten Jake, sich an die Gedanken zu erinnern, die er in dem Augenblick hatte, nachdem die Frau weggesehen hatte. »Sie mag mich nicht. Bin ich ihr zu nahe getreten? Stimmt etwas mit mir nicht? Ich bin so ein Versager.« Als er das erzählte, berichtete er, dass sein Herzschlag stärker und schneller würde und dass es ihm eng um die Brust geworden sei. Wir fragten ihn, ob es ihm gut gehe, und er gab zurück: »Ja. Es fühlt sich nicht gut an, aber es ist okay. Ich bin nur erstaunt darüber, dass die Frau mich so sehr getriggert hat.«

Zuhören → das Geschehen neugierig anschauen (was ist passiert, anstelle von warum ist es passiert) → Gefühl von Sicherheit → keine Symptome → bahnbrechende Erkenntnis → Verständnis darüber, was der eigentliche Hintergrund für den Trigger ist

Es wurde klar, dass Jake von seinem Geist und Körper getriggert wurde, bevor er die Symptome überhaupt bemerken konnte. Das ursprüngliche Gefühl der Ablehnung, das sein Körper gespürt hatte, löste einen inneren Dialog aufgrund von geringem Selbstwertgefühl und Selbstkritik aus. Damit begann die dysregulative Feedbackschleife zwischen Geist und Körper. Jake nahm die auf Gedanken basierende Reaktion auf den Trigger – ignoriert zu werden – nicht wahr. Als sich dann später die Symptome verstärkten, war er schon in seinem Bewältigungsmechanismus, der Hypochondrie, gefangen, während sein Geist versuchte, einen Sinn in dem Verhalten der Frau zu erkennen und mit seinem für ihn bedrohlichen Körpererleben umzugehen. Wie viele andere Menschen hat Jake nie gelernt, seine Gefühle und Emotionen zu spüren, und da er sie nicht fühlen konnte, sondern nur die physischen Vorgänge wahrnahm, war er allein auf seine Gedanken und Symptome fixiert.

Als er erkannte, dass die eigentliche Ursache für sein Unwohlsein die Begegnung mit der Frau im Fitnessstudio war (an die er sich kaum erinnerte), war er überrascht. Als Erstes zeigten wir ihm, BASE-M zu lauschen, sobald er getriggert war, anstatt sich im inneren Dialog über seine körperlichen Beschwerden zu verzetteln. Eine Woche später konnte er von einer wesentlichen Verbesserung berichten. Er hatte im Verlauf der Woche keine einzige Panikattacke gehabt. Ihm zufolge führte er BASE-M innerhalb einer Stunde teilweise verschiedene Male durch! Jedes Mal, wenn er im Körper etwas Unangenehmes fühlte, frage er sich laut: »Was nehme ich gerade wahr?« Dann lauschte er auf BASE und benannte die Eindrücke: »Ich spüre meinen Herzschlag. Ich spüre, wie sich etwas in meiner Brust zusammenzieht. Ich habe das Gefühl, ich möchte losrennen und mich verstecken. Ich spüre Angst. Diese Gefühle sind in Ordnung. Sie sind vielleicht unangenehm, aber ich bin nicht in Gefahr. Ich bin hier und lausche meinen Gefühlen.« Obwohl Jake darüber geschockt war, wie häufig er getriggert wurde, fühlte er sich doch besser, sobald er sich selbst in der Sprache seines Nervensystems zuhörte und seinen Gefühlen Raum gab. Allein dadurch, dass er sich davor schützen konnte, dass seine Atmung und sein Herzschlag in einer Panikattacke endeten, hatte er das Gefühl, über Superkräfte zu verfügen!

Jakes Erfahrung zeigt nicht nur, welche heilsame Kraft das *Zuhören* birgt, sondern auch, dass jede einzelne Körperzelle unsere Gedanken hört und darauf reagiert. Wissenschaftlichen Erkenntnissen zufolge können unsere Befindlichkeiten die physiologischen Prozesse innerhalb unserer Zellen beeinflussen. Wenn wir Stress, Angst oder auch Freude erleben, sendet das Gehirn dem Körper Signale, unterschiedliche neurochemische Substanzen und Hormone auszuschütten. Diese biochemischen Botenstoffe nehmen dann Einfluss auf unseren Körper und damit wortwörtlich auf unsere Gesundheit. Beispielsweise untersuchte eine Forschungsgruppe in Yale, ob die innere Einstellung den Zustand, satt zu sein, physiologisch beeinflussen konnte. In zwei zeitlich versetzten Durchgängen wurde den Probandinnen und Probanden gesagt, sie bekämen einen »Luxus-Milchshake« mit 620 Kalorien oder einen »vernünftigen« Shake mit 140 Kalorien. Doch alle bekamen das gleiche Getränk mit 380 Kalorien. Die Ergebnisse waren faszinierend: In der Gruppe, die davon ausging, sich selbst etwas zu gönnen, fiel nach dem Genuss des Shakes im Körper der Probanden der Spiegel des Hunger auslösenden Hormons, das vom Magen abgesondert wird, steil ab. In der Gruppe mit der angeblich bescheideneren Kalorienanzahl blieb der betreffende Hormonspiegel stabil.[12] Der bloße Gedanke, es handele sich um einen sättigen Milchshake, sorgte also nicht nur für das Gefühl, schneller satt zu sein; auch sendete das Gehirn das Signal an den Körper, tatsächlich *mehr* Stoffe zu produzieren, die ein Sättigungsgefühl auslösen. Wenn schon eine andere Herangehensweise an Nahrungsmittel die Physiologie verändern kann, wie sieht es dann erst bei den inneren Dialogen in Ihrem Kopf aus?

Reguliert der Geist das gesamte Nervensystem, hat das große Auswirkungen auf Ihr Wohlbefinden.

Vielleicht haben Sie schon einmal von dem Phänomen gehört, das in der Wissenschaft als Mind-Body-Connection, als Verbindung von Geist und Körper, bezeichnet wird. In Ihrem Buch *Cure* schreibt Jo Marchant:

> »Wir müssen wissenschaftliche Befunde und logisches Denken nicht mehr verleugnen, um von den heilenden Eigenschaften der Psyche zu profitieren. Die Wissenschaft ist da. [...] Trotz bester Absichten arbeiten die in der Medizin Tätigen mit einem System, das vor allem auf Medizintechnik setzt und für die menschlichen Aspekte der Betreuung immer weniger Raum lässt. [...] Weniger erfolgreich war dieses Paradigma jedoch beim Lösen komplexer Probleme wie Schmerzen und Depressionen oder dabei, den Anstieg chronischer Leiden wie Herz-Kreislauf-Erkrankungen, Diabetes und Demenz zu verhindern.«[13]

Beschäftigen wir uns eingehender mit der Verbindung Geist – Körper – Mensch, können wir entdecken, dass sich der Geist tatsächlich auf die ursprünglichen Signale des Körpers einstellen kann. Im Gegenzug gelangt der Geist zu Erkenntnissen, die die Art und Weise, wie Sie sich und Ihre Gedanken sehen und wie Sie Ihren Alltag erleben, von Grund auf verändern können. Indem Sie zuhören, entschlüsseln Sie die geheime Sprache des Körpers. Damit gewinnen Sie einen Einblick, welche Kräfte Ihre Reaktionen, Verhaltensweisen, Symptome und Muster beeinflussen.

Bis Ihr Geist in der Lage ist, aus seinen gewohnten Reaktionsmustern auszubrechen und die Wahrheit im Körper zu suchen, werden Sie weiter auf der Stelle treten.

Lassen Sie uns zusammenfassen, was Sie bis hierher über das aufmerksame Zuhören gelernt haben.

- Wir sind in erster Linie fühlende, nicht denkende Wesen.
- Der erste Schritt, die *Sprache des Nervensystems* zu lernen, besteht darin, uns in Einklang mit den interozeptiv wahrnehmbaren Signalen unseres Körpers zu bringen, indem wir die Kategorien BASE-M, Atem, Aktivität, Sinneseindrücke und Emotionen betrachten.
- Der Geist neigt dazu, die Erfahrungen des Körpers falsch zu interpretieren. Wenig hilfreiche Gedanken sind das Startsignal dafür, BASE zu lauschen, um herauszufinden, was wirklich los ist.
- Die inneren Dialoge nehmen großen Einfluss darauf, ob Ihr Zustand reguliert ist oder nicht.
- Wir können uns selbst helfen, indem wir aktiv zuhören, die Aufmerksamkeit auf den Körper richten und unseren Geist und Körper angesichts von Stressoren beruhigen.
- Unvoreingenommenes Zuhören hilft uns, kritische Gedanken hinter uns zu lassen und eine heilende Haltung einzunehmen.

Übungen

Wahrnehmen: Zuhören

Schulen Sie Ihren Geist darin zu hören, was der Körper tatsächlich kommuniziert.

In diesem Übungsteil zeigen wir Ihnen, wie Sie Ihre Aufmerksamkeit auf unterschiedliche Weise auf die Kategorien BASE-M lenken können. Sie lernen wahrzunehmen, was der Körper eigentlich spürt und Ihnen mit Ihren Gedanken und Wahrnehmungen mitteilen will.

Der Zweck der Übungen

Lernen Sie, die Sprache Ihres Körpers zu verstehen, werden Sie auch in die Lage versetzt zu entschlüsseln, was in beziehungsweise mit Ihrem Nervensystem geschieht. Mit diesen Informationen können Sie die Zustände Ihres Nervensystems beeinflussen, die bei Ihnen zu Angst, Stress und weiteren Symptomen sowie wenig konstruktiven Gedanken und Vorstellungen führen.

Übungszeitpunkt

Nutzen Sie die Technik des Zuhörens immer dann, wenn Sie bei sich wenig hilfreiche Gedankenmuster und Verhaltensweisen entdecken. Da es in diesen Übungen hauptsächlich darum geht, Ihre Wahrnehmung darauf auszurichten, was gerade in Ihrem Nervensystem passiert, schlagen wir vor, sie so oft wie möglich durchzuführen. Je häufiger Sie die Kategorien BASE-M bewusst wahrnehmen, sobald Sie nicht hilfreiche Gedanken bei sich feststellen, desto schneller trainieren Sie Ihren Geist und Körper darin, sich anzusehen, was wirklich in Ihrem Inneren geschieht.

Bevor Sie beginnen

- Das neuronale Netzwerk Ihres Gehirns basiert auf Milliarden von Assoziationen. Daher ist es wahrscheinlich, dass Erinnerungen eng mit anderen Erinnerungen zusammenhängen. Das ist vollkommen in Ordnung, doch ist es wichtig, sich das klarzumachen. Wenn Sie die Grundlagen des achtsamen Zuhörens erlernen, könnte diese Tatsache allerdings zu Irritationen führen. Entscheiden Sie sich beispielsweise in der Kontrastübung unten für die Kindheitserinnerung an ein verstorbenes Haustier, könnten bei Ihnen Gefühle von Trauer und Verlust aufsteigen. Deshalb laden wir Sie ein, sich an durchschnittliche Ereignisse zu erinnern, die Sie nur *leicht* stimulieren und nicht vom Lernprozess ablenken.
- Der Zustand des Nervensystems ist an sich nie positiv oder negativ. Die oben erwähnte Trauer über den Verlust eines Haustiers an sich ist nicht »negativ«, dennoch verwenden wir hier die Begriffe positiv und negativ, um die Aufgabe zu vereinfachen.

Übung 1: Kontrast

Positiver Kontrast

1. Setzen Sie sich bequem hin.
2. Denken Sie an eine eher positive Erfahrung, ein reales Ereignis oder ein Geschehen in Ihrer Vorstellung, das bei Ihnen eine positive Reaktion auslöst. Beispiele: einen schönen Sonnenuntergang beobachten, ein Kompliment bekommen, fröhliche Musik hören, ein Geschenk erhalten, am Strand spazieren gehen …
3. Während Sie sich auf diese positive Erfahrung einstimmen, fangen Sie an, BASE-M zuzuhören:
   a. **Atem:** Wie fühlt sich mein Atem an? (z. B.: Ich spüre das Ausdehnen meiner Lunge. Während ich einatme, gibt die Rückseite meiner Kehle nach. Ich spüre, dass ich nicht tief einatmen muss.)
   b. **Aktivität:** Was möchte mein Körper tun, wie möchte er sich bewegen? (z. B.: Mein Körper möchte sich ausdehnen, sich öffnen, sich in der Wärme rekeln. Ich möchte meine Arme ausstrecken. Mein Körper möchte weich werden, ich möchte lächeln und hüpfen.)
   c. **Sinneseindruck:** Welche Sinneseindrücke habe ich? Wo? (z. B.: Mir ist warm in der Brust und im Bauch. Meine Hände kribbeln. Ich bin ruhig.)
   d. **Emotion:** Welche Emotion spüre ich und wo? (z. B.: Ich spüre ein Glücksgefühl in meinem Gesicht und Mund. Ich spüre in meiner Herzgegend Dankbarkeit.)
   e. **Geist:** Welche Gedanken gehen mir durch den Kopf? (z. B.: »Das ist schön.«)

Negativer Kontrast

1. Setzen Sie sich bequem hin.
2. Denken Sie an eine eher negative Erfahrung, ein reales Ereignis oder ein Geschehen in Ihrer Vorstellung beziehungsweise eine Erinne-

rung, die bei Ihnen eine negative Reaktion auslöst. Beispiele: den Bus verpassen, im Stau stehen, einen Schlüssel verlegt haben, ein platter Reifen, Kaffee auf der neuen Hose, beim Picknick fängt es an zu regnen …

3. Während Sie sich auf diese negative Erfahrung einstimmen, fangen Sie an, BASE-M zuzuhören:
   a. **Atem:** Wie fühlt sich mein Atem an? (z. B.: Mein Atem geht schneller. Ich habe das Bedürfnis, tief einzuatmen. Ich habe ein Engegefühl in meiner Brust.)
   b. **Aktivität:** Was möchte mein Körper tun, wie möchte er sich bewegen? (z. B.: Mein Körper möchte sich zusammenkauern. Ich möchte mich breitbeinig hinstellen. Ich will mit dem Fuß aufstampfen – »Weg damit!«.)
   c. **Sinneseindruck:** Welche Sinneseindrücke habe ich? Wo? (z. B.: Meine Beine sind warm. Ich habe das Gefühl, mein Gesicht ist knallrot und heiß. Mein Herz schlägt schneller.)
   d. **Emotion:** Welche Emotion spüre ich und wo? (z. B.: Ich bin genervt, das spüre ich in meiner Brust. Ich bin frustriert, das zeigt sich in meinem Kiefer. In den Schultern spüre ich Enttäuschung, vielleicht Angst.)
   e. **Geist:** Welche Gedanken gehen mir durch den Kopf? (z. B.: »Ich bin genervt.« »Wie frustrierend.«)

Übung 2: Werden Sie sich der Geschichte in Ihrem Kopf gewahr

Nehmen Sie Ihre Gedanken zum Anlass, sich auf BASE-M einzustellen, wenn Sie sich mit negativem Denken beschäftigen. Vielleicht ertappen Sie sich dabei, dass sich Ihr innerer Dialog um Folgendes dreht: »Nie kriege ich etwas hin. Niemand liebt mich. Ich bin ein Versager. Ich werde mich nie ändern. Ich werde nie wieder gesund werden. Immer trete ich auf der Stelle. Ich bin einfach fertig …«

1. Sie nehmen einen nicht hilfreichen Gedanken wahr.
2. Halten Sie inne.
3. Atmen Sie tief ein.
4. Konzentrieren Sie sich auf das Folgende. Anstatt zu versuchen, etwas zu verändern, nehmen Sie sich einen Moment, es einfach zu beobachten und zu benennen:
   a. Konzentrieren Sie sich eine Minute lang auf den Atem und beschreiben Sie ihn.
   b. Konzentrieren Sie sich eine Minute lang auf die Aktivität und beschreiben Sie sie.
   c. Konzentrieren Sie sich eine Minute lang auf den Sinneseindruck und beschreiben Sie ihn.
   d. Konzentrieren Sie sich eine Minute lang auf die Emotion und beschreiben Sie sie.
5. Achten Sie darauf, wie sich Ihr Atem, die gewünschte Aktivität, der Sinneseindruck und die Emotion verhalten, und beobachten Sie, wie die Erfahrung des Körpers Ihre Gedankenmuster beeinflusst.
6. Beschreiben Sie nun, wie Sie sich fühlen und ob sich etwas verändert hat.

Möglicherweise können Sie feststellen, dass sich Ihr Geist und Ihr Körper tatsächlich besser fühlen und dass die wenig hilfreichen Muster an Intensität verlieren, während Sie Ihren Körper wahrnehmen und BASE beschreiben.

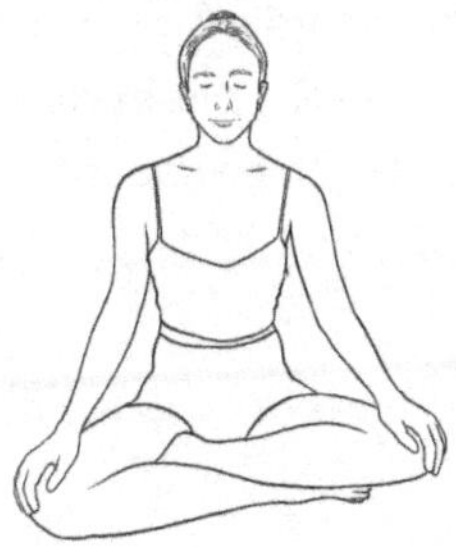

Praktizieren Sie das Zuhören so oft wie möglich im Alltag

Das Ziel hier besteht darin, Ihren Geist als Unterstützung zu nutzen, um das Nervensystem zu regulieren. Um dies zu erreichen, laden wir Sie dazu ein:

1. Üben Sie das Zuhören im Alltag und stellen Sie sich auf BASE-M ein.
2. Verpflichten Sie sich dazu, jedes Mal auf Ihren Körper zu lauschen, sobald sich ein störender Gedanke einstellt oder Sie ein Ungleichgewicht feststellen.
3. Gewöhnen Sie sich an ein neues Konzept von Geist und Körper, bei dem die Signale Ihres Körpers ebenso wichtig sind wie die Gedanken.

Am Anfang braucht es eine Weile, bis Sie sich mit all den Signalen Ihres Körpers und der Geschichte, die Sie sich selbst erzählen, vertraut gemacht haben. Beobachten Sie diese neuen Dinge neugierig und unvoreingenommen. Mit der Zeit wird es Ihnen gelingen, schneller, selbstverständlicher und intuitiver zu erkennen, was bei Ihnen los ist.

Indem Sie regelmäßig zuhören, unterbrechen Sie die vertrauten Muster der Dysregulation Ihres Nervensystems unmerklich. Beschließen Sie bewusst, die Geschehnisse in Ihrem Körper zu bemerken und sie neugierig zu betrachten, anstatt dem Geist einzuräumen, die Bühne mit seinen eigenen Geschichten zu übernehmen, senden Sie Ihrem Nervensystem ein wichtiges Signal: Es ist an der Zeit, die Dinge anders zu machen.

Kapitel 2: Unterbrechen

Umschalten

auf hilfreiche Gedanken

»Wenn du den Kopf verlierst,
findest du den Körper.«

KARDEN RABIN

Mit Zuhören, der ersten Wahrnehmungsübung im Rahmen von AIR, gelingt es uns, unsere Gedanken zu beobachten und uns gleichzeitig auf die Signale einzustellen, die uns der Körper sendet. Beim Erlernen der geheimen Sprache Ihres Körpers ist es wichtig, zwischen der Körpererfahrung und den Interpretationen des Geistes, die nicht immer zutreffen, zu unterscheiden. Doch kann es manchmal schwierig sein, den Geist dazu zu bringen, genau zuzuhören, wenn er selbst irritiert und aus dem Gleichgewicht geraten ist oder sich mit Grübeleien im Kreis dreht. Umschalten, die erste Unterbrechungsmaßnahme von AIR, hilft Ihnen, wenig hilfreiche Gedanken und innere Dialoge anzuhalten, indem Sie sich auf die Erfahrungen Ihres Körpers konzentrieren. Dies gelingt durch die Wahrnehmungsautobahn des Nervensystems, das *somatosensorische System*. Umschalten hilft dabei, Sie aus den vergeblichen Gedanken und unnützen Überlebensfunktionen herauszuholen und gleichzeitig die regulierenden physischen Bahnungen zu aktivieren, die den Geist beruhigen, sodass er die Körpersignale hilfreicher, präziser und einfühlsamer interpretieren kann. In diesem Kapitel stellen wir Ihnen eine Anzahl hilfreicher somatosensorischer Werkzeuge vor, die Sie nicht nur dabei unterstützen, Ihre Gedanken in eine förderliche Richtung zu lenken, sondern Ihnen auch das Gefühl der Zugehörigkeit und Vollständigkeit geben und Sie auf den Dreiklang Geist – Körper – Mensch einstimmen.

Das somatosensorische System

In *Das Trauma in dir* schreibt Bessel van der Kolk: »Eine der klarsten Lektionen der heutigen Neurowissenschaft ist, dass unser Selbstempfinden in unserem Körper verwurzelt ist.«[14] Das stimmt mit den Ergebnissen der Wegbereiter der somatischen Forschung überein, zu denen sie bereits Anfang und Mitte des 20. Jahrhunderts gelangten – lange bevor die Neurowissenschaften diese Entdeckung machten. Thomas Hanna, der den Begriff »somatisch« prägte, zufolge »ist der menschliche Körper kein Werkzeug, das man benutzt, sondern eine Sphäre der Existenz, die erfahren, erforscht, bereichert und dadurch gebildet werden will«. Und es sind diese Prinzipien des verkörperten Bewusstseins und des Bewegens, die nicht nur von Hanna, sondern auch von Wilhelm Reich, Moshe Feldenkrais, Emilie Conrad und Frederick Alexander entwickelt worden sind und die das Fundament moderner Praktiken zur Regulation des Nervensystems sowie die Grundlage von Traumatherapien darstellen. Deshalb integrieren wir diese Geist-Körper-Prinzipien in einige unserer Übungen. Doch eigentlich geht es darum: Je wohler Sie sich mit den verkörperten Faktoren Ihres Nervensystems fühlen, desto stabiler sind auch die Aspekte der Seele beziehungsweise des Geistes.

Somatik oder verkörperte Praktiken sind nur aufgrund unseres somatosensorischen Systems möglich. Dieses umfasst ein komplexes Netzwerk aus Strukturen und Bahnen, das die Wahrnehmung und Interpretation der verschiedenen sensorischen Stimuli von der Körperoberfläche, den Muskeln, Gelenken und inneren Organen gestattet. Dieses Netzwerk hilft sowohl Ihrem Geist als auch Ihrem Körper dabei zu »wissen«, wie seine Gestalt ist, wo er sich befindet und wo seine Grenzen liegen. Dies gelingt, indem er die äußere Umwelt und Ihren inneren körperlichen Zustand überwacht und interpretiert. Ohne dieses System könnten Sie Tastempfindungen, Temperaturveränderungen, Schmerz und Bewegung nicht wahrnehmen oder auf sie reagieren. Im Prinzip besteht das somatosensorische System aus speziellen sensorischen Nervenrezeptoren, die sich im ganzen Körper befinden und die jeweils bestimmte Arten von Informationen aufnehmen. Solche Wahrnehmungsinformationen lassen sich in drei Hauptgruppen einteilen: Interozeption (innere physiologische Stimuli), Propriozeption (das Gespür dafür, wo sich der Körper im Raum befindet) und Exterozeption (Stimuli in der Außenwelt). Nachdem wir bereits durch BASE einige Bahnungen der Interozeption kennengelernt haben, werden wir in diesem Kapitel näher auf die Propriozeption sowie die Exterozeption (unsere fünf Sinne) eingehen und darauf, wie wir sie für unsere Genesung nutzen können.

Propriozeption

Während die Interozeption dafür sorgt, dass Sie die inneren Signale aus Ihrem Körper wahrnehmen, überwacht die Propriozeption, wo sich Ihr Körper im Raum befindet und wie schnell er sich dort wie weit bewegt. Sie sind sich sicher, dass sich Ihre Arme über Ihren Beinen befinden oder darunter, wenn Sie einen Handstand machen. Die Propriozeption erlaubt es Ihrem Gehirn, auch extrem komplizierte Bewegungen zu kontrollieren, etwa eine Operation durchzuführen oder eine Pirouette zu drehen. Ebenso nehmen Sie durch Propriozeption wahr, wenn Sie ein Gelenk überdehnt haben, um dann die Bewegung rückgängig zu machen. Wie ein GPS-Gerät übermittelt Ihnen die Propriozeption in Echtzeit ständig Informationen über das Zusammenspiel von Geist und Körper.

In einem Fahrzeug ermöglicht es uns die GPS-Technik, ohne Hinterfragen an unser Ziel zu kommen. Fällt sie aus, erschrecken wir, sobald das GPS-Gerät wieder online ist, spüren wir Erleichterung. Beschäftigen wir uns die ganze Zeit mit unseren Gedanken, geht uns der »Empfang« vom Körper verloren. Mithilfe des Umschaltens können wir uns wieder unserer propriozeptiven Wahrnehmung annähern. Durch sie bekommt das Gehirn eine Rückmeldung und wieder das Gefühl, alles sei klar und in Ordnung, weil es weiß, wo im Raum wir uns befinden. Darüber hinaus vermittelt uns die Propriozeption die Idee, *dass wir uns in unserem Körper befinden* – sie erdet uns in unserem physischen Selbst und gibt uns ein Gefühl davon, wo wir in Relation zu unserer Umwelt sind.

Doch Propriozeption informiert uns über so viel mehr als nur über die aktualisierten Standortdaten, wie wir es von einem GPS kennen.

Jennifer ist früher professionelle Balletttänzerin gewesen. Während sie für Auftritte probte, schärfte sie unbewusst ihre Propriozeption. Nach zahllosen Ballettstunden von klein auf entwickelte sich ihr Körper zu einem sensiblen Instrument, das sich mühelos an jede Richtungsänderung oder geplante Bewegung anpassen konnte. Für Jennifer war Bewegung mehr als körperliche Ertüchtigung. Sie diente ihr als Fluchtmöglichkeit, da ein unbearbeitetes Trauma schwer auf ihr lastete und sie das Gefühl hatte, nicht weiterzukommen. Tanzen wurde für sie zum Tor zu einem Zustand, in dem sie sich sicher, unversehrt und ruhig fühlte. Während sie Pliés, Pirouetten und Arabesquen übte, stellte sie häufig fest, dass sie sofort geerdeter war. Dieser ruhigere Zustand versetzte ihren Geist in die Lage, sich von den Mustern zu lösen, die sie seit Langem belasteten: Jennifer litt an Furcht und Angstzuständen. Beim Tanzen fühlte sie sich einfach präsenter.

Bis heute, nach dem Ende ihrer Karriere als Tänzerin, kann sie sich die beeindruckende Wirkung präziser Bewegungen zunutze machen, sei es beim Tanzen, Qigong oder Yoga. Die Bewegung stärkt ihren Geist und ihre Seele und unterstützt das Nervensystem. Noch immer stellen diese Praktiken für sie einen Ort dar, an dem sie Zuflucht findet, an dem sie für sich selbst sorgt. Hier kommen ihre Gedanken zur Ruhe, sie kann sich auf ihren Körper konzentrieren und auf die feinen Signale ihres Nervensystems einstellen. Durch die Entdeckung ihres propriozeptiven Sinnes begab sich Jennifer trotz ihrer chronischen Krankheit auf die Reise, selbst an ihrer Gesundheit zu arbeiten, um zu genesen, wie wir es in unserem Buch beschreiben. (Darauf gehen wir später noch näher ein.) Das Erkunden der propriozeptiven Wahrnehmung durch Yoga, wie es Bessel van der Kolk lehrt, unterstützt Jennifers Erfahrungswerte. Van der Kolks Erkenntnissen zufolge zeigen die Gehirnregionen, die für die verkörperte Selbstbewusstheit (Insula) und exekutive Funktionen (präfrontaler Kortex) zuständig sind, nach 20 Wochen Yoga – eine extrem propriozeptive und tastlastige Bewegungserfahrung – gesteigerte Aktivität. Auch andere Forschende bestätigen diese Ergebnisse. Eine Übersichtsarbeit über elf Studien untersuchte die Effekte von Yoga auf das Gehirn. Sie kam zu dem Schluss, dass es einen positiven Effekt auf die Struktur oder Funktion des Hippocampus, der Amygdala und des präfrontalen Kortex hat.[15]

Exterozeption – unsere fünf Sinne

Sehen, Riechen, Hören, Schmecken und Tasten erlauben dem Nervensystem hauptsächlich, die äußere Umgebung wahrzunehmen und darauf zu reagieren. Weil diese Informationen über Leben und Tod entscheiden könnten, sind alle außer dem Tastsinn mit einem eigenen Kranialnerv ausgestattet, der Signale direkt in tiefer liegende Hirnstrukturen leitet. Dort werden sie von den entsprechenden Regionen des Neokortex empfangen: vom olfaktorischen, gustatorischen, visuellen, auditorischen und somatosensorischen Kortex. Auch wenn diese fünf Sinne für unser Überleben in der heutigen Welt nicht mehr die Bedeutung haben wie für unsere Vorfahren, die Jäger und Sammler, sind sie immer noch wichtig für das autonome Nervensystem und sein Sicherheitsempfinden.

Nutzen wir die Methoden des Umschaltens, um unsere Aufmerksamkeit auf unsere Sinne zu richten, neigt unser Nervensystem dazu, ausgesprochen reguliert zu reagieren. Denn dann führt es die Aufgaben aus, für die es angelegt ist: die Umwelt beobachten und entscheiden, ob wir uns in Sicherheit befinden oder nicht. Halten wir uns in einer im engeren Sinne gefahrlosen Umgebung auf und lauschen tatsächlich auf etwaige Geräusche, stellt das Nervensystem fest, dass es keine gibt, die uns in Alarmbereitschaft versetzen müssten. Vielleicht gibt es ja sogar angenehme Klänge wie singende Vögel. Wenn Sie sich wirklich auf das Sehen konzentrieren, konstatiert Ihr Nervensystem, dass sich weder Wölfe noch Löwen in Ihrer Umgebung aufhalten; möglicherweise sehen Sie sogar schöne Objekte, etwa eine Vase mit Blumen. Und wenn Sie tief durch die Nase einatmen, bemerkt das Nervensystem, dass es keine Gerüche gibt, die auf eine Gefahr hinweisen, sondern vielleicht einen angenehmen Duft, etwa den Geruch von Lavendel von Ihrer Körperlotion. Dieses aktive Einholen von Informationen aus der unmittelbaren Umgebung mittels der exterozeptiven Sinne sendet sofort positive Signale an Ihr Nervensystem, was zu seiner Regulierung und Beruhigung führt. Zu häufig hetzen wir derart durch unseren Alltag, dass unsere Sinne gar keine Zeit haben, die vorherrschenden Informationen aufzunehmen und sinnvolles Feedback an das Nervensystem zu schicken.

Vor vielen Jahren gab Karden Wellnessseminare für US-Veteranen, die im Irak und in Afghanistan gedient hatten. Dort wurde ihm der regulierende Einfluss bewusst, den es hat, wenn wir uns auf unsere fünf Sinne besinnen. Wie immer, wenn man etwas

Bedeutendes lernt, ging dem ein Fehler voraus. Karden leitete die Teilnehmenden zu einer klassischen Achtsamkeitsmeditation mit geschlossenen Augen an. Überrascht musste er feststellen, dass die Veteranen nach wenigen Minuten ruhigen Dasitzens in einen hoch *dysregulierten* Zustand gerieten. Einige der Soldatinnen und Soldaten waren so unruhig, dass sie den Raum verlassen mussten. Da alle Teilnehmenden unter einer posttraumatischen Belastungsstörung (PTBS) litten, fühlten sie sich in der sitzenden Position mit geschlossenen Augen extrem verwundbar.

Karden war dieses Missgeschick schrecklich unangenehm, doch war er fest entschlossen, den Veteranen einen Weg zu eröffnen, sich zu entspannen. Daher versuchte er es mit einer anderen Technik. Am nächsten Tag bestieg seine Gruppe einen Berg in den Catskill Mountains. Auf der Kuppe lud Karden die Teilnehmenden ein, sich einen schönen Platz zu suchen, und leitete dann eine Versenkungsübung für die fünf Sinne mit geöffneten Augen an. Es geschah genau das Gegenteil des Vortags. Viele der Veteranen und Veteraninnen berichteten anschließend, die zehn Minuten seien die ruhigsten gewesen, die sie seit ihrer Entlassung aus dem Dienst erlebt hätten.

Der Grund für dieses andere Ergebnis lag darin, dass die Versenkungsübung mit den fünf Sinnen das Nervensystem darin bestärkte, seine ursprüngliche Aufgabe zu erledigen, nämlich die Umwelt ständig im Blick zu behalten und nach möglichen Gefahren abzusuchen, um sicher und am Leben zu bleiben. Sobald ein Sinnesorgan dem Gehirn das Signal gab, dass die Umgebung sicher sei, sandte das Gehirn dem Körper das Signal, sich zu entspannen. Mit einem Sinn nach dem anderen gelang es den Armeeangehörigen, ein wenig das eigene Schutzverhalten zu reduzieren. In sachkundigen somatischen Traumatherapien wird der Prozess Orientierung genannt; dabei wird dem Gehirn erlaubt, die Umwelt wahrzunehmen und zu bewerten.

Ähnliche Erfahrungen werden Sie ebenfalls machen, wenn Sie die Technik des Umschaltens nutzen, um sich zu orientieren und aus Ihren geistigen Wahrnehmungsmustern »auszusteigen«. Sobald Sie stärker auf die körperbasierten Wahrnehmungsnetzwerke zurückgreifen, sprechen Sie die Sprache der gesamten Verbindung von Geist – Körper – Mensch. Gemeinsam mit der Interozeption verschaffen Ihnen diese exterozeptiven Netzwerke einen direkten Zugang zur geheimen Sprache des Nervensystems.

> **Die Energie fließt dorthin, wohin Sie Ihre Aufmerksamkeit lenken.**

Tastsinn

Der Begriff des Tastsinns, auch »Felt Sense« oder »Wahrnehmung des Körpers«, umfasst nicht nur die herkömmliche Bedeutung von Berührung, sondern auch die Sinneseindrücke Ihres Körpers, über die wir in Kapitel 1 gesprochen haben. Doch steckt darin noch viel mehr. Haut an Haut von Mutter und Neugeborenem ist der erste Kontakt des Kindes und bleibt die wichtigste Form der Verbindung und Kommunikation in der frühkindlichen Entwicklung. Forschungsergebnissen zufolge ist die Berührung »grundlegend für die Verbindung, Verbundenheit und Gesundheit des Menschen«.[16] Tasten ist eine der umfassendsten Weisen, wie wir wirklich wissen können, *wer wir sind,* und die Erfahrung machen, was es wirklich bedeutet, *in uns zu Hause zu sein*. Um dieses Konzept näher darzustellen, zitieren wir Deane Juhan aus ihrem Buch *Körperarbeit:*

> »Diese Nähe von Haut [wo die Berührung stattfindet, A. d. A.] und zentralem Nervensystem hätte keine konkretere Verbindung in anatomischer und physiologischer Hinsicht haben können. Haut und Gehirn entstehen aus exakt denselben primitiven Zellen. Je nachdem, wie man es betrachtet, ist die Haut die äußere Oberfläche des Gehirns beziehungs-

> weise ist das Gehirn die tiefste Schicht der Haut. Sowohl die Oberfläche als auch das Innerste entspringen demselben Muttergewebe, und im Verlauf des gesamten Lebens eines Organismus funktionieren sie als eine einzelne Einheit [...]. Meine taktile Erfahrung ist ebenso bedeutend für meine Gedanken wie die Sprachfertigkeit oder logische Kategorien. Zwischen Haut und Gehirn liegt nicht mehr als zwischen der Oberfläche eines Sees und seinem Grund; beides sind zwei unterschiedliche Orte auf demselben Kontinuum. »Peripher« und »zentral« sind nichts als räumliche Unterscheidungen, Unterscheidungen, die eher schaden als nützen, wenn sie uns dazu verleiten zu vergessen, dass das Gehirn eine einzelne Funktionseinheit ist, vom Kortex bis zu den Fingerspitzen und Zehen. Die Oberfläche zu berühren bedeutet, etwas in der Tiefe anzuregen.«[17]

Wie Juhan beschreibt und wie bereits erwähnt, sind Gehirn und Haut nur zwei unterschiedliche Bereiche eines *kontinuierlichen* Mediums. Indem Sie sich mittels Umschaltmethoden wieder mit Ihrem Felt Sense verbinden, bewegen Sie sich vom Bereich des denkenden Geists im Nervensystem – der häufig wenig hilfreich und im dysregulierten Zustand kontraproduktiv ist – hin zu dem Bereich, der uns das Gefühl gibt, *wir selbst zu sein*.

Wie das Umschalten funktioniert

Durch Übungen stimulieren Sie die sensorischen Rezeptoren Ihres Nervensystems, die für die Wahrnehmung der Position des Körpers, der Bewegung und der fünf Sinne zuständig sind. Dazu gehört etwa die Arme gegen eine Wand drücken, auf einem Bein balancieren, während Sie eine Koordinationsübung ausführen, oder die Füße oder Arme massieren. Diese Übungen nutzen die sensorischen und motorischen Netzwerke, die Sie in einen

Zustand des verkörperten Bewusstseins führen. Gleichzeitig werden die wenig hilfreichen kognitiven Prozesse unterbrochen, die eigentlich dazu da waren, Ihre Sicherheit zu gewährleisten, aber nun dazu führen, dass Sie auf der Stelle treten. Tal Shafir, der die Interaktion von Bewegung und Emotion sowie die zugrunde liegenden Abläufe im Gehirn erforschte, stellte 2016 fest, dass »man durch die bewusste Kontrolle von motorischem Verhalten und seiner nachfolgenden Propriozeption und Interozeption seine Emotionen regulieren und die eigenen Gefühle beeinflussen kann«[18]. Der Neurowissenschaftler, Neurologe und Gründer der Emotionstheorie Antonio Damasio fand heraus, dass Emotionen dadurch entstehen, dass der aktuelle Zustand des Körpers via Interozeption (Input aus den physiologischen Körpersignalen) *und* Propriozeption (Signale aus Muskeln und Gelenken) an das Gehirn übermittelt wird. Das bedeutet nichts anderes, als dass Sie Ihren Gemütszustand sowohl durch Ihre Gefühle in Ihrem Körper *als auch* durch Bewegung und ihre sensorische Erfahrung beeinflussen können.

Vielleicht haben Sie auch schon einmal erlebt, dass Sie schlechte Laune hatten und Ihnen dann eine Freundin riet, Sie sollten Ihr Lieblingslied spielen und dazu tanzen, »um ein bisschen Dampf abzulassen«. Und es hat funktioniert: Nur kurze Zeit später haben Sie gelächelt und fühlten sich besser. Die Wahrnehmung von Musik gleichzeitig mit Bewegung transportiert eine riesige Menge Daten an Ihr Nervensystem. Mit diesen Informationen ist das Gehirn beschäftigt, anstatt sich um die Gedanken zu kümmern, die dazu führen, dass Sie sich festgefahren fühlen.

Insbesondere zwei Sinnesorgane haben bei Bewegung einen grundlegenden Effekt auf das Nervensystem: der Gleichgewichtssinn, der für die Balance und Bewegung zuständig ist, und der propriozeptive Sinn, der die Körperbewusstheit kontrolliert. Indem Sie in unseren Übungen bestimmte Bewegungen ausführen und Haltungen einnehmen, hilft Ihnen das *Umschalten* dabei, das somatosensorische System zu aktivieren, was einen zweifachen Effekt zur Folge hat: Zunächst löst der sensorische Input neuronale Reaktionen aus, die unmittelbar die Hirnregionen anregen, die für die emotionale Regulation zuständig sind. Dies verlagert den Schwerpunkt von den Überlebens- und Kampf-oder-Flucht-Zuständen weg. Zweitens sorgt die Aktivierung der Propriozeptoren und der fünf Sinne in Ihrem Körper dafür, dass sich eine neugierige und offene Haltung hinsichtlich des Körperbewusstseins im Verhältnis zur Umwelt einstellt. Damit geht einher, dass sich Ihre Gedanken entspannen und neu ordnen. Dieser zweifache Effekt beruhigt nicht nur die Überlebenszustände des Geistes, sondern fördert auch die Neugier und die Aufnahmebereitschaft, die er für Ihre Genesung und für die Unterbrechung zielloser Gedankenmuster braucht. Mit regelmäßiger Übung lernt Ihr Geist, diese sensorischen und propriozeptiven Auslösereize mit einer ruhigen und offenen Einstellung zu assoziieren. So fällt mit der Zeit das Umschalten vom Survival-Modus in die innere Ruhe leichter. Ohne umzuschalten, konzentriert sich Ihr Geist darauf, die Gefühle aus dem Körper zu interpretieren und sie mit Sinn zu versehen – und wie Sie selbst am besten wissen, ist das nicht zielführend. Doch mit dem Umschalten stellt er sich darauf ein, propriozeptive und sensorische Informationen aufzunehmen. Anstatt sich zu fragen, was Ihre innere Unruhe zu bedeuten hat, konzentriert sich Ihr Geist während dieser Übungen auf die Informationen, die er vom Körper erhält: Welchen Geruch nimmt Ihre Nase wahr? Wie fühlt sich die Berührung auf der Haut an? Was spüren Sie in den Muskeln und Gelenken, wenn Sie sich darauf konzentrieren, auf einem Bein zu stehen?

Wenn Sie das Gefühl haben, Ihre Gedanken drehen sich im Kreis, schalten Sie auf den Körper um.

Im Jahr 2019 war Jennifer als Physiotherapeutin in der Reha-Abteilung eines Klinikums beschäftigt. Dort arbeitete sie mit Patientinnen und Patienten mit neurologischen Erkrankungen. Ihr Patient Tom hatte eine schwere Gehirnverletzung erlitten. Die Symptome bestanden in Niedergeschlagenheit und Wut, auch als Folge davon, dass er seine Mobilität und sein Sprachvermögen eingebüßt hatte. Nachdem Jennifer mit ihm Übungen zur Propriozeption und zum Gleichgewichtssinn durchgeführt hatte, um Gleichgewicht und Beweglichkeit zu verbessern, stellte das Pflegepersonal fest, dass sich Toms Stimmung merklich zum Besseren veränderte. Eine Runde Balance- und Koordinationsübungen hatte einen riesigen Effekt. Nicht nur war Tom wesentlich motivierter, wieder selbstständiger zu werden, er war auch ruhiger und hatte an Interaktion mit anderen Interesse. Mit der Zeit wurden diese Übungen zu seinem Anker für seine gesundheitlichen Verbesserung – sie erlaubten ihm, die heilende Superkraft, die schon in ihm steckte, zu nutzen: Umschalten. Während sich seine vestibulären und propriozeptiven Nervenverbindungen erholten, machte seine Genesung viel schneller als erwartet Fortschritte. So verbesserten sich sein Bewegungs-, Sprach- und Koordinationsvermögen. Eines Tages sprachen er und Jennifer auch privat ein wenig. In dem Gespräch erzählte er ihr von seinem schwierigen familiären Hintergrund und seinem Kindheitstrauma. Er erholte sich nicht nur von seiner Hirnverletzung, sondern auch von alldem, was schon lange zurücklag. Das Wissen um die aktive und bewusste Heilung blieb ihm sein Leben lang. Dank des interdisziplinären Teams und des positiven Einflusses der Übungen für Propriozeption, Gleichgewicht und Koordination konnte sich Tom sehr gut von seiner Hirnverletzung erholen.

Neben dem Wissen, dass propriozeptive Behandlungskonzepte die motorischen Funktionen nach einer Verletzung verbessern, ist auch bekannt, dass diese Art Input aus Muskeln und Gelenken eine wichtige Rolle bei der Selbstregulation übernimmt. Sie kann sogar positive Veränderungen der Befindlichkeit und ein breites Spektrum an Emotionen hervorrufen.[19] Eine bewusste Veränderung der Bewegung kann minimal sein, etwa eine Modifikation beim Stehen, das Zurücknehmen der Schultern und tiefes Einatmen, um das Selbstbewusstsein zu fördern. Auch vorsätzliches Lächeln kann die Stimmung heben und die Geisteshaltung verändern. Im Wesentlichen nutzt das Umschalten die gegenseitige Abhängigkeit von Körper und Geist. Es macht sich die Weisheit des Körpers zunutze, um mit geringem Aufwand den Geist in einen ruhigen Zustand der Offenheit zu führen.

Ihre Haltung verrät Erinnerungen, von denen sich Ihr Geist möglicherweise abgespalten oder die er verdrängt hat. Indem Sie Ihre Haltung ändern, verändern Sie auch die Muster, in denen Sie verharren.

Versuchen Sie Folgendes:

1. Halten Sie einen Augenblick inne. Wie fühlen Sie sich? Wie gestaltet sich Ihre Körperhaltung? Gibt es Spannungen im Körper? Wo?
2. Als Nächstes strecken Sie sich wie eine Katze, die gerade aufgewacht ist. Nehmen Sie sich 30 Sekunden, um Ihren gesamten Körper zu dehnen: das Gesicht, den Nacken, die Schultern, die Arme, die Hände, die Finger, den Rumpf, die Hüften, die Beine, die Füße und die Zehen.
3. Bringen Sie Ihren Körper nun langsam in eine aufrechte, aber entspannte Position.
4. Wie fühlen Sie sich nun? Wie sieht Ihre Silhouette jetzt aus? Gibt es noch irgendwo Spannungen?
5. Wie fühlen Sie sich im Vergleich zum Anfang?

Vermutlich sind Sie nun präsenter, ruhiger und aufmerksamer. Sie haben soeben mithilfe Ihres Körpers den Zustand Ihres Geistes erfolgreich unterbrochen – Sie lernen die Sprache Ihres Körpers.

Haben Sie gelernt umzuschalten, können Sie die unterbrochene Konversation zwischen Geist und Körper überbrücken und sie zum Fließen bringen. Genau wie unterschiedliche Sprachen ihre eigenen Bedeutungen und Nuancen haben, kommunizieren diese beiden Aspekte (Ihre bewussten Gedanken und Ihr wahrnehmender Körper) auf ihre ganz eigene Weise und beeinflussen so Ihre Wahrnehmungen und Ihr allgemeines Wohlbefinden. Die bewusste Wahrnehmung Ihres Geistes umfasst positive und negative Gedanken, Überzeugungen und das wahrgenommene und konstruierte Ich-Erleben. Auf der anderen Seite hängt die Konversation innerhalb Ihres Körpers von physiologischen und neuronalen Prozessen ab, die von sich aus intuitiv miteinander kommunizieren. Die geheime Sprache unseres Körpers zu sprechen besteht darin, diese beiden Sprachen miteinander zu verknüpfen und daraus einen neuen Dialekt zu schaffen, mit dem eine flüssige und harmonische Kommunikation möglich ist.

Das Gehirn ist ständig damit beschäftigt, die Körpererfahrungen und Eindrücke aus seiner Umwelt zu interpretieren. Wie Sie bereits aus den Übungen zum Zuhören wissen, ist dazu die permanente Übertragung zahlloser Informationen nötig, auf die Sie sich durch BASE einstellen können. Manchmal kann es eine Herausforderung sein, BASE allein über den Geist wahrzunehmen und über den Zustand des Nervensystems die Kontrolle zu übernehmen, um der Genesung ein Stück näherzukommen. Wir in der westlichen Welt geben dem Geist und kognitiven Prozessen den Vorzug vor emotionalen und physischen, wie beispielsweise der philosophische Ansatz von Descartes belegt. Weil die Gesellschaft den Geist für wichtiger hält als den Körper und wir eher für das Denken als für das Fühlen Anerkennung bekommen, tendiert unser Gehirn dazu, unsere Identität um das Denken statt um das Fühlen herum aufzubauen. Spüren wir dann intensive negative Emotionen, sind sie manchmal unerträglich. In diesem Fall sucht das Nervensystem verzweifelt nach Wegen, den eigenen Gefühlen zu entkommen. Sowohl Verdrängung als auch

Dissoziation sind Wege, um diese intensiven und beängstigenden Erfahrungen im Körper zu vermeiden, weil sie zu überwältigend sind. Aber diese Gefühle verschwinden nicht einfach, sie bleiben im Körper – wir nehmen sie jedoch nicht mehr mit der Kognition wahr.

Nehmen wir zum Beispiel Jade, deren Erfahrungen für die vieler Tausender unserer Klientinnen und Klienten stehen. Jade wuchs in einer Umwelt auf, in der es nicht gern gesehen wurde, Emotionen zu zeigen. Immer wenn Jade traurig oder wütend war oder Angst hatte, schoben ihre Eltern ihre Gefühle beiseite und sagten ihr, sie solle sich »zusammenreißen« oder »aufhören, immer so empfindlich zu sein«. Das führte dazu, dass Jades Nervensystem lernte, dass Gefühle und Verletzlichkeit nicht nur unangemessen, sondern auch gefährlich waren, denn sie hatten Kritik von ihren Eltern und ein körperliches Gefühl tiefer Scham und Ablehnung zur Folge. Deshalb begann Jade, diese Gefühle zu unterdrücken, um sich den Werten ihrer Familie anzupassen und gelobt zu werden. Außerdem entwickelte sie die Bewältigungsstrategie des »braven Mädchens« und versuchte, alles so perfekt wie möglich zu machen. Ihr heranwachsendes Nervensystem wusste sich keinen anderen Rat.

Als Jade eine junge Erwachsene war, blieb das Muster, Emotionen zu unterdrücken, bestehen. Als es ihr beispielsweise nicht gelang, das Examen mit Auszeichnung zu bestehen, erlebte ihr Körper starke Traurigkeit und Scham. Doch das ging an Jade vorbei, denn sie unterdrückte sie automatisch, ohne es zu ahnen, was zu Wutgefühlen führte. Obendrein verbrachte sie noch mehr Zeit mit Lernen und achtete noch mehr darauf, was sie aß, um nicht nur die Klügste, sondern auch die Schönste zu sein. Diese Art chronischer Verdrängung zog schließlich negative Konsequenzen für ihr mentales und emotionales Wohlbefinden nach sich. Die unterdrückten Gefühle verschwanden einfach nicht, sondern sorgten immer weiter für die Dysbalance Ihres Nervensystems.

Ihre Bewältigungsmuster, die zwar in dem Sinne anpassungsfähig waren, dass sie Jade halfen, auch weiterhin gut zu funktionieren und ihre Ziele zu erreichen, schlugen in das Gegenteil um, da mit der Zeit ihre Gesundheit unter dem Zustand litt. Schließlich entwickelten sich physische Symptome wie chronische Migräne, Reizdarmsyndrom und Rückenschmerzen.

Die chronisch fehlangepassten Bewältigungsmechanismen, Emotionen einfach zu unterdrücken, hinderten Jade daran, den Herausforderungen des Lebens auf gesunde und resiliente Weise zu begegnen. Weil sie ihre Gefühle unterdrückte, lenkte sich Jade von dem tiefen emotionalen Schmerz in ihrem Körper ab, der zur Dysregulation führte. Doch indem sie diesem Schmerz auswich, verhinderte sie auch ihre Genesung.

Wenn Sie die Sprache Ihres Nervensystems lernen, werden Sie vermutlich viele seiner Anpassungsstrategien erkennen. Hoffentlich werden Sie dann begreifen, dass einige Ihrer anhaltenden Überlebenszustände wie Angst, Depression und chronische Erkrankung nicht bedeuten, dass mit Ihnen etwas nicht stimmt und Sie auf ewig in dieser Situation feststecken müssen … Sie weisen lediglich darauf hin, dass Sie umschalten müssen. Unser Nervensystem ist veränderungsfähig, vergleichbar mit der Plastizität des Gehirns. Unter positiven Umständen und mit den passenden Übungen werden Sie Ihr Nervensystem leiten und ihm helfen, sich neu zu verschalten, um langfristig einen Zustand von Leichtigkeit, Wohlbefinden, Flexibilität und Resilienz zu erreichen.

Ihr Körper kennt die Antwort

»Mein Kopf braucht Hilfe!« So lautete die Betreffzeile von Aaliyahs E-Mail. Wir lernten Aaliyah zu Beginn des Jahres 2021 kennen, als sie Anfang 30 war. Ihr hatte eine andere Klientin empfohlen, uns um Rat bezüglich ihrer Zwangsgedanken, Angstzustände und Panikattacken zu bitten. In ihrer ersten E-Mail erzählte Aaliyah, dass sie schon lange an chronischer Angst litt und es sich zum Ziel gesetzt hatte, nach einer sechsmonatigen Auszeit wegen ihrer psychischen Probleme wieder in ihren Job zurückzukehren. Im Laufe der Jahre hatte sie verschiedene Therapien ausprobiert, aber nichts hatte ihr bei ihrer Angststörung geholfen. In der ersten Sitzung stellte ihr Jennifer folgende Frage: »Würden Sie sich eine beste Freundin suchen, die wie die alltägliche Stimme in Ihrem Kopf zu Ihnen spräche?« Sofort antwortete sie: »Ja!« Doch nach einem Moment ergänzte Aaliyah: »Vielleicht? Ich habe gerade darüber nachgedacht und bin mir nicht sicher, was meine innere Stimme mir sagt.« Ihr Körper befand sich im Überlebensmodus, und ihr Geist ließ die üblichen Survival-Muster ablaufen, derer sie sich gar nicht bewusst war. Wir coachten sie mithilfe von BASE-M. Heraus kam, dass sie eine hyperkritische und voreingenommene innere Stimme hatte: »Alles muss perfekt sein, oder ich habe versagt und niemand wird mich lieben.« »Ich bin wertlos.« »Ich bin ein Nichts.« Diese Sätze lösten bei Aaliyah Angst aus. Mit dieser inneren Stimme wollte sie definitiv *nicht* gut befreundet sein. Nachdem wir sie dabei unterstützt hatten, sich dieser Haltung bewusst zu werden, fingen wir mit dem Umschalten an. Wir leiteten Aaliyah an, mehrmals am Tag still in sich hineinzuhören, um den Zustand ihrer Gedanken zu erkennen. War er nicht hilfreich, schaltete sie um. Dazu führte sie die propriozeptiven sowie die Berührungsübungen in einem Durchgang durch. Danach nutzte sie jeden Morgen und Abend ihre fünf Sinne, um ihr Gehirn in einen hilfreichen Zustand zu versetzen. Aaliyah gelang es mit Leichtigkeit, den Zustand ihrer Gedanken mittels AIR zu unterbrechen. So konnte sie die Endlosschleife ihrer dysregulierenden Gedanken unterbrechen und sich auf die Signale ihres Körpers konzentrieren. Ihre Panikattacken hörten auf, und sie konnte wieder arbeiten gehen. Langfristige Verbesserungen setzten ein, als sie die Schritte Neugestalten und Distanzieren (dazu kommen wir im nächsten Kapitel) einsetzte. Damit unterbrach sie ihre herkömmlichen Muster, weil sie ihre Selbstwahrnehmung veränderte und ihr Verhältnis zu ihrem jüngeren Ich verbesserte. Die Intrusionen, an denen sie schon seit Langem litt, verschwanden, und Aaliyah konnte aus eigener Kraft genesen. Mittlerweile lebt sie nicht mehr ständig im Survival-Modus. Kürzlich bekamen wir von ihr folgende Mail:

»Hallo, ihr beiden!
Ich kann euch nicht genug dafür danken, dass ihr mir dieses Geschenk der Selbstheilung gegeben habt! Ich hatte keine Ahnung, dass all das schon immer in mir gesteckt hat. Das hat alle Bereiche meines Lebens verändert. Seit zwei Jahren habe ich keine einzige Panikattacke mehr gehabt, und sobald bei mir der Angstzustand anspringt, weiß ich, was mich getriggert hat. Jetzt weiß ich auch, was ich dann tun muss und wie ich mich selbst beruhigen kann. Zum ersten Mal fühlen sich mein Kopf und mein Körper wirklich wie mein Zuhause an. Und nun ist meine innere Stimme wirklich meine beste Freundin! Danke, dass ihr mein Leben verändert habt.
Aaliyah«

Durch das Umschalten lassen Sie Muster hinter sich, die zum Überlebensprogramm des Körpers gehören, es werden regulierende physische Bahnungen aktiviert *und* die Gedanken beruhigt, und zwar so, dass der Fokus weg vom Überleben und hin zu den Sinneseindrücken des Körpers gelenkt wird. Dadurch sind Sie nicht nur in der Lage, Ihre Gedanken direkt zu verändern, sondern wie Aaliyah auch den Stress, die Angst und die ungeklärten Muster positiv zu beeinflussen, wie es zuvor nicht gelungen ist. Ihre Gedanken nehmen einen anderen Zustand an: von der ewig heiß laufenden Maschine, die in jeder Situation die Gefahr zu entdecken versucht, zu einem konzentrierteren, präsenten und geerdeten Zustand, in dem Sie sich Ihrer Sinneseindrücke gewahr sind. Indem Sie aktiv im eigentlichen Sinne werden und sich aus Ihrer kognitiven Bewusstheit herausbewegen, um sich auf Ihre sensorischen Eindrücke zu besinnen, lenken Sie Ihre Energie von einem aufgeheizten dysregulierten Prozess in einen ruhigeren, regulierten um. Da Sie diesen Wechsel durchführen, kann Ihr Gehirn endlich feststellen, was *tatsächlich* in Ihrem Körper und in Ihrer Umgebung geschieht. Sie werden nicht mehr von dem Durcheinander in Ihren Gedanken abgelenkt und überfordert. Das ist von entscheidender Bedeutung, denn meist sieht die Realität so aus, dass Sie sicher und unversehrt sind, es sei denn, Sie befinden sich tatsächlich in einer lebensbedrohlichen Situation. Eigentlich sind Sie schon in Ihrem Kopf und Ihrem Körper angekommen. Doch weil Ihr Nervensystem und Ihr Geist immer noch im Survival-Modus verharren, erkennen sie das nicht. Immer wieder bringen sie Sie dazu zu glauben, Sie seien in unmittelbarer Gefahr, selbst wenn das nicht mit der Realität übereinstimmt.

Unserer Erfahrung mit Klienten und Klientinnen nach ist die Information, die mittels Umschaltübungen im Gehirn ankommt, in der Mehrzahl der Fälle positiv. Sie führt meist spontan zu einer Regulierung und bereitet das Nervensystem auf eine Veränderung und damit auf seine Genesung vor. Die vorherrschende, sich immer wiederholende *Geschichte* von der drohenden Gefahr wird gestoppt, und es wird erkannt, was *in Wirklichkeit jetzt gerade geschieht*. Indem wir uns die Anpassungs- und Formbarkeit des Körpers und des Nervensystems zunutze machen, entdecken wir den Weg, der uns zu Klarheit, Resilienz und Wohlbefinden führt.

Wenn Sie sich überfordert fühlen, denken Sie daran: In Ihrem Körper steckt schon die Antwort. Vielleicht schüchtert Sie die Idee ein, dass der bewusste Geist, wie Sie ihn kennen, nicht die Lösung ist, um Regulation und Selbstheilung anzuregen. Doch wir laden Sie ein, es einmal so zu betrachten: Es ist eine überraschende, positive Nachricht, die ein Verständnis für sich selbst, Vergebung und Mitgefühl mit sich bringt. Die meisten Menschen sind daran gescheitert, sich selbst in Gedanken zu heilen, weil sie sich vergeblich gewünscht haben, sich anders zu fühlen oder anders zu handeln. Manche haben sich das eingeredet und sich gar zu anderen Handlungsweisen gezwungen. Weil diese Versuche vergeblich waren und aufgrund der damit einhergehenden Frustration ist es kein Wunder, dass es zusätzlich zu negativen Gedanken wie Schuld, Scham, Wut und Selbstvorwürfen kommt, die wiederum die ermüdende Feedbackschleife der Dysregulation befeuern. Vielleicht verstehen Sie jetzt, warum es Ihnen bisher nicht gelungen ist, Ihre Gedanken zu kanalisieren. Die Erkenntnis, dass der Geist nicht unbedingt dazu geeignet ist, sich selbst zu heilen, sollte bei Ihnen eigentlich Erleichterung auslösen! Sie haben nichts verkehrt gemacht. Sie haben nicht versagt. Sie haben Ihre Gesundheit in der Hand. Indem Sie von gehetzten Gedanken zu einer verständnisvollen Konversation mit dem Körper umschalten, können Sie den Heilungsprozess angehen und das zurücklassen, was bisher dazu geführt hat, dass Sie auf der Stelle traten.

Bisher haben wir Folgendes zum Thema Umschalten und Unterbrechen festgestellt:

- Vielleicht sind Sie der Meinung, dass es Ihr Geist ist, mit dem Sie Ihre Gedanken verändern können, dabei ist es aber Ihr Körper.
- Der Geist ist wie eine Maschine, die permanent auf der Suche nach einem Sinn ist. Hat er keine Kenntnis von der Sprache des Körpers, interpretiert er dessen Signale falsch. Daher bleiben wir in Mustern wie Angst, Stress und unbearbeitetem Trauma stecken.
- Umschalten macht sich den Einfluss des somatosensorischen Systems zunutze, indem es Körper und Geist mittels Propriozeption, Berührung und der fünf Sinne reguliert.
- Durch die folgenden Übungen vollzieht Ihr Geist das Umschalten vom Survival-Modus in einen nützlicheren Zustand und vom Muster der Dysregulation zur Regulation.
- Sobald Ihr Nervensystem beginnt, auf sinnvollere neuronale Bahnungen zuzugreifen, beherrschen Sie die heilende Sprache von Geist – Körper – Mensch.

Übungen

Unterbrechen: Umschalten

Lernen Sie, Ihren Geist zu regulieren, indem Sie auf den Körper umschalten

In diesen Übungen lernen Sie drei verschiedene somatosensorische Bewegungen, mit denen Sie Propriozeption, Berührung und die fünf Sinne aktivieren. Zu jedem Aspekt bieten wir Ihnen verschiedene Übungen an, die Sie entweder voneinander unabhängig oder als Abfolge durchführen können.

Der Zweck der Übungen

Die Umschalttechniken unterstützen Sie dabei, wenig hilfreiche Gedankenmuster zu unterbrechen, indem Sie Ihr somatosensorisches System einsetzen. Bei der Wiederholung der Übungen erhält Ihr Geist unmittelbar Informationen von Ihren Körpersinnen, etwa über seine Position im Raum oder sensorisches Feedback von der Haut. Das hilft ihm, Informationen über diese physische Realität zu verarbeiten und sich nicht mehr mit den stressauslösenden Gedanken zu beschäftigen. So wird Stress automatisch reduziert, und ein Gefühl der Sicherheit kann sich einstellen.

Übungszeitpunkt

Diese Übungen können Sie durchführen, wenn sich das Gedankenkarussell immer weiter dreht und Ihr Nervensystem aus der Stressschleife nicht herauskommt. Sie können sie beispielsweise durchführen, wenn Sie etwas aufschieben, Angst haben oder sich in einem Erstarrungszustand befinden – oder wenn Sie versuchen, Ihrem Körper zu lauschen, es Ihnen aber nicht so recht gelingt.

Bevor Sie beginnen

- Wenn Sie feststellen, dass sich Ihre Gedanken immer im Kreis drehen, helfen Ihnen die Umschaltübungen dabei, Ihr Nervensystem wieder zu regulieren. Die Übungen sind ein effektives Werkzeug, um aus Grübeleien, übermäßigem Analysieren, Taubheit, Dissoziieren und Katastrophenszenarien herauszukommen. Sie fördern einen Zustand der mentalen Ruhe und Klarheit.
- Vielleicht fragen Sie sich, wie Sie es richtig machen: Wie stark soll der Druck sein? Wie viele Wiederholungen soll ich machen? Wie stark soll ich den Arm beugen? Wir versichern Ihnen, dass diese Art der Arbeit auf Erfahrung und Ausprobieren beruht. Gestalten Sie die Übungen so, dass sie für Sie richtig sind. Konzentrieren Sie sich nur darauf, Ihren Kopf und Ihr Nervensystem umzuschalten, ohne es zu kompliziert zu machen.
- Mit der Zeit kann sich Ihre Herangehensweise an die Übungen verändern. Eventuell machen Sie einige lieber als andere. Tun Sie das, was für Ihren Geist und Ihren Körper am besten ist. Sie stellen sich immer besser auf die Geist-Körper-Mensch-Sprache Ihres Nervensystems ein und richten sich entsprechend nach Ihrem inneren Kompass, Ihrer Intuition, aus.
- Nehmen Sie sich vor und nach den Übungen Zeit, sich auf BASE zu konzentrieren. Sie werden feststellen, dass sogar minimale Aktivitäten eine wahrnehmbare Veränderung bewirken!

Übung 1: Drücken

1. Stellen Sie sich an eine Wand.
2. Stellen Sie sich aufrecht hin.

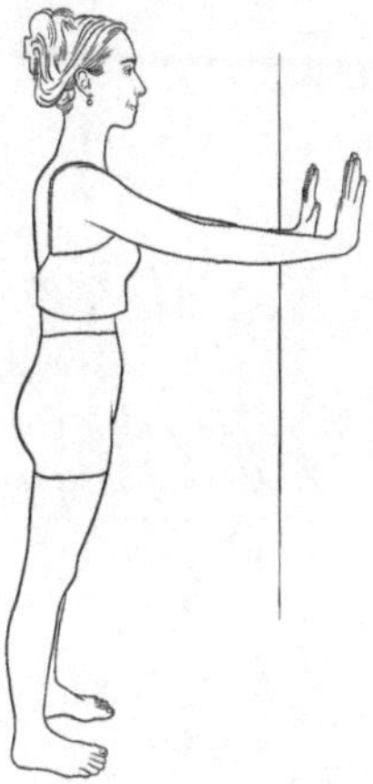

3. Stützen Sie sich mit den Händen an der Wand ab und drücken Sie Ihr gesamtes Körpergewicht dagegen, indem Sie die Arme so weit beugen, wie es für Sie angenehm ist.

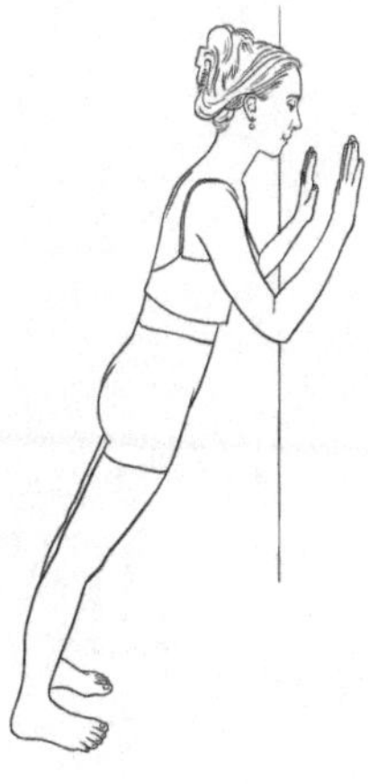

4. Bleiben Sie 10 Sekunden in dieser Position.
5. Legen Sie einen Moment Pause ein.
6. Drücken Sie wieder Ihr gesamtes Körpergewicht gegen die Wand und heben Sie nun ein Knie in Richtung Bauchnabel. Spüren Sie, wie sich die Muskulatur im Bauch anspannt.

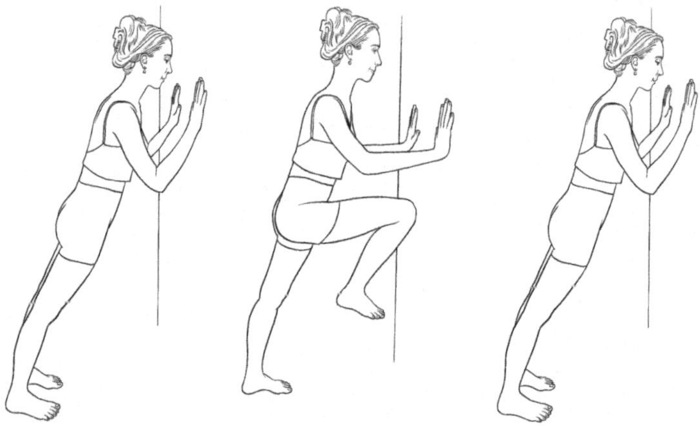

7. Wiederholen Sie dies mit dem anderen Bein.

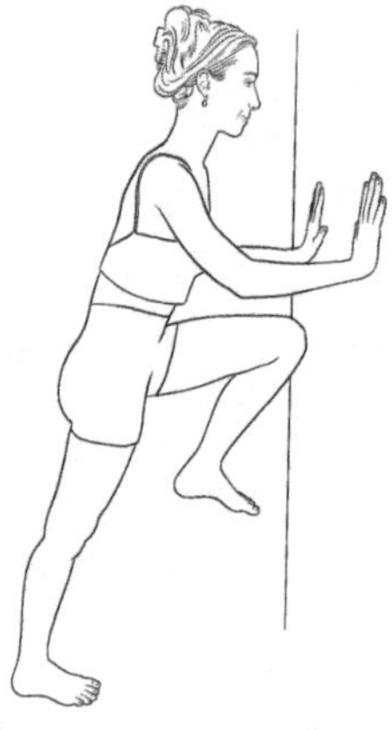

8. Wiederholen Sie die Übung bis zu 5-mal.
9. Wie fühlen Sie sich jetzt?

Eine schnelle, aber effektive Version dieser Übung besteht darin, einfach die Hände für maximal 30 Sekunden aneinanderzudrücken.

Übung 2: Daumenkreise

1. Strecken Sie die Arme vor sich aus, ballen Sie die Hände zur Faust und strecken Sie die Daumen nach oben.

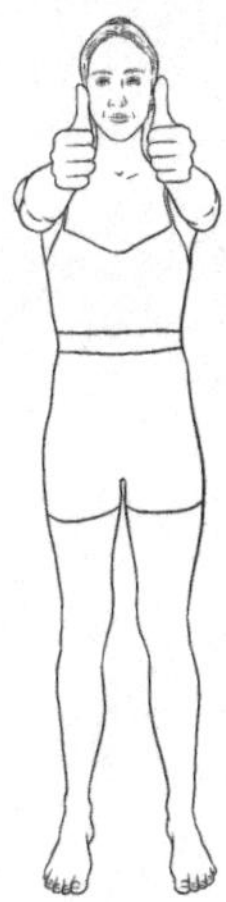

2. Lassen Sie nun den rechten ausgestreckten Arm einmal kreisen und folgen Sie dabei dem Daumen mit den Augen, ohne den Kopf zu bewegen.

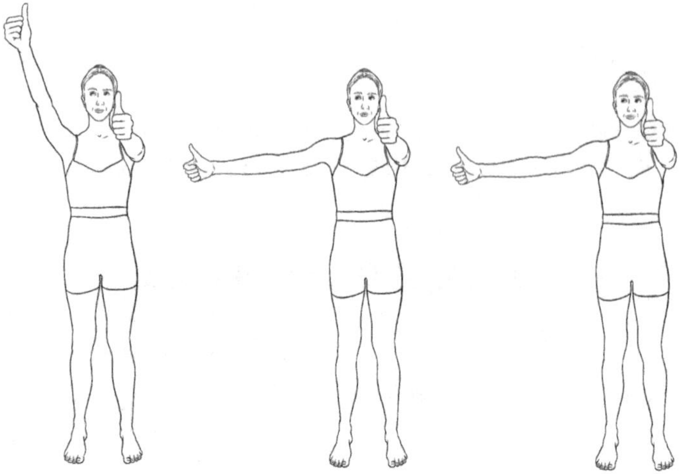

3. Wiederholen Sie dies auf der linken Seite.

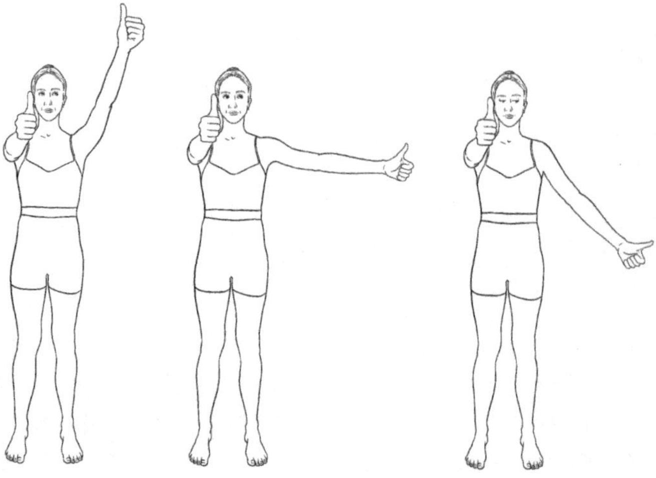

4. Wiederholen Sie die gesamte Übung 3-mal.
5. Danach wiederholen Sie die Übung in der Hocke.

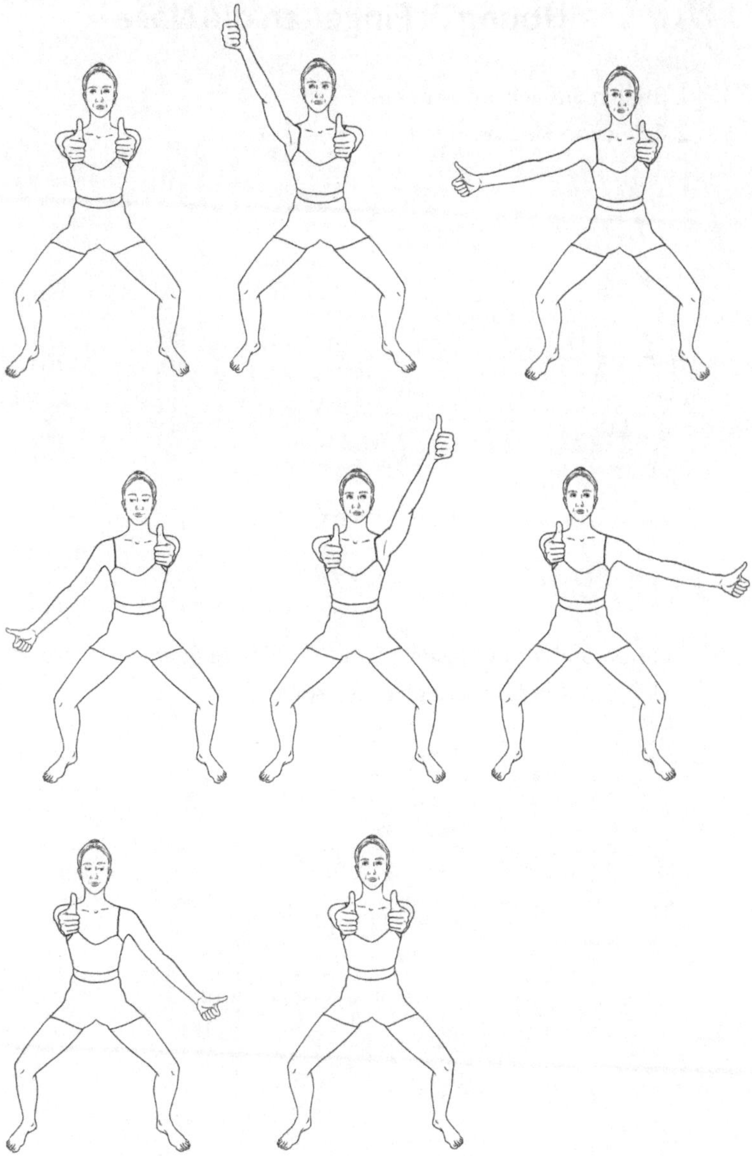

6. Was hat sich verändert?

Übung 3: Finger an die Nase

1. Stellen Sie sich aufrecht hin.
2. Schließen Sie die Augen.

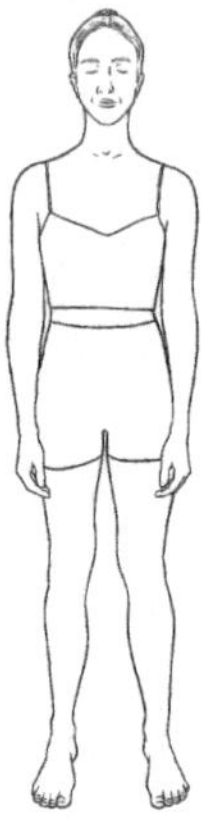

3. Berühren Sie die Nasenspitze mit dem Zeigefinger, während Sie den anderen Arm seitlich ausstrecken.

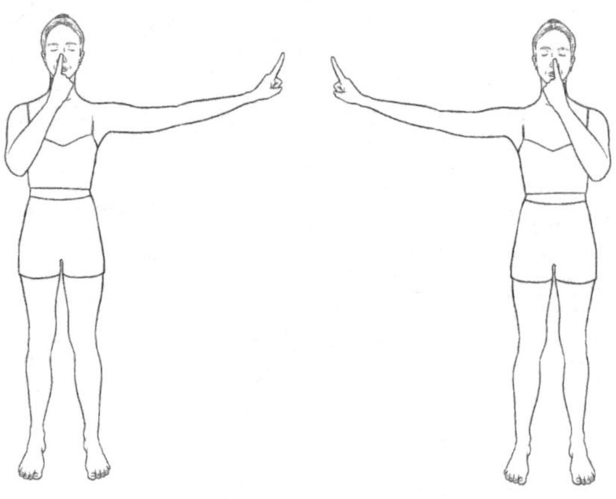

4. Wiederholen Sie dies auf der anderen Seite.
5. Wechseln Sie bis zu 30-mal die Seite.
6. Wiederholen Sie die Übung noch einmal und stellen Sie sich dabei zuerst auf das eine und dann auf das andere Bein.

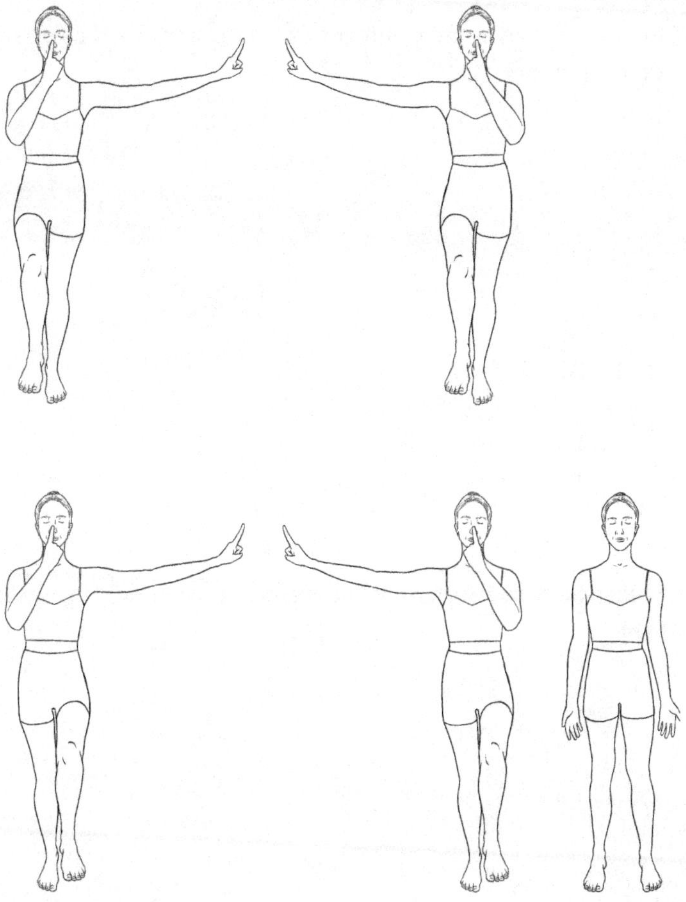

7. Was hat sich verändert?

Übung 4: Berührung

Füße

1. Stellen Sie sich aufrecht hin.
2. Atmen Sie tief ein.
3. Nehmen Sie sich einen Moment Zeit zu spüren, wie die Füße den Boden berühren.

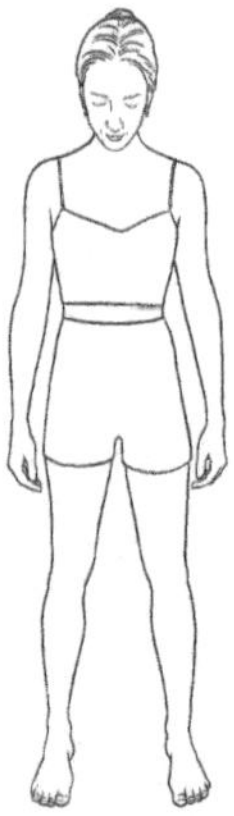

4. Setzen Sie sich dann hin und massieren Sie einen Fuß 1 Minute lang sanft.

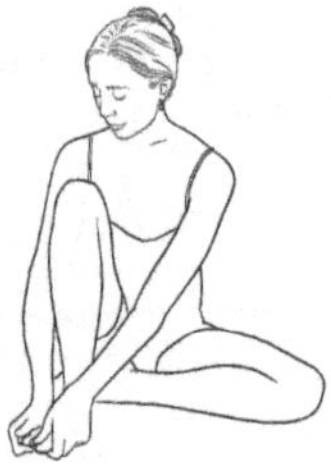

5. Stellen Sie sich wieder hin und spüren Sie den Unterschied zwischen den beiden Füßen, Beinen, Schultern und sogar den Rippenbögen auf beiden Seiten.

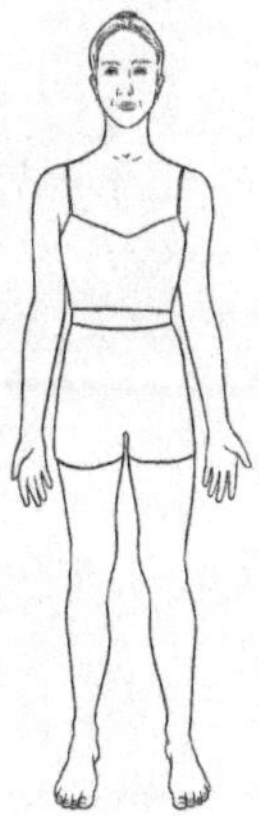

6. Setzen Sie sich und massieren Sie den anderen Fuß 1 Minute lang sanft.
7. Stellen Sie sich wieder hin und spüren Sie, wie sich der Kontakt Ihrer Füße mit dem Boden nun anfühlt. Wie fühlen sich die Beine, die Schultern und der Brustkorb beim Atmen an?

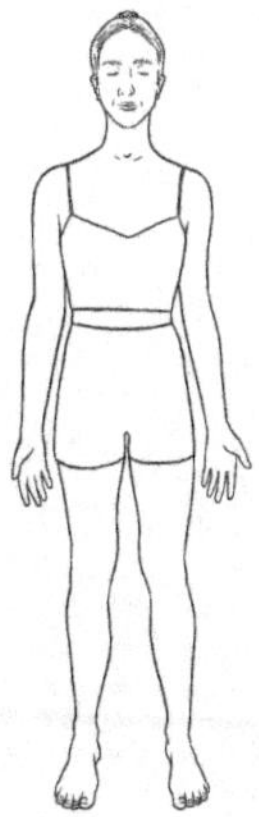

Arme

1. Setzen Sie sich hin und lassen Sie die Arme entspannt hängen.

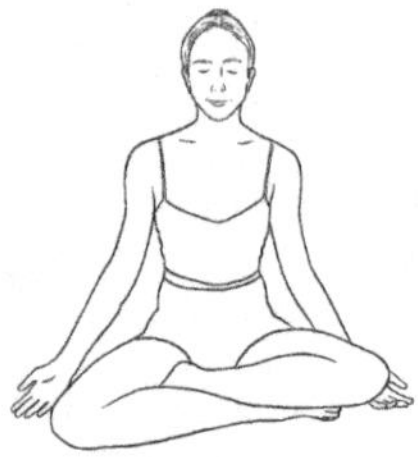

2. Atmen Sie tief ein.
3. Halten Sie inne. Wie fühlen sich Ihre Arme an?

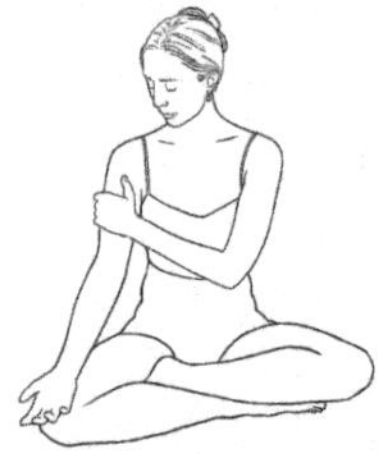

4. Massieren Sie 1 Minute lang sanft einen Arm.

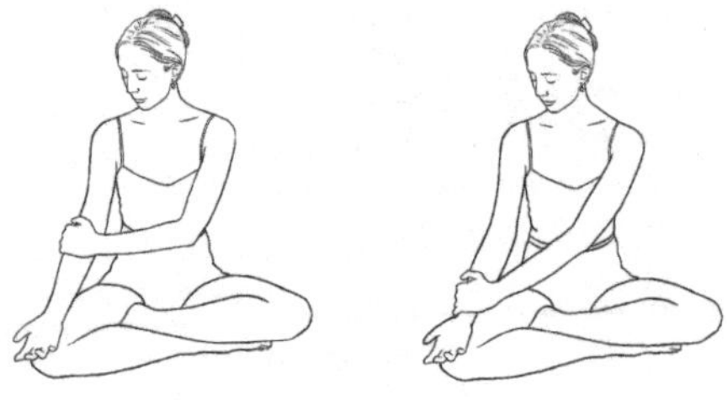

5. Lassen Sie die Arme wieder hängen und nehmen Sie wahr, wie unterschiedlich sich Ihre Arme, Ihre Schultern und der Nacken anfühlen. Hat sich Ihr Atem verändert?

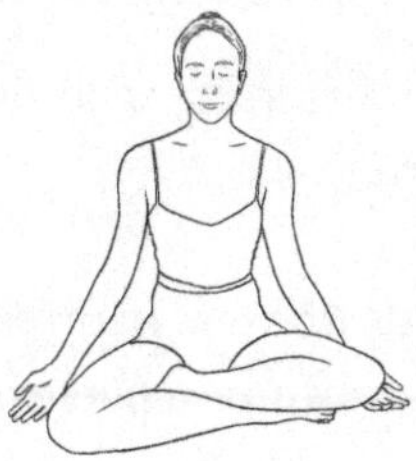

6. Massieren Sie nun 1 Minute lang sanft den anderen Arm.
7. Lassen Sie die Arme wieder hängen. Fühlen sich Ihre Arme, Ihre Schultern und der Nacken anders an? Hat sich Ihr Atem verändert?

Übung 5: Spüren der fünf Sinne

Diese Übung lässt Sie in die fünf Sinne eintauchen. Nacheinander spüren Sie in die Sinne hinein. Dabei beachten Sie bitte Folgendes:

- Setzen Sie sich bequem hin.
- Nehmen Sie wahr, wie sich Ihr Körper vor der Übung anfühlt.
- Nehmen Sie die Sinne voller Neugier wahr, als begegneten Sie ihnen zum allerersten Mal.
- Nehmen Sie einfach nur wahr, ohne zu bewerten oder zu beurteilen.
- Richten Sie Ihre Aufmerksamkeit auf die Details, auf die die Stichworte jeweils hinweisen.
- Genießen Sie jede einzelne Sinneswahrnehmung 1 bis 2 Minuten lang.
- Nehmen Sie wahr, wie sich der Körper nach jeder Sinneserfahrung anfühlt.

1. Augen und Sehen
   Stichworte: Gegenstände, leerer Raum, Farben, Formen, Licht, Schatten, nah, fern, eng, weit. Was zieht Ihren Blick an? Was stößt Ihren Blick ab? Können Sie im Körper spüren, was Sie sehen?

2. Ohren und Hören
Stichworte: laut, leise, nah, fern, hoch, tief, natürlich, technisch. Können Sie im Körper spüren, was Sie hören?
3. Nase und Riechen
Stichworte: Gerüche, stark, schwach, feucht, trocken, warm, kalt, Nasenloch, Nebenhöhlen, Kehle. Können Sie im Körper spüren, was Sie riechen?
4. Zunge und Schmecken
Stichworte: Geschmack, Aroma, stark, schwach, feucht, trocken, warm, kalt, Mund, Kehle, Magen. Können Sie im Körper spüren, was Sie schmecken?
5. Körper, Berühren und Felt Sense
Stichworte: Luftzug auf der Haut, Kleidung auf der Haut, Kontakt mit Oberflächen, weich, hart, steif, nachgiebig, warm, kalt, Bewegung des Atems. Können Sie im Körper spüren, was Sie fühlen?

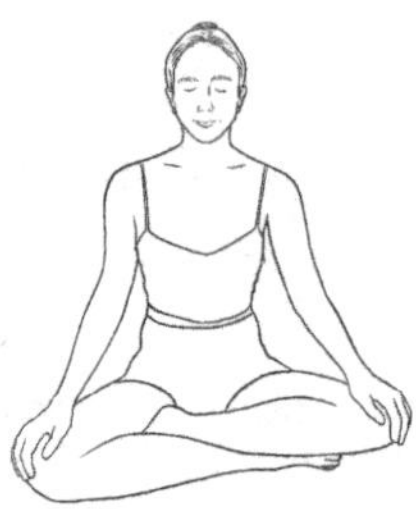

Praktizieren Sie das Umschalten so oft wie möglich im Alltag

Beim Umschalten nutzen Sie Ihren Körper, um Ihren Geist zu regulieren, wenn er sich nicht selbst regulieren kann. Abgesehen von obigen Übungen laden wir Sie nun ein, eine Reihe von somatosensorischen und bewegungsorientierten Übungen auszuprobieren.

Propriozeption

Möchten Sie Ihre Propriozeption fördern, gehören zu unseren Lieblingsübungen Yoga, Tanzen, Qigong und Gewichtheben. Egal wofür Sie sich entscheiden, wichtig ist, dass Sie dabei Spaß haben.

Berühren

Um sich der Berührung anzunähern, empfehlen wir die Selbstmassage, beispielsweise mit der MELT-Methode mithilfe einer Schaumstoffrolle oder anderer Hilfsmittel. Diese Selbstbehandlungsmethode basiert auf dem Informationsaustausch zwischen Nervenzellen. Es ist klinisch bestätigt, dass sie chronische Schmerzen reduzieren und das Wohlbefinden steigern kann. Darüber hinaus sind medizinische Massagen, häufige Umarmungen und körperliche Nähe zu geliebten Menschen hilfreich. Immer ist es wichtig, dass Sie sich dabei sicher und wohl fühlen und dass Sie in einem für Sie angenehmen Tempo vorgehen.

Fünf Sinne

Folgende Übungen mit den fünf Sinnen schlagen wir vor, um deren spontane Regulationsfähigkeit zu nutzen: barfuß gehen (besonders in der Natur), draußen nach Nahrungsmitteln suchen (beispielsweise Nüsse, Beeren), angenehme Musik hören, kochen und backen. Versuchen Sie, so viel Aufmerksamkeit wie möglich auf die jeweilige Tätigkeit zu lenken, um alle fünf Sinne einzubeziehen.

Kapitel 3: Neugestalten

Distanzieren

Um sich selbst mit Mitgefühl zu beobachten

»Um uns wirklich zu verändern, müssen wir zuerst unsere Wahrnehmung verändern.«

STEPHEN R. COVEY

Im letzten Kapitel haben wir dargestellt, wie wir den Survival-Modus des Körpers unterbrechen, indem wir mithilfe unseres somatosensorischen Systems seine Regulierung beeinflussen. So kann der Geist umschalten, seine negativen Muster unterbrechen und die Signale des Körpers präziser interpretieren, weil er ihm *zuhört*. In diesem Kapitel geht es nun um die ersten Techniken zum Neugestalten im Rahmen von AIR, nämlich das *Distanzieren*. Durch *Umschalten* haben wir erreicht, dass sich der Geist in einem ausgeglicheneren Zustand befindet, was dazu führt, dass die Gedanken hilfreicher sind. Darauf bauen wir jetzt mit dem *Distanzieren* auf. Es hilft uns dabei, besser zu verstehen, was in unserem Geist und Körper passiert. Wir brechen sowohl aus den dysregulierten Gedanken als auch den Stressreaktionen unseres Körpers aus, um aus einiger Entfernung besser erkennen zu können, was eigentlich los ist. Daraufhin können wir eine Entscheidung treffen, was uns am besten in dieser Situation hilft. Das erreichen wir durch Distanzieren: Wir aktivieren einen Teil von uns, der die Sprache des Körpers am besten versteht und außerdem der beste Ansprechpartner für die Regulation des Nervensystems ist: das beobachtende Selbst.

Das beobachtende Selbst

Das beobachtende Selbst wird auch häufig das Zeugenbewusstsein genannt, andere Bezeichnungen lauten *das wahre Selbst, das ursprüngliche Selbst, Atman, Seele* oder einfach *das Selbst.* Jede Kultur und spirituelle Praxis hat ihre eigenen Begriffe, doch immer ist das beobachtende Selbst die reine Wahrnehmung. Es ist der Aspekt des Menschen, der die eigenen Gedanken und das verkörperte Bewusstsein beobachten kann. Um sich selbst in transformativer Weise zu heilen – sei es in spiritueller, geistiger oder körperlicher Hinsicht –, ist das beobachtende Selbst unverzichtbar. Nur durch das beobachtende Selbst können wir aus unserem dysregulierten Leben »aussteigen«, unsere geläufigen unbewussten Muster erkennen und uns mithilfe neuer Impulse neu gestalten. Stellen Sie sich vor, Sie könnten Ihren Körper verlassen und Ihr Leben und Ihr Verhalten von außen betrachten. Das ist nicht einfach, aber wenn es gelingt, kann das Ihre Superkraft werden.

Stellen wir uns beispielsweise eine Person vor, die Workaholic ist. Von außen können wir klar erkennen, dass sie sich zu viel zumutet, ihr Privatleben vernachlässigt und sich geradewegs auf ein Burn-out zubewegt. Vielleicht sind wir darüber verwundert, dass ein Mensch sein Wohlbefinden für seinen Job opfert. Doch aus der Perspektive der betroffenen Person ist es vielleicht so, dass sie ganz in ihrer Arbeit aufgeht, dass sie Druck verspürt, etwas zu erreichen oder sich selbst zu übertreffen. Vielleicht sieht sie gar nicht, welchen Preis sie mit der Gefährdung ihrer Gesundheit und ihrer zwischenmenschlichen Beziehungen zahlt. Würden wir sie besorgt auf ihre ganzen Überstunden oder die negativen Auswirkungen auf ihr Leben hinweisen, reagierte sie vielleicht mit einer Mischung aus Leugnen, Rationalisierung und Abwehrhaltung. Häufig können Betroffene erst nach einem Zusammenbruch oder einem Burn-out in der Rückschau erkennen, in welcher Situation sie sich befunden haben – was wir als Außenstehende schon längst beobachten konnten. Genau diese Dynamik findet bei uns statt, wenn wir an einem dysregulierten Nervensystem leiden. Weil wir *drinstecken*, können wir die Situation nicht klar erkennen. Und wenn es uns nicht gelingt, aus diesem System auszusteigen und es von außen zu betrachten, besteht keine Chance, es zu ändern. In diesem Sinne hilft Ihnen das beobachtende Selbst, die Dinge so zu sehen, wie sie sind und wie Sie sie unter anderen Umständen nie hätten erkennen können. Doch darüber hinaus trägt es auch dazu bei, dieselben Muster, die Sie immer wieder stressen, Ängste auslösen und dafür sorgen, dass Sie feststecken, hinter sich zu lassen.

Vielleicht sind Sie mit der Haltung der wertfreien Beobachtung aus Achtsamkeitsmeditationen vertraut, doch geht das beobachtende Selbst weit darüber hinaus. Stephen Cope, Autor des Meisterwerks *Yoga and the Quest for True Self*, beschreibt den Zeugen beziehungsweise die Beobachterin folgendermaßen:

- **Die Zeugin nimmt die Realität in allen Aspekten so an, wie sie ist.** Sie teilt das Leben nicht in gut oder schlecht, richtig oder falsch, hoch oder niedrig, spirituell oder nicht spirituell ein. Die Zeugin stellt sich auf keine Seite. Es geht um eine Art Wahrnehmung, ohne eine Wahl zu treffen (obwohl wir hinzufügen möchten, dass sie sehr wohl in der Lage ist, förderliche oder weniger förderliche Zustände des Nervensystems zu kultivieren und zu unterstützen).
- **Der Zeuge zensiert nichts.** Er lässt alle Gedanken, Gefühle und Sinneseindrücke ohne Ausnahme zu. Es gibt absolut nichts, was der Wahrnehmung des Zeugen entgeht, er sieht,

fühlt, erfährt alles. Kein Schatten, keine Scham, nichts Unterdrücktes geht an ihm vorbei. Auch ist er unvoreingenommen, selbst in seiner Selbstbeobachtung.

- **Von Dingen Zeugnis gewinnen ist eine Erfahrung, die den ganzen Körper betrifft.** Es ist keine intellektuelle Tätigkeit, ganz im Gegenteil: Wir sind Zeugen und Zeuginnen unserer Erfahrung mit unserem gesamten Körper, wir erlauben uns, die Auswirkungen, die die Sinneseindrücke in unserem Körper haben, mit unserem gesamten physischen Organismus und emotionalen System zu spüren.
- **Jeder Mensch ist potenziell in jedem Augenblick Zeugin und sich dessen gewahr.** Zeuge zu sein ist die Essenz unseres göttlichen, bewussten, bereits erleuchteten Wesens. Daher müssen wir den Zeugen oder die Zeugin nicht erst hervorbringen. Diese Qualität des Bewusstseins muss nur erkannt, wachgerufen, geltend gemacht und kultiviert werden.
- **Die Zeugin ist der Teil des bereits wachen Geistes, der selbst bei den größten Turbulenzen – seien es Sinneseindrücke, Gedanken, Gefühle oder Fantasien, ja sogar bei ernsten mentalen und physischen Erkrankungen – vollkommen ruhig bleibt.** Von der Position der Zeugin aus können wir einen Schritt zurücktreten und unsere Erfahrung objektiv betrachten, sogar während wir sie machen. Selbst wenn sich die Zeugin im Zentrum des Sturms befindet, kann dieser Teil unseres Bewusstseins ganz am »Tanz« des Lebens teilhaben, er nimmt alle Sinneseindrücke wahr, jede Aktivität im Geist, im Herzen, im Körper. Die Zeugin nimmt wachsam teil, obwohl sie immer noch vollkommen stillsteht und im Boden geerdet ist.
- **Der Zeuge kann sich überall hinbewegen.** Er ist mit dem ganzen Quantenfeld von Geist und Materie verbunden. Das Bewusstsein des Zeugen befindet sich jenseits von Zeit und Raum, es befindet sich in dem ewigen Jetzt der nicht manifestierten Reiche, während er gleichzeitig Zeit und Raum über-

schreitet. Das bezeugende Bewusstsein ist die Qualität des sich selbst bewussten Universums. Es ist die Intelligenz, das »Gesehene ohne den Sehenden«, das das umfassende Quantenfeld von Geist und Materie durchdringt.

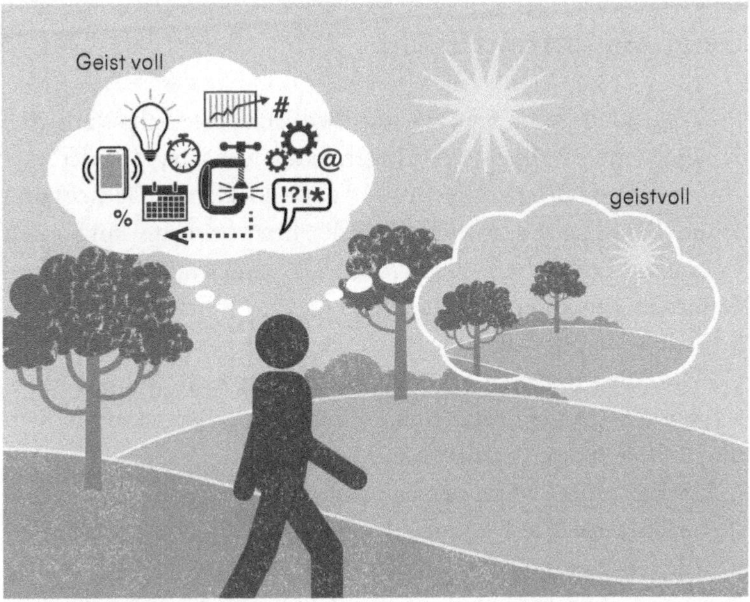

Mit unserer Technik des *Distanzierens* gelingt es Ihnen, ein beobachtendes Selbst zu entwickeln und sich all die bemerkenswerten Eigenschaften, die Stephen Cope beschreibt, anzueignen. Beim Distanzieren wird die geistige Kapazität für Selbstbewusstheit und Embodiment gestärkt, anstatt in Denken und Ablenkung zu verfallen. Im Gehirn ist Selbstbewusstheit ein ganz anderer Modus als Denken. Er ist verbunden mit Perspektive, Einsicht und der Regulierung und Beruhigung von Gehirnwellen im Gegensatz zu sinnloser Grübelei, Erschöpfung und den hochaktiven Gehirnwellen, die im Überlebensmodus vorherrschen. Indem Sie die Fähigkeit lernen, sich zu distanzieren, erkennen

Sie, dass Sie mehr sind als Ihre Gedanken. Sie können sie sogar hinter sich lassen, ihnen eine neue Richtung geben und sie dazu nutzen, Ihr Nervensystem dabei zu unterstützen, Ihre Physiologie und innere Ruhe positiv zu beeinflussen.

Geist, Gehirn und Seele

Im Folgenden betrachten wir das beobachtende Selbst aus drei verschiedenen Perspektiven eingehender: zunächst aus der psychologischen (Geist), dann aus der neurologischen (Gehirn) und schließlich aus der spirituellen (Seele). Erst seit relativ kurzer Zeit ist es der Wissenschaft möglich, einen Einblick in die Abläufe im Gehirn zu gewinnen und die Effekte uralter Bewusstseinstechniken auf seine physischen Strukturen zu belegen. Ein Blick in die Geschichte spiritueller Praktiken zeigt, dass nicht nur das beobachtende Selbst seit sehr langer Zeit bekannt ist, sondern auch die Praktiken, um es zu fördern.

Doch kommen wir zunächst zu den psychologischen Aspekten des Geistes zurück. Den meisten Psychotherapien liegt eine Version des sogenannten Zeugenbewusstseins *(witness consciousness)* zugrunde. Sigmund Freud schrieb dem Ego Aspekte des Zeugenbewusstseins zu: »Das Ego kann das Leben als Objekt betrachten, kann sich selbst als Objekt wie alle anderen Objekte behandeln, kann sich selbst beobachten, kritisieren und wer weiß was noch mit sich selbst anstellen.«[20] Das Herzstück von Freuds Herangehensweise an Genesung waren freie Assoziationen und das beobachtende Ego, um sich dem Unbewussten anzunähern. Ein halbes Jahrhundert später, 1965, schrieben die drei Psychologen Arthur A. Miller, Kenneth S. Isaacs und Ernest A. Haggard einen Artikel, in dem sie betonten, wie wichtig der Fokus der Psychologen in der Arbeit mit Klienten und Klientinnen hinsichtlich deren Wahrnehmung und die Funktionsfähigkeit ihres »beobachtenden Egos« sei. Dies wiederum sei zentral für unser Funktionieren mit anderen Menschen.[21] In jüngerer Zeit hob Richard Schwartz die Bedeutung des Zeugenbewusstseins hervor, das er *das Selbst* nennt und welches ein wichtiges Element seiner Methode ist. Schwartz ist der Begründer der Therapie mit dem System der Inneren Familie sowie der Teilearbeit, einer bemerkenswert effektiven Methode, um Traumata zu bewältigen und wieder mehr »Vollständigkeit« zu erreichen. Das Selbst beschreibt er mit folgenden Eigenschaften: Mitgefühl, Ruhe, Neugierde, Klarheit, Vertrauen, Verbundenheit, Kreativität, Mut, Geduld, Perspektive, Präsenz, Verspieltheit und Beharrlichkeit.

Die Teilearbeit ist ein therapeutischer Ansatz, der auf dem Verständnis beruht, dass die menschliche Psyche aus vielen verschiedenen einzelnen und doch miteinander verbundenen »Teilen« besteht. Sie repräsentieren unterschiedliche Facetten der Persönlichkeit, Emotionen, Überzeugungen und Erfahrungen. Die Arbeit mit den Teilen basiert auf der Idee, dass diese inneren Aspekte manchmal voneinander unabhängig agieren, mit der jeweils eigenen Perspektive, eigenen Wünschen und eigenen Zielsetzungen. In diesem Rahmen wird jedes Teil quasi als untergeordnetes Selbst betrachtet, das seine individuelle Rolle hat und eine bestimmte Funktion erfüllt. Einige Teile beinhalten vielleicht unbearbeitete Traumata, andere möglicherweise Schutzmechanismen oder Bewältigungsstrategien. Diese Teile können Gedanken, Verhaltensweisen und Gefühlsreaktionen beeinflussen, was manchmal zu inneren Konflikten oder Verhaltensmustern führt, die sich auf das Wohlbefinden und die Entscheidungen der Betroffenen auswirken. Die Arbeit, um von den »Teilen« zum »Ganzen« zu kommen, beinhaltet einen Ergründungs- und Integrationsprozess sowie einen Dialog auf der Suche nach den zugrunde liegenden Motiven, um sie schließlich heilen zu können. Dieser Prozess ermöglicht eine tiefergehende Wahrnehmung des komplexen Zusammenspiels dieser Teile und, wie es die individuellen Erfahrungen und das Wahrnehmungsvermögen prägt, die das Nervensystem stark beeinflussen.

Teilearbeit ist ein großartiges Werkzeug für die eigene Wahrnehmung, auf das wir später noch zurückkommen werden.

Ein weiterer einschlägiger Ansatz in der Psychotherapie ist das neurolinguistische Programmieren (NLP), das auf dem Zeugenbewusstsein und dem beobachtenden Selbst basiert. Anfang der 1970er-Jahre war diese innovative Kommunikations- und Therapiemethode besonders aufgrund ihrer vielseitigen Einsatzmöglichkeiten bei psychischen und physischen Erkrankungen beliebt: von Angstzuständen und Phobien über chronische Schmerzen bis hin zu Allergien. Der Linguist Richard Bandler und der Psychologe John Grinder entwickelten diese Methode, nachdem sie erkannt hatten, dass es eine Verbindung zwischen neurologischen Prozessen (neuro-), Sprache (-linguistisch) und erworbenen Verhaltensmustern (Programmieren) gab. NLP funktioniert aufgrund der Prämisse, dass der Mensch seine Gedankenmuster und Verhaltensweisen langfristig neu verknüpfen kann, indem er bewusst die Art und Weise zu sprechen und seine mentalen Repräsentationen modifiziert.

Ein Beispiel aus dem Leben: Wenn jemand Angst hat, vor anderen zu sprechen – wie es vielen Menschen geht –, würde ein NLP-Practitioner dieser Person dabei helfen, erst einmal zu schauen, welche negativen Assoziationen und Sprachmuster ihre Angst vergrößern. Mittels Techniken wie Reframing (ein Problem durch eine neue Perspektive umdeuten) und Anchoring (bewusst einen Reiz aus der Umwelt mit einer Erfahrung verknüpfen) gelingt es der betreffenden Person, die Angst in Vertrauen zu verwandeln, indem sie ihren inneren Dialog und innere Bilder verändert und so schließlich in der Lage ist, mit ungewohnter Unbefangenheit eine Rede zu halten.

Als Jennifer bettlägerig war, half ihr endlich ein anderer Ansatz, nämlich der Lightning Process. Der Psychologe und NLP-Practitioner Dr. Phil Parker entwickelte diese Therapie, die ausgewählte transformative Elemente des NLP, die sogenannten Wahrnehmungspositionen *(perceptional positioning)*, nutzt. Diese Technik wurde 1987 wiederum von John Grinder und Judith DeLoizer, einer führenden NLP-Practitionerin, entwickelt. DeLoizer war eine begeisterte Tänzerin, daher verknüpfte sie NLP mit Bewegung. Bei der Arbeit mit Wahrnehmungspositionen bewegt sich die betreffende Person im Raum umher und verändert ihre Perspektive entsprechend ihrer Position. Natürlich fiel es Jennifer als ehemaliger Tänzerin leicht, sich mit dieser Idee anzufreunden. Sie beobachtete sich selbst aus der Distanz, indem sie sich umherbewegte und ihren Standort änderte. Auch Karden hatte bereits mit bewegungsorientierten Therapien gearbeitet und fand diesen Ansatz beeindruckend, was ihn dazu brachte, ebenfalls Bewegung und Somatik in seinen Angeboten zu berücksichtigen.

Wenden wir uns nun dem Gehirn zu. Die Neurowissenschaften nutzen funktionale Magnetresonanztomografie (fMRT), um zu erkennen, wie Achtsamkeitstechniken das Gehirn beeinflussen, und sind zu erstaunlichen Ergebnissen gekommen. Bei der Dysregulation beziehungsweise Regulation und dem Überlebenszustand im Gegensatz zum Wohlfühlen sind hauptsächlich zwei Gehirnareale aktiv. Geht es um das Überleben, sind die Amygdala und der Hypothalamus involviert. Sie befinden sich in den alten Strukturen des Gehirns, im limbischen System. Beide suchen permanent unsere Umwelt nach möglichen Gefahren ab. Aufgabe des limbischen Systems ist es unter anderem, auf Bedrohungen umgehend zu reagieren, was ihm mit einer erstaunlichen Geschwindigkeit gelingt. Der Neokortex, der sich nach dem limbischen System entwickelt hat, sowie der mediale präfrontale Kortex (mPFC) werden auch als Wachturm[22] bezeichnet; sie tragen dazu bei, dass wir uns wohlfühlen und aufblühen. Der mPFC nimmt dieselben Stimuli wahr wie die Amygdala, kann aber feiner differenzieren und ist in der Lage, die »Erst schießen, dann fragen«-Strategie der Amygdala zu bremsen.

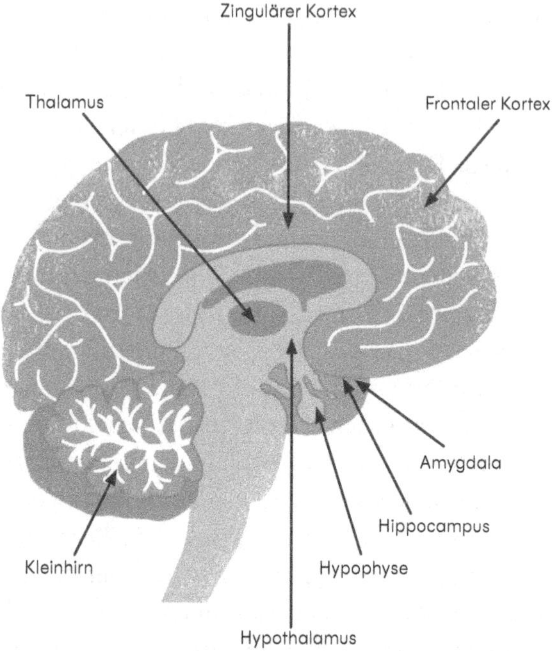

Studien mit funktionalen MRTs ergaben, dass Personen mit einem dysregulierten Nervensystem dazu neigen, aufgrund des chronischen Stresses und des Traumas eine äußerst aktive Amygdala und einen wesentlich weniger aktiven mPFC zu haben. Dies kann häufig bei Menschen mit posttraumatischer Belastungsstörung, Sozialphobie und bestimmten anderen Phobien festgestellt werden.[23,24] Das bedeutet, dass die Hirnregion, die dafür zuständig ist, uns zu beruhigen, *nicht tätig werden* kann, selbst wenn wir uns darüber im Klaren sind, dass sich unsere Reaktionen auf eine bestimmte Situation nicht im Gleichgewicht befinden. Aus diesem Grund gelingt es den »Überlebens«elementen unseres Gehirns nicht, das Nervensystem dazu zu bringen, sich selbst zu regulieren. Sollte dies auf Sie zutreffen, machen Sie sich aber keine Sorgen, denn so muss es nicht weitergehen. Studien zufolge verstärken die Fertigkeiten, die Sie in unserem Buch lernen, die Aktivität des mPFC und mindern diejenigen der Amygdala; außerdem führen sie zu einer Senkung der negativen Effekte.[25]

Beispielsweise stellten Neurowissenschaftler bei der Untersuchung der Vorgänge im Gehirn während einer achtsamkeitsbasierten Meditation zur Reduzierung von Stress über acht Wochen fest, dass der Prozess zu einer signifikanten Aktivität im mPFC führte, während die Aktivität in der Amygdala abnahm.[26] Was auch Hoffnung gibt, sind die Ergebnisse nachfolgender Forschung, dass dieselbe Meditation ebenfalls positive Auswirkungen auf die Gehirnstrukturen von Opfern schwerer Traumata hatte.[27] Wird der mPFC gestärkt, kann man sich das so vorstellen, als statte man einen Wagen – das Nervensystem – mit neuen Bremsbelägen aus: Sie bremsen die Amygdala, die immer aufs Gas drückt, um schnell zu reagieren.

Über eine Stärkung des mPFC hinaus haben sich Übungen zum beobachtenden Selbst, eine weitere Hirnregion, die Insula, zu stärken, als nützlich erwiesen.[28] Dies ist deswegen entscheidend, weil die Insula das Areal des Gehirns ist, das ermöglicht, dass wir Sinneseindrücke wahrnehmen und unseren Körper spüren. Mit anderen Worten ermöglicht es uns die Insula überhaupt erst, den ersten Schritt von AIR, durch Interozeption *zuzuhören,* durchführen zu können. Damit haben die Übungen in diesem Kapitel für das *Distanzieren* einen zweifachen Effekt: Sie fördern gleichzeitig die Aktivität von mPFC und der Insula! Denn die Grundlagen für die Regulation des Nervensystems bestehen darin, dass wir uns distanzieren können und unser verkörpertes Bewusstsein mittels Zuhören stärken, um das beobachtende Selbst zu aktivieren.

Abgesehen von der Perspektive der Psychologie und Neurologie auf das beobachtende Selbst können wir es noch durch die Brille der Spiritualität betrachten. Wie bereits erwähnt, ist die Idee des beobachtenden Selbsts in jeder Kultur oder spirituellen Überzeugung verankert, nennt man es nun Seele, Wesen oder Atman. Auf der ganzen Welt zeichnet sich das beobachtende Selbst durch dieselben Charakteristika aus, die in der *Bhagavad Gita,* der vielleicht berühmtesten religiös-philosophischen Schrift des Hinduismus, folgendermaßen zusammengefasst werden: »Die Seele wird weder jemals geboren noch stirbt sie [...]. Die Seele ist nicht entstanden, entsteht nicht und wird nicht entstehen. Die Seele ist ungeboren, ewig, immer existierend, und besteht seit Anbeginn der Zeit.« In unseren Worten ist die Seele der Geist in der Maschine, sie ist die unbeschreibbare Wahrnehmung, das, was den Menschen vom Tier unterscheidet, der Teil von uns, der die Dinge bezeugt.

Seit bereits 1500 vor Christus existieren Übungen, die dazu angelegt sind, uns mit diesem Teil stärker zu verbinden; dazu gehört beispielsweise die Meditation. Dennoch können wir davon ausgehen, dass es sie schon viele Jahrtausende zuvor gab, bevor die Schrift existierte. Dem Buddhismus werden jene Praktiken zum Üben des Zeugenbewusstseins zugeschrieben, die heute weit verbreitet sind. Im 5. Jahrhundert vor Christi Geburt lehrte der Buddha in seinem achtfachen Pfad seine Schüler unter anderem die sogenannte *bhavana* oder »mentale Kultivierung«; sie »umfaßt die Läuterung des Geistes von unsauberen und störenden Einflüssen wie [...] Haß, Groll [...], Sorgen, Rastlosigkeit und Zweifelsucht und die Übung und Entfaltung der Fähigkeiten zur Sammlung, Achtsamkeit, Urteilskraft, Willenskraft und Ausdauer, [...]des Vertrauens, der Freude, der Ruhe und Gelassenheit«.[29]

Lange bevor wir die neurophysiologischen Zusammenhänge des Geistes und Körpers zu verstehen lernten, beherrschten die alten Weisen schon die geheime Sprache des Körpers. Sie entwickelten all die Praktiken, Übungen und Bezugssysteme, die wir noch heute nutzen, um das Nervensystem zu regulieren.

Ob man es nun durch die Brille der Spiritualität, der fMRTs oder der Psychotherapie betrachtet: Alle drei Perspektiven sind sich darin einig, dass das beobachtende Selbst, der Teil, der den »Rest von uns« bezeugt, entscheidend ist, um unseren Geist – Körper – Mensch zu heilen.

So lernen Sie zu distanzieren

Diese Nachricht schickte uns Sophia:

»Hallo Leute,
die letzten Wochen habe ich oft die ganzen Übungen dazu gemacht, sich von außen zu betrachten. Doch gestern kippte ein Schalter in mir. Um gesund zu werden, hatte ich die ganze Zeit versucht, mich zu ›reparieren‹, meine Gedanken zu ignorieren und meine Gefühle ›nicht zu fühlen‹. Doch mir ist klar geworden, dass ich mich damit noch mehr unter Druck gesetzt habe, um mich aus dem Überlebensmodus herauszuwinden und zu heilen. Aber gestern, als ich mich in mein beobachtendes Selbst hineinversetzte, erkannte ich, dass es nie darum ging, mich selbst zu reparieren. Meine Aufgabe war zu erkennen, welche Verletzungen ich dadurch verdeckt hatte, dass ich mich selbst verheizt habe. Gestern dämmerte es mir, dass ich paradoxerweise dann in mir Liebe und Bestätigung fühlte, als ich mich von außen betrachtete. Da war es – es hatte sich in irgendeinem geheimen Winkel in meinem Körper versteckt gehalten. Da spürte ich, wie ich begann, mich besser zu fühlen.

Ich möchte euch beiden danken, dass ihr mir dabei geholfen habt, meine innere Leere zu füllen, sodass ich mich nie wieder so fühlen müssen werde. Ihr wisst das natürlich, aber zu Beginn dachte ich, dass es mir nur dann besser gehen wird, wenn ich die vorgeschriebenen Übungen diszipliniert durchführe. Doch irgendwann wurde mir klar, dass ich mich so tief im Inneren besser kennenlerne. Wenn ihr mir das vor drei Jahren erzählt hättet, hätte ich euch wohl ausgelacht. Danke, dass ihr mir dabei geholfen habt, mich besser kennenzulernen, damit ich selbst alles dafür tun kann, schnell gesund zu werden.«

Sophia ist examinierte Fachkrankenpflegerin und genießt ihr Leben durch das Wissen, sich von einer chronischen Erkrankung erholt zu haben, nun wieder in vollen Zügen. Das ist durchaus auch einmal anders gewesen. Sophia kam auf Jennifer und Karden zu, nachdem sie ihnen einige Monate in den sozialen Medien gefolgt war. Sie sandte Jennifer eine Nachricht: »Jen, ich schreibe dir von meinem Bett aus, an das ich gefesselt bin, und habe nun erfahren, dass es dir auch einmal so ergangen ist. Ich übe einen Pflegeberuf aus, aber ich habe noch nie von den Heilungsansätzen gehört, von denen ihr redet. Wie kann ich das lernen, was zu deiner Genesung beigetragen hat?« Zuhauf bekommen Jennifer und Karden Nachrichten, in denen Menschen Fragen stellen und ihre (Kranken-)Geschichte schildern. Doch diese Mail war irgendwie anders, denn Sophia hatte angemerkt, dass sie nach einigen Semestern Medizin – da interessierte sie sich besonders für den Fachbereich Neurologie – seit über 15 Jahren als examinierte Fachkrankenpflegerin arbeitete. »Ich habe nie einen Zusammenhang zwischen dem Nervensystem und chronischen Krankheiten gesehen, wie ihr ihn aufzeigt. Und meines Wissens tut das auch keiner beziehungsweise keine meiner Kollegen und Kolleginnen.«

Unwissenheit auch unter medizinischem Fachpersonal ist keine Seltenheit. In ihrer ersten Unterrichtsstunde in Physiotherapie lernte Jennifer nichts über Muskeln oder Bänder, erfuhr dafür aber umso mehr über das größte drohende Problem der öffentlichen Gesundheit: Überalterung der Bevölkerung und nicht übertragbare Krankheiten. Irgendwie ergaben diese Vorlesungen Sinn, aber sie informierten die Studierenden lediglich über die Tatsache, dass immer mehr junge Leute an nicht übertragbaren Erkrankungen litten, die chronisch verliefen und auf Stress zurückzuführen waren. Und ältere Menschen litten gleichzeitig an verschiedenen Krankheiten. Das reichte Jennifer nicht, denn es wurden die Probleme dargestellt, als seien es unabänderliche Fakten – Lösungswege wurden hingegen nicht aufgezeigt. Sie erinnert sich noch an die Diskussionsrunde, die sich an eine Vorlesung anschloss. Es ging darum, wie man zu möglichen Beschlüssen zu diesem Thema kommen könnte. Dabei war klar, dass die Problematik durchaus dargestellt und diskutiert werden musste, aber ebenso klar war es, dass es kein Lehrbuchwissen gab, auf das man hätte zurückgreifen können. Die Antwort kannte niemand. Als Jennifer also in ihren letzten Semestern eine chronische Erkrankung entwickelte, war sie nicht den Medizinern böse, die ihr keine Behandlung empfehlen konnten, sondern dem System. Es nahm ihren Status quo als »unheilbar« hin und hatte doch weder ein grundlegendes Verständnis noch eine Lösung dafür. Daher traf Sophias Nachricht bei Jennifer auf persönliches und berufliches Interesse, und fortan arbeiteten sie zusammen.

Als wir anfingen, mit Sophia zu arbeiten, befand sie sich in einem Teufelskreis aus Erschöpfung, sich zu viel abzuverlangen und Zusammenbrüchen. Aufgrund eines chronischen Erschöpfungssyndroms war sie mit mehr als 30 Symptomen ans Bett gefesselt, und scheinbar gab es keinen Ausweg. Die Ärzte rieten ihr, sich weiter auszuruhen, dann würde es ihr schon besser gehen. Sophia ruhte sich drei Jahre lang aus, doch es ging ihr überhaupt nicht besser, bis sie die Arbeit mit dem Nervensystem entdeckte. Wir erklärten Sophia zunächst die Physiologie des Nervensystems und seiner Dysregulation. Da wir zuvor schon mit anderen Ärztinnen, Psychologen, Neurowissenschaftlerinnen, Forscherinnen und Biologen als Klienten zusammengearbeitet hatten, wussten wir, wie wichtig es ist, diesen Fachleuten als ersten Schritt die Wissenschaft und Logik, die hinter der Sprache des Körpers stecken, genau zu erläutern und Beispiele aus unserer Praxis aufzuführen. Sobald wir sahen, dass Sophia mitging und uns vertraute, stellten wir ihr das Konzept AIR vor. Es war dann schließlich das beobachtende Selbst, das ihr half, den Erschöpfungszustand hinter sich zu lassen. Binnen einiger Wochen war sie so weit, am Tag fünf Kilometer spazieren zu gehen. Dieses tolle Ergebnis war möglich, weil wir Sophia dabei unterstützt hatten zu erkennen, welche Überzeugungen und Gedanken in ihrem Kopf auf Autopilot liefen. »Ich muss dafür sorgen, dass alle mich mögen. Und das erreiche ich, indem ich allen helfe, die mich um Unterstützung bitten. Und wenn ich Krankenschwester werde, dann habe ich das Gefühl, ich bin genug, so, wie ich bin.« Die Entscheidung, eine Ausbildung als Pflegekraft zu machen, gepaart mit einem Nervensystem, das das Bedürfnis hatte, alle zu umsorgen, war ein sicheres Rezept für chronischen Stress und Burn-out. Wir coachten Sophia, wenig hilfreiche Gedankenmuster zu unterbrechen und sich von ihnen zu distanzieren. Das gelang ihr mit dem beobachtenden Selbst. Jedes Mal, wenn sie sich in den Zustand des beobachtenden Selbsts versetzte und ihren Geist und Körper mit Neugier, Mitgefühl und Verbundenheit betrachtete, überkam sie eine innere Ruhe. Zu Beginn betrachtete sie sich bis zu 40-mal am Tag von außen, um ihr Nervensystem an eine gesündere Haltung mit positiveren inneren Dialogen zu gewöhnen und sich Entspannung zu gönnen. Als wir ihre letzte Nachricht bekamen, wussten wir, dass sie einen wichtigen Schritt vorangekommen war, und freuten uns sehr für sie!

Sie mögen es nicht glauben, aber Sie haben schon eine Übung, die dem Distanzieren sehr nahekommt, durchgeführt, nämlich indem Sie Ihrem Körper *zugehört* haben. Dies ist an sich ein Akt, Zeugin dessen zu sein, was momentan gerade im Körper geschieht. So gesehen verstärkt das *Distanzieren* das Zeugenbewusstsein auf einem höheren Niveau. Wenden Sie diese distanzierende Technik an, bekommen Sie Zugang zum Zustand des beobachtenden Selbsts, ums sich so aus einer objektiven Perspektive betrachten zu können. Dazu sind drei wesentliche Elemente wichtig: Raum, Reflexion und Daseinsqualitäten.

Auf der Grundlage von Wahrnehmungspositionen bezieht sich der Raum auf die Dimension oder die Position, aus der heraus das beobachtende Selbst seine Betrachtungen unternimmt. Wir leben und bewegen uns in einer dreidimensionalen Welt, das ist auch der Grund, warum der Mensch ein verkörpertes Nervensystem entwickelt hat. Indem wir nun die Konzepte Raum und Bewegung beim Distanzieren berücksichtigen, machen wir uns uralte und wirksame Aspekte des Bewusstseins des Gehirns zunutze. Wir verlassen den grüblerischen Survival-Modus und bewegen uns hin zum aufmerksamen und präsenten Modus des beobachtenden Selbsts. Im Gegensatz zu den traditionellen Übungen, die das Zeugenbewusstsein trainieren und an deren Anfang Stille und Regungslosigkeit stehen, zeigen wir Ihnen, wie Sie sich physisch im Raum umherbewegen, um Ihren Körper und Geist zu einem Beobachter zu machen, der Ihnen hilft, wieder gesund zu werden.

Abgesehen von der Bewegung lernen Sie mit der Reflexionsübung, wie Ihr beobachtendes Selbst im Raum mit einem Bild des beobachtenden Selbsts voller Sinneseindrücke zusammenarbeiten kann. Beides gemeinsam macht sich die Fähigkeiten des Geists zunutze, aufmerksam zu sein *und* sich etwas vorzustellen. Beides unterbricht den Kreislauf negativer Gedanken. Darüber hinaus durchdringt das beobachtende Selbst dieses sinnliche Bild: Wo befindet sich das beobachtende Selbst (vielleicht auf einem Berggipfel)? Wie sieht es aus (groß und anmutig in fließenden Gewändern)? Und wie riecht es (vielleicht wie ein Feld mit blühendem Lavendel)? Diese Vorstellungen aktivieren viele Bereiche des Gehirns und des Nervensystems, was wiederum die Neuro- und Bioplastizität fördert und Ihr Nervensystem in den Zustand versetzt, Körper und Geist auf gesündere Weise wahrzunehmen. Dieser Teil macht den Zugang zum beobachtenden Selbst noch einmal viel leichter und sorgt dafür, dass es stärker verkörpert und präsenter ist.

Zu guter Letzt gehören die »Qualitäten des Seins« ebenfalls zum Distanzieren dazu und durchdringen das beobachtende Selbst. Diese werden dem Nervensystem durch seine Präsenz und Beobachtung zurückübermittelt. Zwar sind alle bereits genannten Qualitäten, die Richard Schwartz aufgezeigt hat, wichtig, doch sind die Qualitäten des Seins – Verbundenheit, Mitgefühl und Neugier – absolut unerlässlich.

Zunächst scheint es ein Widerspruch zu sein, mit einer Technik namens *Distanzieren* uns selbst näherzukommen. Aber nur indem wir aus unseren Mustern ausbrechen (Distanzieren), können wir sie als solche wirklich erkennen und zu ihrer Gesundung beitragen (Neugestalten). Obwohl sich das beobachtende Selbst außerhalb von uns befindet, ist es weder dissoziiert noch ein unbeteiligter Zuschauer. Das beobachtende Selbst ist der Teil von uns, der uns am meisten liebt, unsere beste Freundin beziehungsweise unser bester Freund, unser größter Fan ist, der uns immer unterstützen wird. Seine Präsenz und die Tatsache, dass es immer bei uns ist, können nicht vom Überlebensmodus verdrängt werden; sie sind unerschütterlich. Dieser Aspekt von uns ist in der Lage, uns so zur Seite zu stehen wie sonst niemand anderes. Doch leider sind sich nicht alle dieses Teils bewusst und machen ihn sich nicht zunutze, um sich zu heilen. Das Gefühl der Verbundenheit, das wir mit dem beobachtenden Selbst spüren, ist vergleichbar mit der einer unterstützenden Freundin, die immer für uns da ist.

Eine weitere Qualität, das Mitgefühl, ist extrem wichtig. Ohne Mitgefühl kann keine echte Verbindung entstehen. Ohne Mitgefühl können wir uns selbst nicht wirklich *erkennen*. Ohne Mitgefühl können sich diejenigen Teile von uns, die verletzt, ängstlich oder wütend und der Ursprung der Dysregulation sind, nicht zeigen. Für einige Menschen ist es schwierig, sich dem Mitgefühl anzunähern, weil sie es in der Kindheit nicht in dem Maße erfahren haben, wie es nötig gewesen wäre. Obwohl sich die Betroffenen immer genau danach gesehnt haben, wissen sie nicht, wie sie Mitgefühl zeigen oder annehmen, geschweige denn sich selbst entgegenbringen können. Im Begriff Mit-Gefühl steckt schon die Anteilnahme am Schicksal und Leid anderer. So, wie wir anderen gegenüber Empathie empfinden können, können wir dieses Gefühl auch für uns selbst haben. Einige Teile von uns können anderen, insbesondere denjenigen, zu denen wir vielleicht weniger Zugang haben, auf diese Weise Empathie und Mitgefühl zeigen. Mit dieser Herangehensweise wird Selbstmitgefühl zu einem sanften Heilungsprozess, in dem wir uns auch in schwierigen Zeiten selbst an die Hand nehmen und führen können. Anstatt von uns selbst Eigenliebe und Verständnis zu fordern, geht es darum, uns selbst zu unterstützen und Selbstmitgefühl ganz von allein entstehen zu lassen. So trägt es zur Selbstheilung bei, es hilft, die verschiedenen Anteile unserer Persönlichkeit miteinander zu verbinden und uns selbst gegenüber ein Gefühl der Güte zu fördern. Swami Kripalu, ein großer Weiser des Yogas, glaubte daran, dass Yogalernende keine Fortschritte in der Entwicklung eines Zeugenbewusstseins machen könnten, wenn sie nicht zunächst Selbstmitgefühl entwickelten und den inneren Kritiker besänftigten.[30]

Die letzte Säule des beobachtenden Selbsts ist Neugier. Wenn Sie neugierig sind, ist Ihr Nervensystem bereit, einen regulierten Zustand anzunehmen. Ist der Geist neugierig, fragt er nicht nach dem Warum (beurteilen), sondern nach dem Was (entdecken). Daher ist Neugierde eine wirkungsvolle Ergänzung zum akzeptierenden Aspekt des Mitgefühls, da sie es ermöglicht, wertfrei zu beobachten. Darüber hinaus aktiviert Neugierde die Gehirnareale, die mit nachhaltigem Lernen und Erinnern in Zusammenhang stehen, was auf lange Sicht neue Entscheidungen und Handlungsweisen ermöglicht.[31] Sind wir neugierig auf etwas, bedeutet das, dass wir darauf gespannt sind, was wir entdecken werden, und das wiederum hilft dem Nervensystem, wieder in ein Gleichgewicht zu kommen. Seit Jahrtausenden betonen spirituelle Vorreiter die Qualitäten des beobachtenden Selbsts. Es sind dieselben Eigenschaften, die mit dem Konzept der Co-Regulation übereinstimmen, das wir bereits kurz angerissen haben. Aktuelle Studien von Psychologen und Neurowissenschaftlerinnen, die sich mit der Entwicklung im Kindesalter beschäftigen, zeigen, dass eine gesunde Entwicklung von der Qualität des Kontakts und der Bindung zwischen dem Kind und seiner primären Bezugsperson (normalerweise der Mutter) abhängen. Die Ausgeglichenheit und Regulation des Nervensystems wird von der Aufmerksamkeit (Verbundenheit) und emotionalen Reaktionsbereitschaft (Wärme, Zuwendung und Akzeptanz) der Mutter gefördert (darauf werden wir in Teil III noch näher eingehen). Ist das beobachtende Selbst von diesen Aspekten durchdrungen, verfügt es über die entscheidenden Elemente für Co-Regulation, die für das Aufwachsen von gesunden Kindern so wichtig sind. Genau diese Elemente erlauben Ihrem erwachsenen Selbst zu genesen und Ihr Nervensystem in diesem Augenblick zu regulieren.

- Um den Überlebensmodus des Geists wirklich heilen und regulieren zu können, ist es entscheidend, Zugang zum beobachtenden Selbst zu haben.
- Mit der Technik des Distanzierens können Sie aus Ihren wenig hilfreichen Mustern »aussteigen« und Zugang zu Ihrem beobachtenden Selbst erhalten. Durch diese Objektivierung können Sie besser heilen.
- Das beobachtende Selbst lässt sich aus der Perspektive der Seele, des Gehirns und des Geists betrachten.
- Zu den Elementen des Distanzierens gehören Raum, Reflexion und die Qualitäten des beobachtenden Selbsts, nämlich Verbundenheit, Mitgefühl und Neugierde.
- Seit Jahrtausenden sind wichtigen spirituellen Persönlichkeiten zufolge die Elemente Verbundenheit, Mitgefühl und Neugierde entscheidend. In der jüngeren Zeit sind sie als wichtig für die gesunde kindliche Entwicklung erkannt worden. Die Methoden, um gesunde und ausgeglichene Kinder großzuziehen, können auch dazu dienen, Ihrem erwachsenen Ich beim Gesunden zu helfen.

Übungen

Neugestalten: Distanzieren

Gestalten Sie Ihren Geist neu, indem Sie sich von wenig hilfreichen Gedankenmustern distanzieren.

In diesen Übungen lernen Sie, wie Sie die Gedankenmuster in Ihrem Kopf neu gestalten, indem Sie Ihren Geist darin unterstützen, eine beobachtende Perspektive einzunehmen, und indem Sie Ihr beobachtendes Selbst weiterentwickeln.

Der Zweck der Übungen

Mittels der Technik des Distanzierens können Sie wenig konstruktive Gedankenmuster umgestalten. Dabei helfen Ihnen die folgenden Übungen, mit denen Sie Ihre Perspektive erweitern und Ihre Selbstwahrnehmung schärfen. Mit dieser neuen Perspektive können Sie die Macht Ihres Geists dazu nutzen, Ihr Nervensystem zu regulieren.

Übungszeitpunkt

Führen Sie diese Übungen durch, wenn Sie spüren, dass Sie ins Ungleichgewicht geraten sind; wenn Sie an unerklärlicher Müdigkeit, Verdauungsproblemen, Spannungskopfschmerz, Schmerzen im unteren Rücken oder wenig hilfreichen Gedanken und Verhaltensweisen leiden. Dazu gehören Prokrastination oder wenn Sie anderen alles recht machen wollen. Stellen Sie Widerstände fest, wenn Sie diese Distanzierungsübungen durchführen, machen Sie zunächst die Übungen zum Umschalten.

Bevor Sie beginnen

Bei diesen Übungen kann es passieren, dass Sie zu viel nachdenken oder übermäßig analysieren. Das ist normal. Um sich weiter auf die Übung zu fokussieren, können Sie jederzeit unterbrechen, sobald Sie feststellen, dass Sie ins Grübeln gekommen sind. Lenken Sie Ihre Aufmerksamkeit wieder auf den Körper zurück, indem Sie eine der Übungen zum Umschalten durchführen. Das beobachtende Selbst kann der hilfreichste Zustand Ihres Geists werden. Es ist in der Lage, Sie aus einer anderen, neuen Perspektive heraus zu beobachten und zu leiten – von einer anderen Warte als der jetzigen, in der Sie feststecken. Mit diesen Übungen ermöglichen Sie neuroplastische Veränderungen in Ihrem Gehirn. Dadurch werden sie Ihnen mit der Zeit immer leichter fallen und ihre therapeutische Wirkung stärker entfalten.

Übung 1: Aus sich heraustreten

1. Stellen Sie sich hin und atmen Sie tief ein.
2. Halten Sie einen Moment inne und lenken Sie die Aufmerksamkeit durch BASE-M auf Ihren Körper.
3. Machen Sie einen Schritt nach vorn und stellen Sie sich auf eine Stelle, die Ihrer ursprünglichen Position direkt gegenüberliegt. Betrachten Sie sich nun als Ihr beobachtendes Selbst.

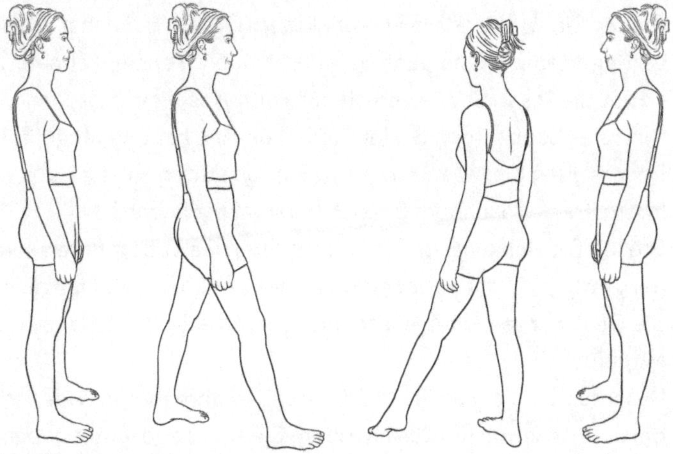

4. Auf dieser Stelle sind Sie nun die beobachtende Person, nicht die erfahrende:
   a. Beschreiben Sie, was Sie sehen, in der dritten Person. Beobachten Sie sich, ohne zu bewerten. (»Ich sehe, dass sie unglücklich ist, sie sieht traurig aus. Ich sehe, dass sie ihre Schultern ein wenig hängen lässt und sich nicht vollständig aufrichten möchte. Ich kann sehen, dass sie sich selbst nicht so sieht, wie ich es tue.«)
   b. Nehmen Sie sich Zeit, sich selbst aus dieser Position zu betrachten, mit Neugierde, Wärme und Mitgefühl.
   c. Wie fühlt sich das in BASE-M an?

Übung 2: Das beobachtende Selbst weiterentwickeln

1. Setzen Sie sich bequem hin.
2. Stellen Sie sich Folgendes vor: Sie sind eine allwissende, neugierige, geduldige, mitfühlende, weise Person auf einem hohen Berggipfel. Sie sind in der Lage, alles zu erkennen. Führen Sie diese Visualisierung 2 Minuten lang durch.

3. Stellen Sie sich vor, dass Sie von diesem Ort aus Ihr Selbst in einem getriggerten Zustand ganz weit unter sich erkennen können. Wie atmet die Person? Wie verhält sie sich? Was nimmt sie wahr, was fühlt sie? Beobachten Sie Ihr Selbst mit Neugier und Mitgefühl.
4. Beschreiben Sie, was Sie mit BASE beobachten. Was geschieht in Ihrem Körper, nachdem Sie sich beobachtet haben?
5. Stellen Sie sich nun vor, Sie können Ihren Geist dort unten sehen, der getriggert ist. Beobachten Sie Ihre Gedanken, Meinungen und die Geschichten, die Sie sich innerlich erzählen, mit Neugier und Mitgefühl.
6. Beschreiben Sie, was Sie in Ihrem Geist wahrnehmen. Was verändert sich in Ihrem Körper, nachdem Sie sich beobachtet haben?
7. Genießen Sie noch 1 bis 3 Minuten lang diese verkörperte Erfahrung Ihres beobachtenden Selbsts.
8. Lächeln Sie.
9. Freuen Sie sich, dass Sie sich die Zeit genommen haben, sich zu beobachten, sich mit Ihrem Inneren zu verbinden und sich selbst Mitgefühl entgegenzubringen.

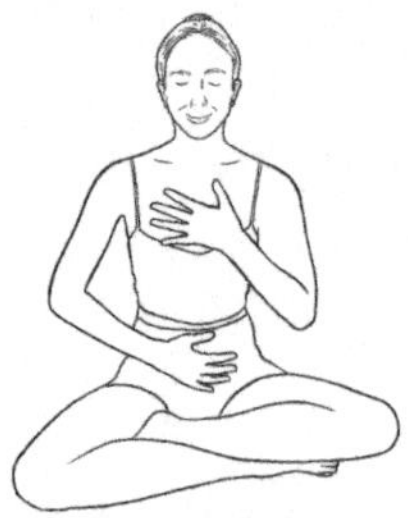

Praktizieren Sie das Distanzieren so oft wie möglich in Ihrem Alltag

Unser Ziel ist es, die Beobachtungsfähigkeit Ihres Geists als Standard zu etablieren. Daher laden wir Sie dazu ein:

1. Machen Sie die genannten Übungen jeden Tag, um Ihre Fähigkeit zur Beobachtung und Co-Regulation weiter zu verbessern.
2. Gewöhnen Sie sich an, die Position des beobachtenden Selbsts immer dann zu übernehmen, wenn Sie aus dem Gleichgewicht geraten.
3. Nehmen Sie sich fest vor, Ihre Erfahrungen nur zu beobachten. Sie müssen sie nicht wohl oder übel erdulden.
4. Versuchen Sie, mehr mittels des Geists zu beobachten, anstatt sich in Grübeleien zu verlieren.

Teil II
Körper

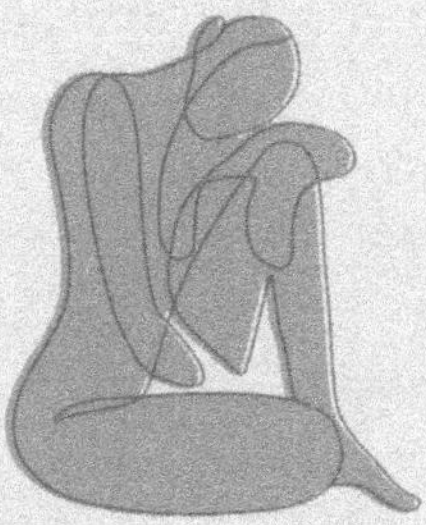

»Der Körper spricht lauter als Worte.«

UNBEKANNT

Durch seine Symptome lässt Ihr Körper Sie unausgesprochene Wahrheiten wissen. Wenn Sie diese Signale verstehen, gelingt es Ihnen, sich selbst zu heilen und Hinweise herauszuhören, wie Sie Ihren Alltag besser bewältigen können.

Wie der Geist ist der Körper ein Bereich für Erinnerungen, Bewusstheit und Identität. Er hat seine eigene Wahrnehmung dessen, was Sie erleben und was Sie wahrnehmen, das vermittelt Ihnen das Nervensystem. In Situationen, in denen Sie ängstlich und gestresst sind, übernimmt es die Kommunikation für Sie. Vor dem Hintergrund der Überlebensreaktionen, die dazu dienen,

Ihre Sicherheit und Gesundheit zu gewährleisten, entscheidet das Nervensystem darüber, wie Sie etwas erleben. Sie werden die Sprache des Nervensystems erlernen, um so seine Reaktionen zu beeinflussen und nicht nur zu über-, sondern sogar aufzuleben.

Sie haben nun gelernt, wie Sie mittels des Geists den Signalen Ihres Körpers zuhören können, wie Sie sich durch Atem, Aktivität, Sinneseindrücke und Emotionen mitteilen. Und wie bei allen Gesprächen bedeutet das Hören nicht, dass Sie auch wirklich verstehen, was gesagt wird. Den Signalen liegen wichtige Informationen zugrunde, die nonverbal in einem »Dialekt« vermittelt werden, den der Mensch im Lauf der Evolution über Millionen von Jahren erlernt hat.

Im Folgenden werden Sie lernen, die Sprache Ihres Nervensystems zu entschlüsseln und mit ihm zu kommunizieren, und zwar nicht mit Worten, sondern unmittelbar durch physische Kommunikationstechniken. Sie dienen dazu, Ihr Nervensystem dahingehend zu verändern, dass es ruhiger wird.

In diesem Teil des Buchs erlernen Sie folgende AIR-Methoden:

Übersetzen

Mit dieser **Wahrnehmung**smethode interpretieren Sie die Überlebenslogik, die der Sprache Ihres Körpers zugrunde liegt.

Modifizieren

Diese **Unterbrechung**stechnik dient dazu, den Überlebensmodus, in dem sich Ihr Nervensystem befindet, zu verändern. Dazu stimulieren Sie auf physische und funktionsfokussierte Weise den Vagusnerv, der über starke Heilkräfte verfügt.

Ausgleichen

Diese **Neugestaltung**stechnik lehrt Ihr Nervensystem, langfristig in einen Zustand der Sicherheit, Leichtigkeit und Verkörperung überzugehen. So können Sie das Gefühl erlangen, endlich in Ihrem Körper zu Hause zu sein.

Kapitel 4: Wahrnehmen

Übersetzen

Sie die Signale Ihres Körpers

»Wenn du dem Flüstern deines Körpers zuhörst, wirst du ihn nicht schreien hören müssen.«

SPRICHWORT DER CHEROKEE

Sie haben die AIR-Techniken erlernt, um Ihr Nervensystem mithilfe des Geistes zu regulieren. Nun ist es an der Zeit, sich mit der Regulation mithilfe des Körpers zu beschäftigen. Wie wir aufgezeigt haben, findet zwischen Ihrem Nervensystem und Ihrem Geist eine Unterhaltung statt, und wir haben dargestellt, wie Sie zuhören und die Kommunikation beeinflussen können. In Teil II wenden wir uns nun der transformativen Arbeit zu; durch Lauschen und Übersetzen werden Sie die dysregulierte Konversation zwischen Ihrem Nervensystem und Ihrem Körper harmonisieren lernen. Um sich auf diese Unterhaltung effektiv einstellen zu können, müssen Sie verstehen, was gesprochen wird. *Übersetzen* ist die zweite **Wahrnehmung**stechnik, die hier wichtig ist. Mit ihr können Sie die Signale, die in Form von Sinneseindrücken und Gefühlen auftreten, identifizieren und sie in die Überlebenslogik des Nervensystems übersetzen. Damit haben Sie die Informationen, die Sie brauchen, um die Vorgänge in Ihrem Körper zu verstehen – und die Sprache Ihres Körpers fließend zu sprechen. Um Ihnen ein tieferes Verständnis davon zu vermitteln, was in Ihrem Nervensystem wirklich abläuft, wenden wir uns der Polyvagal-Theorie zu. Im Folgenden lernen Sie, warum Ihr Nervensystem reagiert, wie es reagiert und – noch wichtiger – was Sie dazu beitragen können, sich selbst zu heilen.

Wie bereits erwähnt, ist das Nervensystem aus einem einzigen Grund entstanden: Sie am Leben zu erhalten. Dieser Hauptfunktion zufolge orientiert sich jede Struktur und jede Funktion des Nervensystems an der einen wichtigen Frage: Ist die Umgebung für Sie sicher oder nicht?

Das verkörperte autonome Nervensystem hat sich im Laufe der Evolution weiterentwickelt und über Millionen Jahre entsprechend dieser Leitfrage das Leben der urzeitlichen Spezies geschützt, noch weit bevor sich der Mensch entwickelt hat. Mit der Zeit bildete sich ein Verstand, der in der Lage war, diesen instinktiven und nonverbalen Prozess des Nervensystems wahrzunehmen und zu interpretieren. Doch schon lange verstehen wir unsere eigene verkörperte Sprache nicht mehr. Um die geheime Sprache unseres Körpers zu verstehen, müssen wir die alte Überlebenslogik von unsicher und sicher erkennen und übersetzen lernen, ohne dass unser Verstand die Bedeutung vollkommen verzerrt. Deshalb haben wir uns zunächst mit der Wahrnehmung des Geists beschäftigt, bevor wir nun zur Wahrnehmung des Körpers kommen. Denn ohne einen aufmerksamen Geist wäre es, als wollten wir ein Flüstern in einem Raum voller Menschen wahrnehmen, während wir über Kopfhörer Musik hören – so wäre die Regulation und Selbstheilung so gut wie unmöglich.

Dr. Stephen Porges, der die sogenannte Polyvagal-Theorie (dazu kommen wir gleich) entwickelte und das Polyvagal Institute gründete, prägte den Begriff »Neurozeption«. Er beschreibt den nonverbalen, automatischen und unmittelbaren Austausch zwischen Ihrem Gehirn und Ihrem Körper, der das Ziel hat, Ihr Überleben zu sichern. Diese Konversation und die dazugehörigen Aktivierungen finden unterhalb der Schwelle Ihrer normalen kognitiven Wahrnehmung statt.

Nehmen wir folgendes Beispiel aus der Alltagswelt, um diese Idee zu illustrieren: Stellen Sie sich vor, Sie gehen irgendwo da draußen in der Natur spazieren. Während Sie den Pfad entlanggehen, nimmt einer Ihrer fünf Sinne – in diesem Fall die Augen – aus dem Augenwinkel etwas auf dem Boden wahr: ein dunkles, gewundenes Gebilde, nur einen Meter von Ihnen entfernt. *Lange* bevor Ihre kognitive Wahrnehmung diesen Gegenstand zur Kenntnis nimmt, hat Ihr visueller Kortex Signale an den Hypothalamus und die Amygdala gesendet. Diese alten Gehirnbereiche, die nach dem Motto »Erst schießen, dann fragen« funktionieren, haben bereits beschlossen, dass es sich bei dem Objekt um eine Schlange handelt. Währenddessen hinken Ihr medialer präfrontaler Kortex und die kognitiven Gehirnstrukturen weit hinterher. Sie nehmen gar nicht an diesem neurozeptiven Austausch teil, während das autonome Nervensystem bereits eine Reaktion durch Ihr neuromotorisches System schickt: zurückschrecken! Es endet vermutlich damit, dass Sie aufschreien und einen kleinen Satz machen, um der vermeintlichen Schlange aus dem Weg zu gehen. Einige Millisekunden, nachdem Ihre Neurozeption die nötigen Schritte eingeleitet hat, um Ihr Überleben zu sichern, sind auch Ihr medialer präfrontaler Kortex und die rationalen Gehirnfunktionen so weit zu erkennen, dass die vermeintliche Schlange nur ein Zweig war. Es gab keinen Grund, Angst zu haben, und über die nächsten Minuten regelt sich Ihr Nervensystem herunter, bis sich wieder ein regulierter Zustand einstellt.

Dieser neurozeptive Austausch, der strikt der Überlebenslogik folgt, läuft genau wie in diesem Beispiel die ganze Zeit über ab – selbst wenn es keinen akuten Anlass zu erschrecken gibt. Indem Sie *übersetzen,* was Sie an Signalen von Ihrem Körper *hören,* können Sie erkennen, welche Überlebensstrategie (Anpassungsreaktion) Ihr autonomes Nervensystem anwendet, die möglicherweise dazu führt, dass Sie in jedem Moment (oder bei chronischen

Krankheiten über einen längeren Zeitraum hinweg) in einen dysregulierten Zustand geraten können. Mit dem Wissen, wie und warum sich Ihr ANS so verhält, können Sie seine Aktivität mit den *modifizierenden* und *ausgleichenden* Techniken, die wir Ihnen im Folgenden vorstellen, unterbrechen (siehe Kapitel 5 und 6). Wie sich die Überlebenslogik, ihre Funktionen und die Art und Weise, wie sich das Nervensystem präsentiert, entschlüsseln lassen, macht die Polyvagal-Theorie deutlich.

Polyvagal-Theorie

Obwohl der Mensch die am weitesten entwickelte Lebensform auf diesem Planeten ist, tragen wir immer noch die genetischen Informationen und Überlebensstrategien unserer tierischen Vorfahren in uns. Die Evolutionslehre hat gezeigt, dass alle Säugetiere ähnliche Überlebensstrategien haben, darunter die Kampf-oder-Flucht-Reaktion oder der Erstarrungszustand.[32] Doch abgesehen davon haben sich beim Menschen flexiblere und fortgeschrittene Überlebensstrategien entwickelt. Auf diese bestimmten neuronalen Schaltungen greifen wir bis heute zurück. Ein Blick auf die Entwicklungsstadien des Menschen und seiner weniger entwickelten Cousins – Fische und Reptilien – gibt darüber Aufschluss. Die folgende Abbildung zeigt, dass der menschliche Fötus aussieht wie die Föten der Tiere, aus denen er entstanden ist.

Die meisten Elemente Ihres Nervensystems sind also eher tierischer als menschlicher Natur. Aus diesem Grund stecken Sie scheinbar fest und leiden, ohne für Ihre Erkrankung eine logische Erklärung zu finden. Das Nervensystem reagiert, bevor der Geist überhaupt die Gelegenheit hat, eine Situation auf logische Weise zu analysieren. Die Lehre davon, wie verschiedene Spezies aufgrund ihrer physischen oder genetischen Ähnlichkeiten und Unterschiede evolutionär zusammenhängen, nennt sich Phylogenie. Im Jahr 1994 entwickelte der bereits erwähnte Psychologe

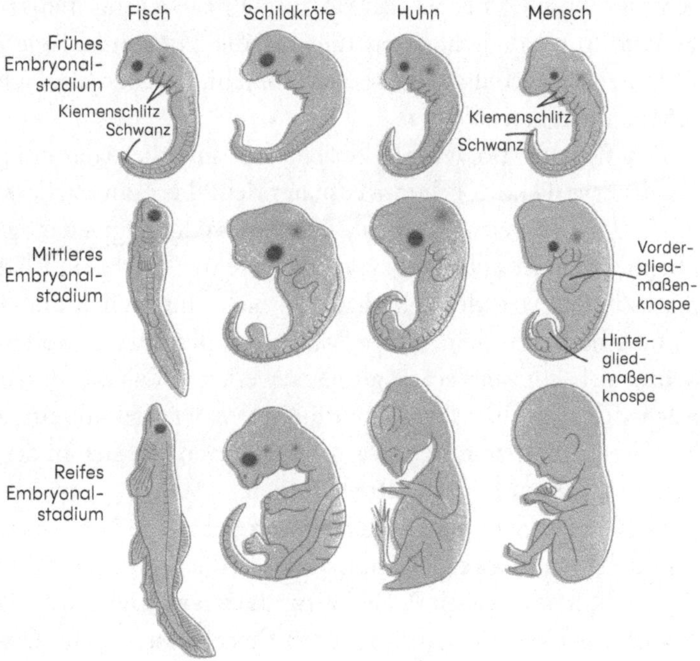

und Neurowissenschaftler Stephen Porges die Polyvagal-Theorie. Vor dem Hintergrund seiner Experimente mit dem Vagusnerv erkannte er, dass unser Überleben darauf basiert, dass drei verschiedene neuronale Systeme und damit verbundene Funktionsweisen zusammenarbeiten; wir tragen diese Systeme schon in uns, seitdem unsere Vorgängerorganismen vom Meer an Land gingen und sich den dortigen Lebensbedingungen anpassten. Porges' bahnbrechende Entdeckung identifizierte diese Strukturen im Körper und führte sie auf ihren Ursprung in unseren Vorfahren zurück. Doch vor allem zeigte er, wie sie die Biologie, Physiologie und das Verhalten des Menschen in verschiedenen Stadien der Bedrohung bestimmen und welche Rolle sie in den Mechanismen spielen, die sich sowohl auf chronische Erkrankungen als auch auf Traumata auswirken. Die weitere Erforschung dieser Theorie führte zur Entwicklung neuartiger Behandlungsmöglichkeiten, die auf die zugrunde liegenden Abläufe bei verhaltensbezogenen, psychiatrischen und physischen Störungen abzielen.

Der Begriff »polyvagal« bezieht sich auf die Anatomie des Vagusnervs. Darauf gehen wir später detailliert ein (siehe Kapitel 5), doch erst einmal ist es wichtig, dass der Vagus der zehnte Hirnnerv ist. Er entspringt direkt im Gehirn (nicht im Rückenmark) in der Medulla oblongata, die sich unmittelbar am Hirnstamm befindet. Sein Name, Vagus (lat. »umherschweifend«), deutet auf sein weitverzweigtes Netzwerk hin, das den gesamten Körper durchzieht. Obwohl wir ihn normalerweise als eine Einheit bezeichnen, besteht er aus zwei Strängen, die sich in der linken und rechten Körperhälfte befinden.

Der Vagusnerv umfasst das parasympathische Nervensystem und teilt sich in zwei Äste auf: ventral (Körpervorderseite) und dorsal (Körperrückseite). Der ventrale Strang zieht sich durch Nacken, Brust und Bauch. Er beeinflusst verschiedene Organe und Körperfunktionen, indem er auf sie anregend wirkt. Der dorsale Strang zieht sich an der Wirbelsäule entlang und beeinflusst hauptsächlich die Organe, die sich im Bauchraum befinden. Die parasympathische Reaktion wiederum wird von der HPA-Achse und von den Nervenfasern bestimmt, die am mittleren und unteren Rückenmark austreten, sich durch den Körper ziehen und verschiedene Organe und Gewebe anregen. Die Lage der Äste hängt direkt damit zusammen, wo in unserem Körper eine Reaktion stattfindet.

Mit diesem grundlegenden Verständnis des Vagusnervs können wir uns der Polyvagal-Theorie annähern. Ihr zufolge reagiert das Nervensystem auf eine Bedrohung, indem es auf drei Stufen agiert, um uns vor drohender Gefahr zu schützen. Diese Reaktionen werden in ventral-vagal, sympathisch und dorsal-vagal eingeteilt. Diese Reaktionshierarchie ist aufgrund der evolutionären Entwicklung des autonomen Nervensystems fest in diesem ver-

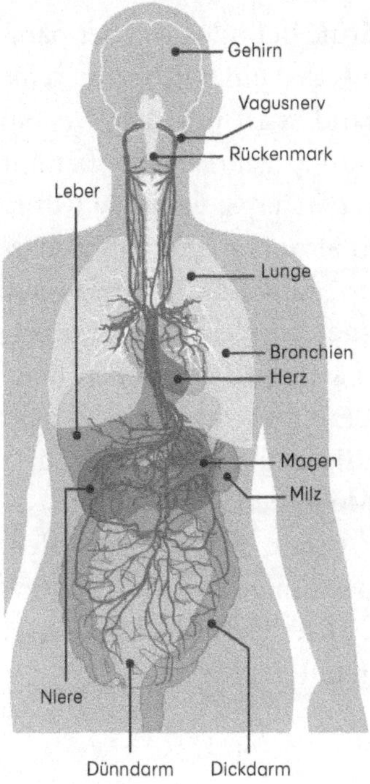

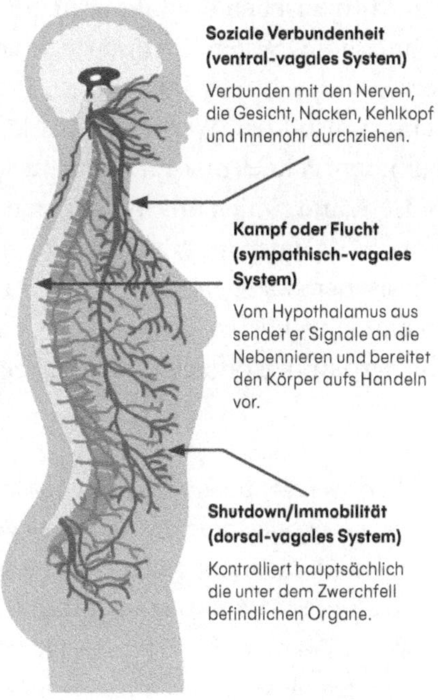

ankert. Die dorsal-vagale Bahnung des parasympathischen Asts stammt von unseren Vorfahren, den Wirbeltieren; sie ist die älteste Verbindung und löst die Reaktion Erstarrung aus. Als Nächstes entwickelte sich der sympathische Ast, zuständig für Aktivität und Mobilisierung. Als Letztes ist der ventral-vagale Ast entstanden, der Grundstein des für Säugetiere so typischen sozialen Verhaltens und des Verbindungsaufbaus zu anderen.

Auf der höchsten hierarchischen Stufe befindet sich der parasympathische *ventral-vagale Zustand,* der eintritt, wenn *keine* Bedrohung stattfindet. Dieser Zustand wird mit dem System für soziale Verbundenheit in Verbindung gebracht. Es hemmt die Überlebensreaktionen des Nervensystems, damit wir über Gesichtsausdruck, Laute und koordinierte Bewegung mit unseren Mitmenschen Kontakt aufnehmen und kooperieren können. Ohne dieses System könnten sich keine komplexen sozialen Systeme, wie sie unter Säugetieren, Primaten und Menschen herrschen, ausbilden. Wenn wir uns in einem »ventralen« Zustand befinden, geht es uns gut, wir sind ruhig, neugierig, achtsam und präsent und fühlen uns mit anderen Menschen verbunden. Unser Körper ist entspannt, ausgeruht und bereit, sich einer sozialen, physischen oder geistigen Aktivität zu widmen. Wir befinden uns in einem *regulierten* Zustand, in dem unser Herz, die Lunge und die Verdauungsorgane optimal arbeiten.

> Wenn wir hier über den »Zustand« im Zusammenhang mit der Polyvagal-Theorie sprechen, beziehen wir uns auf den physiologischen Zustand des autonomen Nervensystems. Befinden Sie sich beispielsweise in einem sympathischen Zustand, ist der Körper bereit, aktiv zu werden: Das Herz schlägt schneller, der Atem ist beschleunigt, die Muskeln sind angespannt und Ihr Körper schüttet Stresshormone wie Adrenalin und Cortisol aus. Befinden Sie sich in einem dorsalen Zustand, fühlt sich Ihr Körper taub an und reagiert nicht, Verdauung, Herzfunktion sowie Atem verlangsamen sich, Sie sind in sich gekehrt.

Der Mechanismus wird von unserem Körper auch eingesetzt, um anderen dabei zu helfen, sich sicher und geborgen zu fühlen. Diese Co-Regulation sorgt für entsprechende Gefühle beim anderen, was durch freundlichen Augenkontakt, ein leichtes Neigen des Kopfes beim Sprechen oder Lächeln erreicht wird. Ein Baby trösten wir durch leises Summen, wir singen ihm etwas vor oder versorgen es mit Nahrung, etwa durch Stillen.

Fühlen wir uns gestresst, reagiert das ventral-vagale System als Erstes. Wir suchen Ansprache und Fürsorge von anderen. Wir bemühen uns um Anschluss, versammeln uns und kümmern uns umeinander, um gemeinsam für unsere Sicherheit zu sorgen.

Nimmt der Körper mittels Neurozeption verstärkt eine Bedrohung wahr, schaltet Ihr autonomes Nervensystem von einem ventral-vagalen in einen aktivierten *sympathischen* Zustand, den wir von der Kampf-oder-Flucht- oder einer Mobilisierungsreaktion kennen. Die wahrgenommene Bedrohung kann nicht mehr mit der Nähe zu anderen bewältigt werden, sondern nur noch durch Flucht. Ist diese ausgeschlossen oder droht, nicht sicher genug zu sein, sendet das Nervensystem Signale, sich zu wehren. Diese Entscheidung trifft es vor dem Hintergrund Ihrer Erfahrungen. Wie Sie in der Vergangenheit Gefahrensituationen bewältigt haben, bestimmt die Art und Weise, wie das Nervensystem auf aktuelle Gefahren reagiert. Abgesehen davon sind das Nervensystem und die Reaktionen im sympathischen Zustand weder schwarz noch weiß, weder schlecht noch gut. Im Fluchtmodus können die Emotionen von Angst und Schreck oder extremer Sorge ausreichen, die entsprechenden Aktivitäten auszulösen, als müssten wir um unser Leben rennen. In diesem Zustand befinden sich die Emotionen in einem Spektrum, an dessen Enden sich Frustration auf der einen und Wut auf der anderen Seite befinden. Entsprechendes Verhalten äußert sich darin, entschieden Grenzen zu ziehen, sich zu behaupten oder sich sogar physisch auseinanderzusetzen. Im Gegensatz zum ventral-vagalen Zustand, in dem Ihr Körper optimal funktioniert, sorgt eine Reaktion des Sympathikus dafür, dass Muskelspannung, Blutdruck und Herzfrequenz steigen. Das Blut verdickt sich, sodass das Verdauungssystem langsamer arbeitet und die Immunantwort verringert wird. Das ist an sich kein Problem, wenn die Reaktion auf die Gefahr dann zum Zuge kommt, wenn sie wirklich nötig ist. Dann tritt sie nur kurzfristig mit hoher Intensität auf und ebbt wieder ab, sodass der ventrale Zustand wiederhergestellt ist. In einem dysregulierten System jedoch hält dieser Zustand an. Die sympathische Reaktion, dass sich jemand dauerhaft im Fluchtmodus befindet, zeigt sich möglicherweise in Vermeidungsverhalten, Prokrastination oder ständiger Sorge um viele Aspekte des Alltags, seien es Finanzen, Beziehungen, Gesundheit oder der Beruf. Betroffene, die sich in einem chronischen Kampfmodus befinden, stecken möglicherweise in impulsiven, aggressiven oder hyperaktiven Mustern fest. Einige neigen zu übermäßigem Ehrgeiz, Perfektionismus und Leistungsdenken. Im Körper schlagen sich die Muster beider Modi in plötzlichen Energieschüben in Armen und Beinen, Herzklopfen, flacher Atmung, Muskelanspannung in Rücken und Nacken, gesteigerter Sensibilität gegenüber Schmerz und Müdigkeit, übermäßigem Schwitzen sowie Verdauungsproblemen nieder. Dieses *Flüstern* des Körpers werden wir in diesem Kapitel übersetzen, um kritischen Situationen, die zu Burn-out, Schmerz und innerer Erschöpfung führen, vorzubeugen oder sie abzumildern.

Hat sich dieser sympathische Zustand chronifiziert, kann das zu vielen Erkrankungen führen, etwa Bluthochdruck, Arteriosklerose, Herzrhythmusstörungen, Vorhofflimmern, Insulinresistenz, chronischen Entzündungen und Stoffwechselsyndromen wie Fettleibigkeit. Abgesehen von den häufig empfohlenen Maßnahmen wie Stressreduktion und regelmäßiger Bewegung ist die Regulation des Nervensystems eine der wirksamsten Anwendungen, um die negativen Effekte chronischer sympathischer Zustände zu minimieren. Sie packt die Dysregulation an der Wurzel, indem sie das Nervensystem anspricht und seine vorherrschenden Muster – die Sicherung unseres Überlebens – verändert.

Gehen wir weiter hinunter in der Hierarchie, wo weder Kampf noch Flucht einen Ausweg bieten, kann sich die Erregung des

Sympathikus derart steigern, dass der Körper vollkommen überfordert ist. An diesem Punkt setzt ein unfehlbarer Überlebensmechanismus, der parasympathische dorsal-vagale Zustand, ein, und zwar so stark, dass er den sympathischen ausschaltet. Hier haben wir es mit der ältesten Überlebensstrategie zu tun, die wir von unseren Vorfahren, den Kaltblütern, geerbt haben: vollständiges Abschalten, was im Extremfall zur Ohnmacht führen kann. Wird jemand angesichts einer Spritze beim Arzt ohnmächtig, nimmt die Neurozeption der betroffenen Person die Situation als extrem gefährlich wahr und befielt dem Körper, »dichtzumachen«. Ein dorsal-vagaler Zustand kann sich außerdem im Geist mit Dissoziation, Hilflosigkeit, Willenlosigkeit, Depression, Hoffnungslosigkeit oder Verzweiflung und im Körper mit Schwere, Taubheitsgefühl oder Bewegungsunfähigkeit äußern. Ist dieser Zustand chronisch aktiviert, verändern sich Stoffwechsel und Verdauung, was häufig, aber nicht immer zu Gewichtszunahme führt. Außerdem steigen möglicherweise Herzfrequenz, Blutdruck, Muskeltonus, Körpertemperatur und Immunantwort.

Doch geschieht dies – wie alles im Nervensystem – nicht unbedingt vorhersehbar und linear. Beispielsweise verfallen die meisten Personen, die Opfer eines sexuellen Übergriffs werden, in Erstarrung und nicht in Ohnmacht. Sie berichten häufig davon, sich nicht gegen den Angreifer haben wehren zu können, auch wenn sie es kognitiv wollten. Der Freeze-Zustand setzt dann ein, wenn der Körper die Kampf-oder-Flucht-Reaktion und gleichzeitig die Immobilisation der dorsal-vagalen Reaktion zeigt. Betroffene, die diese Erfahrung gemacht haben, tendieren zu einem Nervensystem, das angesichts von Stress, Bedrohung oder Auslösern in Erstarrung verfällt. Das bringt das Trauma auf den Punkt: Jemand ist einer bedrohlichen Situation ausgesetzt, in der keine der Überlebensstrategien des Nervensystems funktioniert. Das Ergebnis ist, dass diese Person feststeckt und ihr Nervensystem dieses Muster jedes Mal wieder ohne Erfolg anwendet, wenn sie sich bedroht fühlt. Glücklicherweise können Therapieformen, die sowohl den Körper als auch das autonome Nervensystem berücksichtigen, dazu gehört beispielsweise das Somatic Experiencing, das System dabei unterstützen, diese Reaktionen aus der Vergangenheit in der Gegenwart abzuschließen. Damit können sich die Reaktionen durch den Körper und danach aus ihm herausbewegen, sodass das Trauma endlich abschließend geheilt werden kann.

Auch auf andere Weise kann das Nervensystem feststecken, weil es standardmäßig mit Erstarrung auf Bedrohung reagiert. Das nimmt dann möglicherweise die Erscheinung von dauerhaft großem Stress, Angstzuständen, Trauer, Verlust oder komplexem Trauma an, was zu einer posttraumatischen Belastungsstörung führen kann.

Stellen Sie sich vor, Sie fahren Auto und treten gleichzeitig auf Gas und Bremse. Sie bleiben auf der Stelle stehen und verbrauchen dabei unendlich viel Energie, ohne voranzukommen. Das heißt also, während sich der Körper auf Flucht oder Kampf vorbereitet, ist er gleichzeitig erstarrt und verharrt in diesem Zustand. Die simultane Anhäufung von Aktionsenergie und dem Bedürfnis nach Starre sorgt dafür, dass eine große Menge an Energie im Nervensystem eingeschlossen ist.

Auch wenn die hierarchische Ordnung der polyvagalen Zustände ein sinnvolles Modell darstellt, sind sie nicht immer unbedingt klar voneinander zu trennen. Eine Dysregulation des Nervensystems kann sich in einer Mischung von Zuständen zeigen, die nicht im Gleichklang sind. Es ist vollkommen normal, dass sich gleichzeitig oder abwechselnd, je nach der auslösenden Situation, sympathische und dorsal-vagale Zustände zeigen.

Ist beispielsweise eine betroffene Person mit einer sozialen Situation konfrontiert, die bei ihr Angst auslöst, kann sie eine Mischung aus verschiedenen Reaktionen spüren: Herzrasen, Schwitzen und erhöhte Aufmerksamkeit, typisch für sympathische Reaktionen. Gleichzeitig kann sie Elemente der dorsalvagalen Reaktion zeigen, etwa den Wunsch, sich zurückzuziehen,

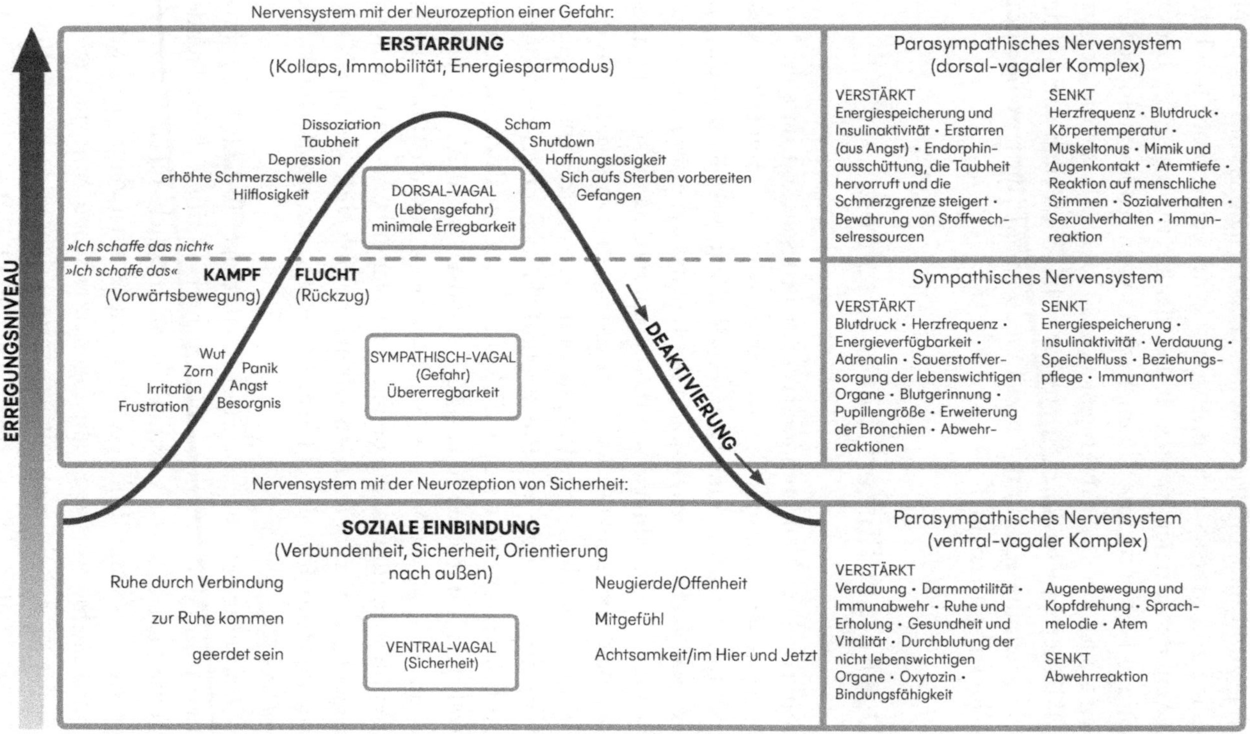

ERREGUNGSNIVEAU
Nervensystem mit der Neurozeption einer Gefahr:
ERSTARRUNG
(Kollaps, Immobilität, Energiesparmodus)
Dissoziation
Taubheit
Depression
erhöhte Schmerzschwelle
Hilflosigkeit
Scham
Shutdown
Hoffnungslosigkeit
Sich aufs Sterben vorbereiten
Gefangen
DORSAL-VAGAL
(Lebensgefahr)
minimale Erregbarkeit
»Ich schaffe das nicht«
»Ich schaffe das«
KAMPF
(Vorwärtsbewegung)
FLUCHT
(Rückzug)
Wut
Zorn
Irritation
Frustration
Panik
Angst
Besorgnis
SYMPATHISCH-VAGAL
(Gefahr)
Übererregbarkeit
DEAKTIVIERUNG
Parasympathisches Nervensystem
(dorsal-vagaler Komplex)
VERSTÄRKT
Energiespeicherung und Insulinaktivität • Erstarren (aus Angst) • Endorphinausschüttung, die Taubheit hervorruft und die Schmerzgrenze steigert • Bewahrung von Stoffwechselressourcen
SENKT
Herzfrequenz • Blutdruck • Körpertemperatur • Muskeltonus • Mimik und Augenkontakt • Atemtiefe • Reaktion auf menschliche Stimmen • Sozialverhalten • Sexualverhalten • Immunreaktion
Sympathisches Nervensystem
VERSTÄRKT
Blutdruck • Herzfrequenz • Energieverfügbarkeit • Adrenalin • Sauerstoffversorgung der lebenswichtigen Organe • Blutgerinnung • Pupillengröße • Erweiterung der Bronchien • Abwehrreaktionen
SENKT
Energiespeicherung • Insulinaktivität • Verdauung • Speichelfluss • Beziehungspflege • Immunantwort
Nervensystem mit der Neurozeption von Sicherheit:
SOZIALE EINBINDUNG
(Verbundenheit, Sicherheit, Orientierung nach außen)
Ruhe durch Verbindung
zur Ruhe kommen
geerdet sein
VENTRAL-VAGAL
(Sicherheit)
Neugierde/Offenheit
Mitgefühl
Achtsamkeit/im Hier und Jetzt
Parasympathisches Nervensystem
(ventral-vagaler Komplex)
VERSTÄRKT
Verdauung • Darmmotilität • Immunabwehr • Ruhe und Erholung • Gesundheit und Vitalität • Durchblutung der nicht lebenswichtigen Organe • Oxytozin • Bindungsfähigkeit
Augenbewegung und Kopfdrehung • Sprachmelodie • Atem
SENKT
Abwehrreaktion

Angst und emotionalen Shutdown. Das Verhältnis vom sympathischen zum dorsal-vagalen Zustand kann sich entsprechend des jeweiligen sozialen Kontextes und der Erfahrungen der betreffenden Person unterscheiden. In den folgenden Kapiteln werden wir näher auf BASE-B eingehen, bei der das B für die polyvagal basierten Überlebensstrategien steht. Wir stellen dar, wie die Wahrnehmungstechnik *Übersetzen* dabei hilft, die jeweilige Strategie zu bestimmen.

Der Körper flüstert, bevor er schreit

Aufgrund der Neurozeption können Sie feststellen, dass Ihr Nervensystem immer schneller reagiert, als der Geist mit seiner Analyse und Reaktion hinterherkommt. Wenn wir die Sprache des Körpers nicht sprechen, kann der bewusste Geist weder verstehen noch wahrnehmen, was das autonome Nervensystem gerade tut. Beide geraten aus dem Gleichklang und missverstehen einander. Vielleicht erhalten wir besorgniserregende Signale, spüren Schmerz und Enge in der Brust und glauben, einen Herzinfarkt zu bekommen, wenn eigentlich unser Nervensystem nur etwas wahrgenommen hat, das Angst auslöst. Daraufhin werden in einem komplexen Vorgang Stresshormone ausgeschüttet, die zu Symptomen führen, die denen eines Herzinfarkts ähneln. Doch eigentlich versucht Ihr Körper, Ihnen nur folgende wichtige Nachricht mitzuteilen: »Ich fühle mich nicht sicher, etwas stimmt hier nicht.«

Körperliche Sicherheit ist die Grundlage für jegliche positive Erfahrung und Emotion. Ohne Sicherheit gibt es keine Freude. Ohne Sicherheit ist Vertrauen nicht möglich. Ohne Sicherheit spürt man keine Ruhe. Auch wenn es im Leben nicht allein darum geht, positive Erfahrungen zu machen, brauchen wir sie als Gegengewicht, um mit negativen Erlebnissen besser umgehen zu können. Bei der Regulierung des Nervensystems geht es um Flexibilität und Ausgeglichenheit. Indem wir Stress erleben und ihm mit einer angemessenen sympathischen Reaktion begegnen, bringen wir dem Körper bei, wie er zurück in einen ruhigeren Zustand gelangen kann. Lernt man, die Botschaften des Körpers zu interpretieren und zu übersetzen, ist Selbstheilung möglich und man kann erkennen, dass die Empfindungen und Gefühle im Körper über *Angst, Depression* und *Schmerz* hinausgehen. Allerdings können die Signale tatsächlich Schmerz, Verlassenwerden und Ungenügendsein bedeuten.

Aus Jennifers Tagebuch

22. Juni 2020

Ich lag stunden- oder tagelang im Dunkeln ... es fühlte sich an wie eine halbe Ewigkeit. Wessen Körper war das? Meiner jedenfalls nicht. Meiner war für das Tanzen geschaffen. Geschaffen dafür, die Erde zu küssen und vor dem Mond zu knicksen. Dafür war ich da. Ich begann zu träumen und stellte mir vor, wie ich auf der Bühne stehe. Ich spürte, wie ich mich ganz leicht und anmutig bewegte. Ich war eins mit der Luft und verwandelte mich in Musik. Ich fing an einzudösen und nahm verschiedene Formen an, wie in dem Disney-Film Fantasia, *in dem sich Elefanten in Flamingos verwandeln und Buckelwale in den Himmel schweben. Ich stellte mir vor, wie ich ertrinke und auf den Meeresboden sinke. Ich ließ mich selbst verschwinden. Gerade als sich mein Geist entspannte und die Gedanken ruhiger wurden, fing mein Körper wieder zu schreien an. Ich spürte wieder meinen Puls unter meiner fiebrig-warmen Haut, die Schmerzen in der Lunge, die Halsschmerzen, und unerwartet und laut war die Schwere in meinen Beinen zurück. Es war schön, diesen Körper zu verlassen, aber nun war ich zurück; ich konnte nicht entkommen. Ich saß fest. Körper, was willst du mir sagen? Als ich so schwer auf dem Boden lag, stellte ich mir vor, wie mein Leben aussehen würde, bliebe ich für immer so krank. Das wäre kein Leben mehr, mein Körper wäre ein*

Gefängnis. Ich gab den düsteren Gedanken nach und stellte mir vor, wie Yiannis mich verließ, sodass mein Leben noch mehr einem Scherbenhaufen glich. Angst kroch in meine Brust, in die Arme und Beine. Mein Herz schlug immer schneller. Ich fühlte mich unsicher, hilflos, ich hatte Angst. Doch so blieb es nicht lange, denn meine Furcht verwandelte sich in Wut. Über mir schlug eine riesige Welle von Wut und Frust zusammen. Das ist nicht fair. Ich spürte, dass mir eine Träne die Wange hinunterlief, bis bald mein ganzes Gesicht nass war. Ich kümmerte mich nicht darum. Das ist nicht fair! Warum ich? Am Abend bat ich Yiannis, mich auf dem Teppich liegen zu lassen und nicht ins Bett zu tragen. Ich wollte den Boden unter mir spüren. Ich wollte meinen Körper ganz klar spüren und hören, ob es noch etwas anderes als dieses Schreien gab. Yiannis war so lieb, mit mir im Wohnzimmer zu bleiben, und setzte sich in seine Couchecke. Irgendwann schliefen wir ein.

25. Juni 2020

Ich habe mich gerade an etwas erinnert, das ich vergessen hatte. Vor zwei Jahren, als die Körperschmerzen anfingen, hörte ich den Gesundheits-Podcast von Dhru Purohit. In dieser Folge ging es um das Gehirn und darum, wie die Zellen in unserem Körper ständig unseren Gedanken zuhören. In dem Moment sagte ich laut zu mir: »Ich bin so müde.« Und dann fiel mir auf, dass ich mir das eigentlich sehr oft sage. Als ich den Podcast zu Ende gehört hatte, war ich überzeugt: Morgen würde ich meine Gedanken ändern und ich wollte nie wieder müde sein. Aber schon bald hatte ich das vergessen und fühlte mich wieder erschöpft. Doch mittlerweile glaube ich, dass mein Geist nicht zu meinem Körper spricht, sondern dass es vielleicht genau umgekehrt ist. Vielleicht versuchte mein Geist, den Signalen meines Körpers zuzuhören, aber er wusste nicht, wie das geht. Und vielleicht flüsterte mein Körper etwas, das mein Geist nicht verstehen konnte. Ich glaube, ich bin da einer heißen Sache auf der Spur, aber ich bin zu müde, um weiter darüber nachzudenken.

Seit fünf Jahren litt Jennifer immer wieder an Anfällen von Erschöpfung, Schmerz, Angst und Panikattacken. Sie pendelte zwischen einer hochfunktionalen und einer generalisierten Angststörung. Ständig bewegte sie sich zwischen den beiden Polen Perfektionismus und Überforderung, ihren eigenen Ansprüchen gerecht zu werden, hin und her. Schließlich führte diese Dysregulation zu Schmerzen, die Müdigkeit überkam sie immer wieder und ihre Rückenschmerzen waren so stark, dass sie sich nicht mehr ignorieren ließen. Da sie die Sprache ihres Körpers noch nicht beherrschte, riss sie sich zusammen und hoffte, irgendwann würden sich die Beschwerden schon von selbst in Luft auflösen.

Spoileralarm: Das taten sie nicht. Sie wurden noch schlimmer. Neben ihrem Studium der Physiotherapie an einer angesehenen Uni in London trainierte sie sechsmal in der Woche, behandelte Klientinnen und Patienten vor und nach den Vorlesungen und jobbte in einem Krankenhaus ... bis das alles ein *Ende* hatte. Sie fühlte sich, als habe man ihr den Boden unter den Füßen weggezogen. Sie wurde bettlägerig. Ihre Diagnose lautete chronischer Erschöpfungszustand.

Viele Monate lang kämpfte sie mit Physiotherapie gegen die chronische Erschöpfung und mit Gesprächstherapie gegen ihre Angststörung an. Doch leider half beides nicht. Die Gesprächstherapie triggerte ihre physischen Symptome, und umgekehrt löste die Reha wieder Ängste aus. Nachdem Jennifer neun Monate lang ans Bett gefesselt gewesen war, verschlechterte sich ihr Zustand. Es ging nicht vorwärts, und Jennifer fühlte sich mittlerweile von ihrem Körper im Stich gelassen. Sie wusste weder ein noch aus.

Jennifer vertieft sich gern in Themen, die sie interessieren. So recherchierte sie wochenlang und stieß endlich auf die Bedeutung des Nervensystems bei Erkrankungen. Darüber hatte sie weder in den Biomedizin- noch in den Physiotherapievorlesungen etwas gehört. Sie entdeckte Porges' Polyvagal-Therapie, und plötzlich ergab alles einen Sinn. Ihr Körper war nicht von heute auf morgen krank geworden, sondern er versuchte, ihr etwas zu sagen. Sie begriff, dass ihr Nervensystem irgendwie feststeckte und sich in einem dysregulierten Zustand befand. Regulation war das Stichwort.

Als Jennifer fünf Jahre alt war, verließ ihr Vater die Familie, was zur Folge hatte, dass sie sich unerwünscht und unzureichend fühlte. (Mittlerweile haben sie wieder ein gutes Verhältnis zueinander.) Dieser Schmerz saß tief. *(Hi Dad, solltest du dieses Buch gerade lesen: Ich bin wirklich stolz darauf, wie du es geschafft hast, dich selbst zu heilen. Manchmal fühle ich mich immer noch ungeliebt, unzureichend und bin verletzt, aber dann entsinne ich mich, dass du dich auch immer so gefühlt hast. Du wusstest einfach nicht, wie du mir die Liebe geben und dich um mich kümmern konntest, so, wie du es dir selbst gewünscht hast.)* Jennifer wurde daraufhin von ihrer Mutter großgezogen, die alles tat, was in ihrer Macht stand, und sie sehr lieb hatte. Doch die Mutter litt selbst an Angstgefühlen und zeigte entsprechende Muster, die sich auf ihren Geist und Körper auswirkten. Auch sie litt an einem unverarbeiteten Trauma und dysregulierten Nervensystem. Dies beeinflusste Jennifer, die als Folge nun selbst permanent in Angst lebte und an einem dysregulierten Nervensystem litt. *(Hi Mom, falls du dieses Buch gerade liest: Ich weiß, dass du es in deinem Leben häufig schwer hattest, und bin stolz auf dich, weil du so stark und resilient bist. Es tut mir leid, dass ich dir wehgetan habe, als ich mich von dir abgrenzte. Wir haben schon so viel geschafft, um unsere Beziehung zu heilen und zu verbessern. Ich bin dir wirklich dankbar und wäre ohne dich nicht dort, wo ich jetzt bin.)*

Diese beiden Dynamiken sorgten dafür, dass Jennifers Nervensystem Muster übernahm, die von Selbstkritik, Selbstzweifeln, Perfektionismus, dem Wunsch, allen zu gefallen, Angst, Erstarrung und Überforderung geprägt waren. Jahrelang litt sie an Angst, Stottern, Erschöpfung sowie Schmerzen – und die ganze Zeit über war es ihr Nervensystem, das sich permanent im Überlebensmodus befand und mit seinen Signalen darum bat, beruhigt und umsorgt zu werden. Über eine lange Zeit befand sich Jennifer im Erstarrungs- beziehungsweise Kampf-oder-Flucht-Modus. Eine chronische Erschöpfung brachte das Fass zum Überlaufen.

Nachdem sie erkannt hatte, in welchen Zuständen sich ihr Nervensystem befand, und die entsprechenden Muster unterbrechen konnte, erholte sich Jennifer vollständig. Sie gestaltete ihre neuronalen Schaltkreise neu und löste sich aus der Starre. Gemeinsam mit Karden hat sie nun dieses Buch für Sie geschrieben, damit auch Sie genesen. Zwei Punkte sind hier wichtig: Erstens verfügen wir alle über die unverbrüchliche Fähigkeit, uns selbst zu heilen, und zweitens kommuniziert unser Körper ständig mit uns. Einige dieser Signale fühlen sich gut an, andere nicht. Das Nervensystem kommuniziert diese Informationen über den Körper. Verhaltensweisen wie Prokrastination, Perfektionismus, der Wille, anderen zu gefallen und immer Bestleistungen zu erbringen, sowie Symptome wie Muskel- und Nackenverspannungen, Magenschmerzen, chronischer Erschöpfungszustand und Reizdarmsyndrom sind die Schreie, die das Flüstern der unverarbeiteten Emotionen und Gefühle übertönen. Dazu gehören Stress, Angst, Wut, Taubheit, Einsamkeit und Trauer, die Sie zuvor nicht haben hören können. Wenn wir nicht wissen, was dieses Flüstern bedeutet, fängt der Körper an zu schreien. Jennifer zufolge ist eine chronische Erkrankung der Schrei des Körpers nach Hilfe. In diesem Kapitel lernen Sie eine Technik kennen, mit der Sie die Zustände Ihres Nervensystems übersetzen können. Das hilft Ihnen, Ihrem Erleben entsprechend zu handeln. In Teil I haben Sie schon die Techniken des Zuhörens erlernt. Im Folgenden werden Sie lernen, die Signale Ihres Nervensystems mittels des Polyvagal-Systems zu übersetzen.

Diagnosen unter der Lupe

»Aus der Perspektive der Polyvagal-Theorie entspricht fast jede Diagnose aus dem *DSM (Diagnostic and Statistical Manual of Mental Disorders)* einem Nervensystem im dysregulierten Zustand.«

DEB DANA, THERAPEUTIN UND AUTORIN VON DIE POLYVAGAL-THEORIE IN DER THERAPIE UND ARBEITEN MIT DER POLYVAGAL-THEORIE

Diejenigen, die an den Folgen eines dysregulierten Nervensystems leiden, kennen das: Es ist verwirrend und belastend, nicht zu wissen, was mit einem los ist. Wie bei Jennifer bleibt alles beim Alten, und wir sind frustriert. Ohne wirklich zu verstehen, welche Rolle unser Nervensystem spielt, haben wir zunächst nur eine Gewissheit: Wir leiden an hartnäckigen Symptomen, die häufig als Depression oder Reizdarmsyndrom diagnostiziert werden. Auch wenn diese medizinischen Etiketten manchmal erleichternd sein können (weil es endlich einen Namen für das gibt, was wir erleiden – selbst wenn er nicht zutrifft –, haben wir doch das Gefühl, einer Lösung näherzukommen), helfen sie nicht immer weiter. Oft werden wir durch die Diagnose pathologisiert, das heißt, sie verstärken unsere Wahrnehmung, dass wir krank sind und etwas mit uns nicht stimmt. Das wiederum verstärkt unsere Ängste und Depressionen nur und gießt noch mehr Öl ins Feuer, sodass sich der dysregulierte Zustand des Nervensystems weiter verschlimmert.

Sobald wir um die zentrale Rolle des Nervensystems im Körper wissen und so seine Signale mithilfe der Polyvagal-Theorie übersetzen können, ergibt alles plötzlich einen Sinn. Der Körper tut das *für* Sie, er hält Sie damit am Leben und hilft Ihnen zu überleben. Das klingt zunächst bahnbrechend und ruft damit auch Skepsis hervor. Doch wenn wir uns anschauen, wie der Körper funktioniert und wie unsere Übungen einem großen Teil unserer Klientel dabei geholfen haben, das Nervensystem zu beruhigen und zu regulieren, kommen wir zu dem Schluss, dass die Techniken wirklich etwas bewirken. Betrachten wir Depressionen und Reizdarmsyndrom aus der Perspektive der neuronalen Dysregulation, erkennen wir, dass das Nervensystem bei diesen Leiden in einem dorsal-vagalen Zustand stecken geblieben ist. Symptome wie Dissoziation, Trauer und Hoffnungslosigkeit (»Depression«) und die biologischen Symptome einer gehemmten Verdauung und Energielosigkeit (»Reizdarmsyndrom«) sind die Folge. Um sie zu behandeln, schlagen wir vor, Regulierungstechniken für Geist und Nervensystem anzuwenden, um den dorsal-vagalen Zustand zu verlassen und sich den sympathischen und ventral-vagalen Zuständen anzunähern.

Dem alten Paradigma zufolge lautet die Diagnose vielleicht schwer depressive Episode, Burn-out oder Reizdarmsyndrom, mit der Empfehlung, eine Gesprächspsychotherapie zu machen und eine gastroenterologische Untersuchung durchführen zu lassen, um zwei voneinander völlig unabhängige Therapieansätze zu verfolgen. Im neuen Paradigma verstehen wir die Diagnosen nicht als zwei verschiedene, voneinander getrennte Störungen, die separat behandelt werden sollten, sondern als zwei Etiketten, die die Symptome einer einzelnen Diagnose, nämlich des dysregulierten Nervensystems, beschreiben. Indem wir uns mit unseren therapeutischen Interventionen mittels AIR auf das Nervensystem konzentrieren, können auf lange Sicht Depressionen und Reizdarmsyndrom zusammen mit anderen Leiden geheilt werden. Tausende unserer Klientinnen und Klienten können von ihrer vollständigen Genesung berichten.

Alyssa kontaktierte Jennifer vor zwei Jahren via Social Media. Sie litt schon seit Jahren an verschiedenen Symptomen. Zunächst waren es nur Schwindelanfälle, Herzrasen und das Gefühl absoluter Schwäche, sobald sie aufstand. Nach zahllosen Arztbesuchen und Fehldiagnosen wurde bei Alyssa schließlich ein posturales Tachykardie-Syndrom (POTS) diagnostiziert. Das machte ihr Angst, sie wusste nicht, wie es mit ihr weitergehen sollte, daher kam sie zu Jennifer in die Praxis. Im Verlauf von fünf Terminen lernte Alyssa, in welchen polyvagalen Zuständen ihr Nervensystem verharrte. Sie stellte fest, dass sie ziemlich viel Wut mit sich herumtrug. Sie hatte das Gefühl, dass ihr Körper eigentlich jederzeit auf etwas einschlagen könnte. Außerdem stellte Alyssa fest, dass sie sich immer in einem aufgebrachten sympathischen Zustand befand. Sie lernte, den Vagusnerv zu beeinflussen und somatosensorische Techniken anzuwenden, um dieses Muster zu durchbrechen. Wenn sie das Gefühl hatte, ihr Herz finge an zu rasen oder es drohte ein Schwindelanfall, stoppte sie die Symptome, bevor sie richtig einsetzen konnten. Mit der AIR-Technik war es ihr möglich, die Signale, die ihr Körper dem Gehirn sandte, zu verändern und umgekehrt die Signale, die vom Gehirn an den Körper gingen, neu zu gestalten. Diese neuen Signale trugen dazu bei, die Rückkopplungsschleife Wut – Angst – Symptom zu minimieren und das hyperaktive Nervensystem im sympathischen Zustand »abzuschalten«, während der reguliertere ventral-vagale Zustand aktiviert wurde.

Mit jedem Termin gelang es Alyssa mehr, sich von der ursprünglichen Diagnose zu distanzieren und zu erkennen, dass sich der Zustand, in dem sich ihr Körper befand, verändern ließ. Sie erkannte nun auch allmählich, dass ihr Körper sie seit langer Zeit hin und wieder durch die Signale unregelmäßiger Herzschlag und Schwindel gebeten hatte, langsamer zu machen. Alyssa lernte, mit ihrem Körper Kontakt aufzunehmen, was ihr zuvor nicht in den Sinn gekommen war. Sie konnte nun die Wut, die sie so lange unterdrückt hatte, spüren und loslassen. Zum ersten Mal seit Jahren fühlte sich Alyssa erleichtert. Nachdem Jennifer mit ihr Tapping, Vokalisierungen und eine Vagusaktivierung durchgeführt hatte, konnte Alyssa nach der Behandlung draußen die warme Sonne genießen, ohne dass ihr Herz wieder zu rasen anfing. Per Messenger schrieb sie: »Einfach in der Sonne stehen zu können erinnert mich daran, dass ich Einfluss auf meine Gesundheit habe. Es hilft mir, mich wieder normal zu fühlen, und ich habe meine Stärke zurück. Ich werde nie wieder vergessen, dass ich all das in mir trage, was ich brauche, um mich selbst wieder gesund zu machen. Ich kann nicht glauben, dass es schon die ganze Zeit dagewesen ist! Diese Herangehensweise hat mich für immer verändert. Danke.«

Durch das tägliche Üben von AIR ging es Alyssa schnell besser. Mit der Zeit ebbten ihre Symptome ab, und gegen Ende ihrer Sitzungen mit Jennifer war sie so gut wie symptomfrei. Sie konnte aufstehen, ohne dass ihr schwindelig wurde, konnte sich frei bewegen und freute sich über ihre Gesundheit. Außerdem hatte sie auch wieder das Gefühl, über sich selbst zu bestimmen. Alyssas Reise von Verzweiflung und Angst hin zu einer vollständigen Genesung zeigt, wie effektiv die Techniken für das Nervensystem sind. Jennifer berichtete darüber in ihren sozialen Medien. Das gab auch anderen Menschen, die an ähnlichen Beschwerden litten, Hoffnung.

Verlust des Willens und Shutdown

In Kardens Praxis kam ein Klient, dem es in den vergangenen Jahren gelungen war, einen Hirntumor zu bekämpfen. Vor seiner Krebserkrankung war Dave ein offener, umgänglicher und mitteilsamer Mann gewesen, der gern in Gesellschaft von anderen war. Doch seitdem der Tumor entfernt worden und die meisten Nebenwirkungen der Behandlung abgeklungen waren, war Dave nicht mehr der Alte. Sein unerschütterlicher Optimismus war verschwunden, ihm gelang es kaum, Fortschritte bei den verschiedenen Reha-Behandlungen zu machen. Alltagsaufgaben stellten für ihn mittlerweile, so sagte er selbst, eine riesige Herausforderung dar. Dave hatte die besten Spezialisten wegen einer erneuten Untersuchung seines Gehirns und seines Nervensystems konsultiert, und obgleich der Tumor und die Eingriffe einige physische Schwierigkeiten erklärten, hingen sie doch nicht mit seinen psychologischen und emotionalen Problemen zusammen. Auch eine erfahrene Psychoanalytikerin, die Dave über ein Jahr lang aufgesucht hatte, konnte ihm nicht weiterhelfen.

Als Dave Kardens Praxis betrat, erkannte er aus der Perspektive der Polyvagal-Theorie, dass sein Klient sich hauptsächlich in einem dorsal-vagalen Zustand befand. Dies wurde durch seine gebückte Haltung, den hängenden Kopf, die Schweigsamkeit, den trüben Blick und seine allgemeine Ausstrahlung deutlich, die Kollaps und Shutdown signalisierte. Dave befand sich in einem Zustand der »funktionalen Erstarrung« *(functional freeze)*, wie Peter Levine es nennen würde. Es gelang ihm jeden Tag, seinen Alltag zu (über-)leben, doch ohne Freude, Lebendigkeit und Vitalität. Um Dave dabei zu unterstützen, aus seinem dorsalen Not-Aus herauszukommen, musste Karden ihm helfen, die eigene Überlebensenergie des sympathischen Systems zu wecken. Dazu leitete Karden ihn zu einer verkörperten Visualisierung der Erinnerung an eine Zeit an, als Dave noch Fußball spielte. In seiner Erinnerung spürte er den Rasen unter seinen Füßen, wie sich die Muskeln in seinen Beinen anspannten, sein Herz pumpte und wie sich die Kameradschaft zu seinen Mannschaftskollegen anfühlte. Während er sich diese Erinnerungen vor Augen führte, deuteten minimale Veränderungen in seiner Haltung und Mimik darauf hin, dass Dave begann, in seinem Körper wieder ein wenig Stärke und Kraft zu spüren. Dadurch erkannte Karden, dass sich Daves Nervensystem langsam aus dem Zustand des dorsalen Shutdowns in Richtung sympathische Energie veränderte. Danach folgte eine Übung zu Grenzen. Karden stellte sich in drei Metern Entfernung von Dave auf und kündigte an, langsam auf ihn zuzukommen. Er bat ihn, laut und deutlich »Stopp« zu sagen, wenn er wünschte, dass Karden stehen blieb. Um unsere Sicherheit zu gewährleisten, ist es wichtig, Grenzen zu ziehen; dabei fungiert das sympathische Nervensystem als Hüter. Indem Karden ihn bat, auf seine Grenzen zu achten und sie mit der Aufforderung »Stopp« zu schützen, wurde Daves sympathisches Nervensystem noch stärker aktiviert. Als hätte man ein Streichholz angezündet, wurde es wach und sorgte dafür, dass das System die Hierarchie der Zustände hinaufstieg, vom Shutdown in die Lebendigkeit.

Dieses Beispiel, wie jemand aus einem polyvagalen Zustand in einen anderen gelangt, ist aufschlussreich, doch darum geht es hier nicht. Wir können etwas aus den verschiedenen Herangehensweisen von Karden und Daves Psychoanalytikerin lernen. In ihrer Dokumentation notierte sie: »Ich bin es gewohnt, Patienten zu haben, die es sich nicht erlauben, Hoffnung zu schöpfen oder an sich und ihre Fähigkeiten zu glauben. Größtenteils sind entsprechende Befürchtungen unrealistisch oder psychologischer Natur. Doch Daves Konfrontationen mit dem eigenen Tod haben in einer Weise dazu geführt, dass seine Fähigkeiten beeinträchtigt sind, an sich und seine Ressourcen zu glauben, die wir, die wir die eigene Sterblichkeit und die Grenzen unserer Fähigkeiten nicht derart erschreckend vor Augen geführt bekommen, kaum nachvollziehen können. Vor dieser Herausforderung steht Dave in seiner jetzigen Situation.«

Diese Beschreibung ist deshalb interessant, weil sie leider Daves Zustand treffend darlegt, und zwar aus der Perspektive der Psychoanalyse. Die Analytikerin kommt zu einer ähnlichen Schlussfolgerung wie Karden: Dave befindet sich im Shutdown. Doch der Unterschied besteht darin, dass die Beobachtungen der Analytikerin, obgleich sie korrekt sind, und ihre einfühlsame und einsichtige Behandlung nicht dazu geführt haben, dass sich Daves Zustand verbesserte. Grund dafür ist, dass sich die geheime Sprache unseres Körpers nicht in Begriffen der Psychoanalyse ausdrückt, sondern in BASE.

Hier ging es gar nicht darum, ob Dave es sich erlaubte, Hoffnung zu schöpfen oder an seine Fähigkeiten zu glauben. Vor dem Hintergrund seiner Erfahrung mit einem Hirntumor, der fast zu seinem Tod geführt hätte, ging es auch nicht darum, dass er sich (zumindest unbewusst) über seine Gebrechlichkeit und körperlichen Grenzen klar wurde. Der Punkt ist, dass das dreistufige, auf dem Vagusnerv basierende, neurozeptive Überlebenssystem den einzigen Ausweg wählte, der ihm noch offenstand: Es reagierte mit dem dorsal-vagalen Zustand und verharrte darin, weil bei dieser tödlichen Bedrohung durch einen bösartigen Hirntumor weder Kampf noch Flucht etwas nützte.

Die Art und Weise, wie Karden Dave behandelte, funktionierte, weil es sich um einen nonverbalen Austausch auf der Ebene der Neurozeption handelte, der es Daves Nervensystem ermöglichte, wieder in einen sympathischen und ventralen Zustand zu gelangen. Sobald das geschehen war, bekam Dave wieder Zugang zu seinen eigenen Fähigkeiten, zu seinem Willen und seiner Lebenslust. Mittels der Kombination aus Therapiesitzungen und AIR-Übungen gelang es ihm, sein Nervensystem zu regulieren und so seinen Geist und auch seine Persönlichkeit zurückzugewinnen.

Es ist nicht in deinem Kopf, aber es ist in deinem Gehirn.

Im Rahmen der Arbeit mit der Polyvagal-Theorie und traumageschädigten Nervensystemen sind Diagnosen wie generalisierte Angststörung oder Anpassungsstörung mit depressiver Symptomatik wie Etiketten, die eine Reihe von Symptomen beschreiben. Betrachten wir diese Störungen aus der Perspektive des Nervensystems und sprechen wir sie mit der Sprache des Körpers an, ergeben sie nicht nur Sinn, sie können auch geheilt und rückgängig gemacht werden.

Sie sind nicht Ihre Diagnose. Sie sind nicht irgendwie komisch. Sie haben Ihre Gesundheit in der Hand. Außerdem geht es auch nicht darum, dass Sie sich mehr anstrengen müssten, um glücklich oder ausgeglichen zu sein.

Richtig ist, dass aus Gründen, für die Sie nichts können, Ihr Nervensystem aus der Balance geraten ist. Der Versuch, es aus dem Geist heraus zu »reparieren«, kann nicht funktionieren, weil die exekutiven Funktionen Ihres Geistes bei der Dysfunktion eines extrem wachsamen Nervensystems im Überlebensmodus *nicht arbeiten* können. Wie im Fall von Dave geht es nicht darum, dass Sie es sich nicht gestatten, an Ihre eigenen Fähigkeiten zu glauben, oder dass Sie einfach Ihre Denkungsart und Haltung ändern müssten. Ihr polyvagales System verharrt in einem Zustand, der es Ihnen nicht erlaubt, eine Veränderung herbeizuführen. Das jedoch sehen wir als Chance. Denn jetzt haben Sie endlich die Entscheidung über Ihre Gesundheit: Sie können Ihr Nervensystem regulieren und seine Fähigkeit, Resilienz zu entwickeln, stärken, sodass Sie sich endlich selbst heilen können.

Übersicht über die Zustände des Nervensystems

Hoffentlich erkennen Sie allmählich, dass Ihr Körper Ihnen leise Warnsignale sendet, bevor er laut Alarm schlägt. Wenn Sie die frühen Hinweise und Signale Ihrer Überlebensreaktionen durch BASE-B *übersetzen,* können Sie diesen Alarm häufig verhindern. Vor dem Hintergrund der Polyvagal-Theorie, die auch Traumata berücksichtigt, folgt Ihr Nervensystem einer hierarchischen Reihe von Reaktionen, um für Ihre Sicherheit zu sorgen. Diese Reaktionen stimmen mit den Zuständen des Nervensystems, physiologischen Anpassungen sowie physischen, verhaltensbezogenen und emotionalen Äußerungen überein. Wir haben sie in folgender Liste zusammengefasst:

1. Der **ventral-vagale Zustand** wird mit Gefühlen von Sicherheit, sozialer Verbundenheit und Entspannung in Verbindung gebracht. *Sie erkennen, dass Sie sich in diesem Zustand befinden, wenn Sie ruhig sind, sich mit anderen verbunden und insgesamt wohl fühlen.*
2. Auf physiologischer Ebene sorgt dieser Zustand für einen normalen Herzschlag, entspannte Muskeln und tiefes, gleichmäßiges Atmen. Chronischer Stress, Trauma oder ein Abbruch sozialer Beziehungen kann dazu führen, dass dieser Zustand verlassen wird. Chronische Erkrankungen, die mit einem Mangel an ventral-vagalem Gleichgewicht in Zusammenhang stehen, sind unter anderem Angstzustände, Depressionen und weitere affektive Störungen.
3. Der **sympathische Zustand** wird als Reaktion auf Stress, Bedrohung oder Herausforderungen aktiviert. Er zeichnet sich durch erhöhte Aufmerksamkeit, erhöhten Herzschlag, erhöhte Muskelspannung und erhöhte Handlungsbereitschaft aus. *Sie erkennen diesen Zustand bei sich, wenn Sie das Gefühl haben, dass Ihre Arme und Beine voller Energie sind, an Angst, Furcht,*

Nervosität und Unruhe. Die fortlaufende Aktivierung des sympathischen Zustands kann zu Bluthochdruck, Herzerkrankungen und chronischen Störungen als Reaktion auf Stress führen.

4. Der **dorsal-vagale Zustand** hängt mit Erstarrung und dem Gefühl des Abgetrenntseins zusammen. Er zeichnet sich durch emotionale Taubheit, physische Immobilität, Dissoziation und einen langsameren Herzschlag aus. *Diesen Zustand erkennen Sie daran, dass Sie schlechte Laune haben, es Ihnen schwerfällt, sich zu konzentrieren, Geist und Körper sich taub anfühlen und Sie sich zurückziehen möchten.* Chronischer oder extremer Stress kann zu einem dorsal-vagalen Zustand führen und damit zu Erkrankungen wie Depressionen, Fibromyalgie und weiteren Krankheiten beitragen.
5. Der **Erstarrungs- oder Freeze-Zustand** wird durch die gleichzeitige Aktivierung des sympathischen und dorsalen Zustands ausgelöst. Damit gehen Regungslosigkeit in Kombination mit einem hohen Energieniveau einher – als würde man gleichzeitig auf Gas und Bremse treten. Kennzeichen für diesen Zustand sind emotionale Taubheit, physische Bewegungslosigkeit und eine niedrige Herzfrequenz. *Sie erkennen diesen Zustand bei sich selbst, wenn Sie das Gefühl haben, dass Teile oder der ganze Körper feststecken, Ihnen ständig kalt ist oder Sie Taubheitsgefühle haben. Sie spüren eine Steifheit oder Schwere in den Extremitäten, es fällt Ihnen schwer zu atmen oder Sie halten den Atem an. Vielleicht haben Sie aber auch das Gefühl der Bedrohung oder einer Vorahnung und sind überfordert.* Chronischer Stress und unbearbeitetes Trauma können zu einer anhaltenden Aktivierung des Erstarrungszustands führen, was verschiedene Symptome des dysregulierten Nervensystems auslöst, etwa chronischer Erschöpfungszustand, Fibromyalgie, Angststörung und Depression.

Die chronische Aktivierung einer dieser Zustände weist auf ein dysreguliertes Nervensystem hin, das wiederhergestellt und geheilt werden kann, wenn wir die geheime Sprache unseres Körpers lernen. Beginnen wir also gleich mit dem *Übersetzen!*

Halten wir zum Thema *Übersetzen* folgende Punkte fest:

- Das Ziel unseres Nervensystems ist es, für unsere Sicherheit zu sorgen.
- Als Neurozeption werden der auf Überleben ausgerichtete, nonverbale, unwillkürliche und umgehende Austausch zwischen Gehirn und Körper sowie entsprechende Aktivitäten bezeichnet, die unter der normalen Wahrnehmungsschwelle liegen.
- Der Polyvagal-Theorie zufolge nutzt das Nervensystem angesichts einer Bedrohung eine dreistufige Reaktionshierarchie, um Ihre Sicherheit zu gewährleisten.
- Durch das *Übersetzen* lernen Sie zu erkennen, in welchem Zustand sich Ihr Nervensystem befindet.
- Es ist möglich, den dysregulierten Austausch zwischen Ihrem Nervensystem und Ihrem Gehirn zu verändern und damit Ihr Leben ins Gleichgewicht zu bringen.

Übungen
Wahrnehmen: Übersetzen

Lernen Sie, die Signale Ihres Körpers in die Überlebenssprache Ihres Nervensystems zu übersetzen.

Mit diesen Übungen lernen Sie, den jeweiligen Überlebenszustand Ihres Nervensystems zu erkennen, indem Sie BASE-B anwenden.

Der Zweck der Übungen

Mit diesen Übersetzungstechniken werden Sie erkennen, dass Sie nicht einfach nur Depressionen oder Angststörungen haben, sondern dass sich Ihr Nervensystem in einem Überlebensmodus im Spektrum der polyvagalen Zustände befindet.

Übungszeitpunkt

Nutzen Sie diese Übersetzungstechniken, wenn Sie mit einem Auslöser konfrontiert sind, und um herauszufinden, welcher Überlebensmodus, den Sie vielleicht nicht mit Zuhören entschlüsseln können, hinter Ihrer Dysregulation steckt. Leiden Sie beispielsweise an Schmerzen, haben die Zuhörtechnik angewandt und haben außerdem Spannungen und Wut entdeckt, können Sie jetzt mittels des Übersetzens erkennen, dass Sie sich möglicherweise im sympathischen Kampfmodus befinden. Damit verbessern Sie Ihre Wahrnehmung und können genauer sagen, welche Techniken Ihnen helfen können, um sich wieder zu regulieren.

Bevor Sie beginnen

- Wichtig: *Sie haben Ihre Gesundheit in der Hand.* Auch wenn Ihr Nervensystem immer wieder auf dieselben Muster zurückgreift, die Sie scheinbar nicht beeinflussen können, befinden Sie sich immer noch beim ersten Schritt von AIR, bei A im Körper. Heilung verläuft in Phasen, und dies ist erst die erste.
- Im Prinzip sind die Überlebenszustände und die Signale, die Ihr Körper aussendet, leicht zu erkennen und zu verstehen. Doch manchmal sendet der Körper viele unterschiedliche Signale. Das ist normal. Hier geht es darum zu erkennen, welche Strategie Ihr Nervensystem verfolgt. Es ist kein eindeutiger Prozess mit einem eindeutigen Ergebnis; es geht darum zu erforschen, zu entdecken, neugierig zu sein – und Selbstfürsorge zu betreiben.

Übung 1: Lernen Sie die Reaktionen Ihres Körpers kennen

1. Setzen Sie sich an einem ruhigen Ort bequem hin.
2. Atmen Sie tief ein.
3. Denken Sie an eine Situation, die Sie ein *wenig* triggert: Sie müssen einen Vortrag halten, haben ein negatives Feedback von Ihrer Chefin bekommen oder Ihr E-Mail-Postfach quillt über.
4. Was geschieht als Erstes in Ihrem Körper? Möglicherweise ist da ein plötzliches Kratzen in Ihrem Hals, ein elektrischer Strom, der durch das Herz fließt und dafür sorgt, dass es schneller und lauter schlägt,

oder Blut, das in Ihre Arme und Beine schießt, ein Taubheitsgefühl oder die Schwierigkeit, überhaupt etwas im Körper wahrzunehmen.

5. Widerstehen Sie der Versuchung, etwas verändern oder verbessern zu wollen. Achten Sie noch ein wenig länger darauf, was gerade geschieht.
6. Sie nehmen nun die Signale wahr, die im Geist ankommen. Lauschen Sie ihnen einzeln mit BASE-B und benennen Sie sie.
   a. **Atem:** Wie fühlt sich mein Atem an? (z. B.: Ich spüre, dass ich schneller und kürzer atme. Meine Brust fühlt sich eng an.)
   b. **Aktivität:** Was möchte mein Körper tun? Wie will er sich bewegen? (z. B.: Mein Körper möchte sich bewegen. Ich glaube, er möchte um sich schlagen oder treten.)
   c. **Sinneseindrücke:** Was spüre ich wo in meinem Körper? (z. B.: Ich fühle, wie sich Energie in meinen Armen und Beinen ausbreitet. Das Blut strömt mir ins Gesicht. Ich spüre, dass mein Herz schneller schlägt.)
   d. **Emotionen:** Wie fühle ich mich, und wo zeigt sich das? (z. B.: Ich spüre Wut in meinen Armen, und dass ich verletzt bin, zeigt sich in meiner Brust und im Bauch.)
   e. **Körper:** In welchem polyvagalen Zustand befinde ich mich? (z. B.: Ich bin im sympathischen Kampfmodus.)

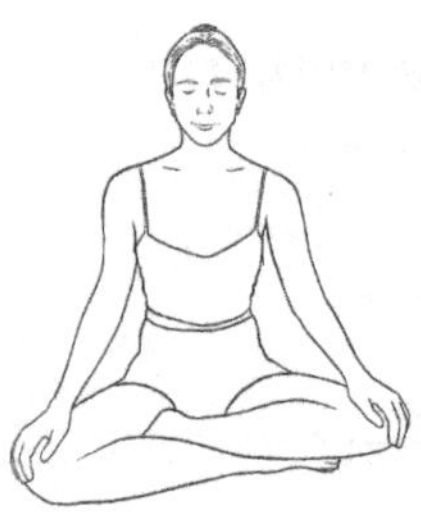

Wiederholen Sie diese Übung mit demselben Trigger einige Male, bis Sie eine gute Einschätzung davon bekommen, in welchem Zustand Sie gerade sind. Vergleichen Sie diese Beschreibung mit den Listen ab Seite 167, um die Erfahrung zu übersetzen und zu wissen, in welchem Überlebensmodus Sie sich befinden. Möglicherweise stellten Sie auch fest, dass sich zwei Zustände überschneiden; auch das ist vollkommen in Ordnung.

Wenden Sie danach diese Übung auch auf andere Auslöser an, um Ihren Körper noch besser kennenzulernen und herauszufinden, wie sich andere Überlebensmuster anfühlen können.

Übung 2: Lernen Sie die Standardreaktion Ihres Körpers kennen

1. Setzen Sie sich an einem ruhigen Ort bequem hin.
2. Atmen Sie tief ein.
3. Denken Sie an den Grund, warum Sie dieses Buch lesen. Wählen Sie einen Grund aus. Das kann eine Angststörung, Depression, ein unbearbeitetes Trauma, chronischer Schmerz oder Burn-out sein.
4. Während Sie über den Anlass nachdenken, was in Ihrem Körper weckt als Erstes Ihre Aufmerksamkeit? (z. B. plötzliche Wärme, die sich auf Ihrer Haut ausbreitet, unregelmäßiger Herzschlag, Leere im Bauch, das Gefühl, außerhalb Ihres Körpers zu stehen, oder ein deutliches Gefühl der Angst, das sich im ganzen Körper ausbreitet)
5. Widerstehen Sie der Versuchung, etwas verändern oder verbessern zu wollen. Achten Sie noch ein wenig länger darauf, was gerade geschieht.
6. Welche Signale kommen nun im Geist an? Lauschen Sie ihnen einzeln mit BASE-B und benennen Sie sie.
   a. **Atem:** Wie fühlt sich mein Atem an? (z. B.: Ich spüre, dass ich schneller und kürzer atme. Meine Brust fühlt sich eng an.)
   b. **Aktivität:** Was möchte mein Körper tun? Wie will er sich bewegen? (z. B.: Mein Körper möchte sich bewegen. Ich glaube, er möchte um sich schlagen oder treten.)
   c. **Sinneseindrücke:** Was spüre ich wo in meinem Körper? (z. B.: Ich fühle, wie sich Energie in meinen Armen und Beinen ausbrei-

tet. Das Blut strömt mir ins Gesicht. Ich spüre, dass mein Herz schneller schlägt.)

d. **Emotionen:** Wie fühle ich mich, und wo zeigt sich das? (z. B.: Ich spüre Wut in meinen Armen, und dass ich verletzt bin, zeigt sich in meiner Brust und im Bauch.)

e. **Körper:** In welchem polyvagalen Zustand befinde ich mich? (z. B.: Ich bin im sympathischen Kampfmodus.)

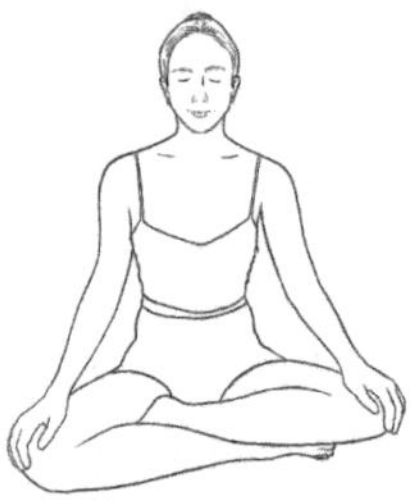

Wiederholen Sie diese Übung einige Male basierend auf dem Grund, aus dem Sie dieses Buch lesen, bis Sie Ihren Zustand oder Ihre Zustände beschreiben können. Vergleichen Sie die Beschreibung mit den auf den kommenden Seiten folgenden Listen, um Ihre Erfahrung zu übersetzen und zu wissen, in welchem Überlebensmodus Sie sich befinden.

Nun können Sie herausfinden, mit welchem Überlebensmodus Ihr Körper normalerweise reagiert. Damit sind Sie in der Lage, die richtige AIR-Technik zu nutzen, um sich aus diesem Zustand herauszubewegen und sich selbst zu regulieren.

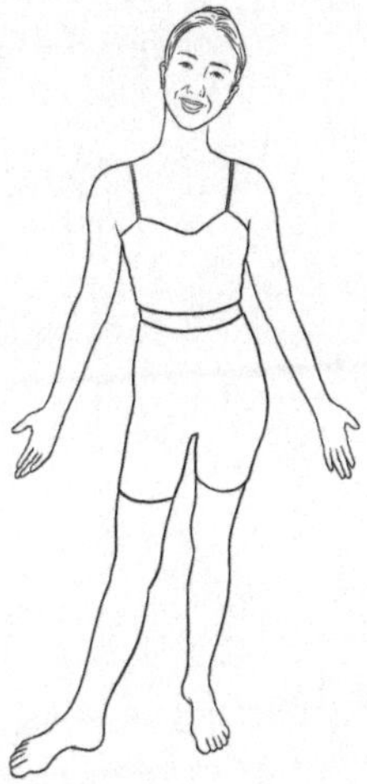

Ventral-vagale Reaktion

- Reguliert
- Anpassungsfähig
- Flexibel
- Resilient
- Ruhig
- Gefasst
- Geerdet
- Neugierig
- Vertrauensvoll
- Aufnahmefähig
- Offen
- Mitfühlend
- Fürsorglich
- Optimale Organfunktion
- Erhöhte Herzfrequenzvariabilität (HRV)
- Schnelle Erholung
- Bessere Immunantwort
- Vital
- Sozial

- Zugewandt
- Kooperativ

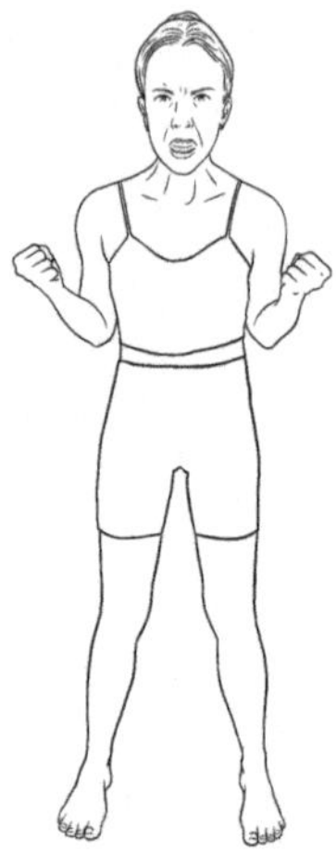

Sympathische Kampfreaktion

- Dysregulation
- Extreme Erregung
- Sensibilisiertes Nervensystem
- Wut
- Nervosität
- Frustration
- Verärgerung
- Extreme Wachsamkeit
- Angst
- Erhöhte Herzfrequenz
- Muskelspannung
- Verdauungsprobleme
- Kopfschmerzen
- Migräne
- Geschwächtes Immunsystem
- Bluthochdruck

- Gewichtsschwankungen
- Verminderte Libido
- Schlaflosigkeit
- Erhöhte Empfindlichkeit gegenüber Stimuli
- Aggressivität
- Konzentrationsschwäche
- Erinnerungsschwäche
- Zurückgezogenheit
- Verminderte Produktivität
- Herz-Kreislauf-Erkrankungen
- Überzuckerung
- Nierenerkrankungen
- Krebs
- Chronische Schmerzen

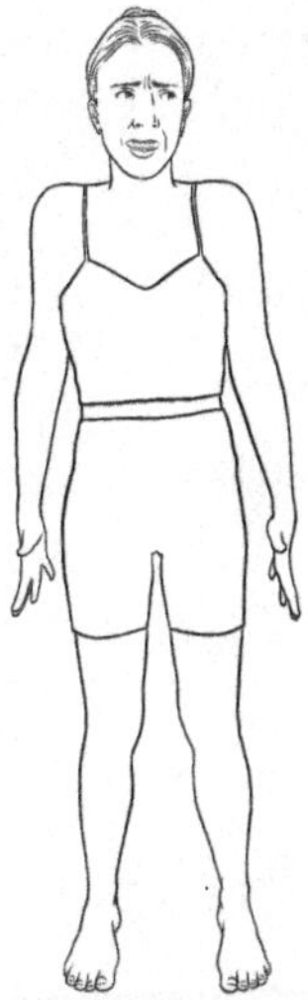

Sympathische Fluchtreaktion

- Dysregulation
- Extreme Erregung

- Sensibilisiertes Nervensystem
- Panik
- Angst
- Unruhe
- Extreme Wachsamkeit
- Erhöhte Herzfrequenz
- Muskelspannung
- Verdauungsprobleme
- Kopfschmerzen
- Migräne
- Geschwächtes Immunsystem
- Bluthochdruck
- Gewichtsschwankungen
- Verminderte Libido
- Schlaflosigkeit
- Erhöhte Empfindlichkeit gegenüber Stimuli
- Aggressivität
- Konzentrationsschwäche
- Erinnerungsschwäche
- Zurückgezogenheit

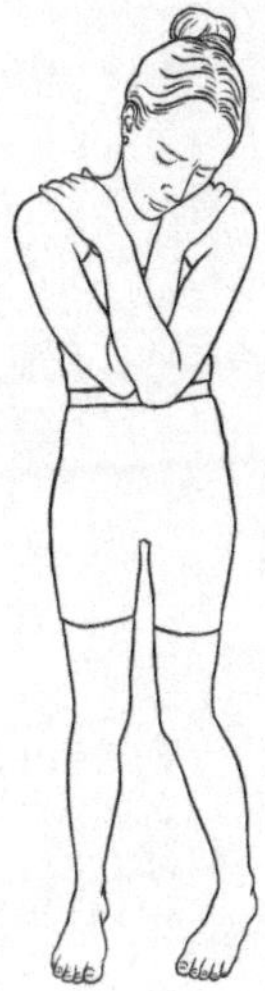

Dorsaler Shutdown

- Dissoziation
- Derealisation
- Taubheitsgefühl
- Depression
- Erhöhte Schmerzschwelle
- Hilflosigkeit
- Scham
- Abschalten
- Emotionale Distanzierung
- Isolation
- Apathie
- Extrem hohe/niedrige mentale und physische Erregung
- Konzentrationsmangel
- Mangel an Interesse an Hobbys und Aktivitäten
- Entscheidungsunfähigkeit
- Physisches Unwohlsein, chronische physische Anspannung, Schmerzen
- Erinnerungsschwäche

- Prokrastination
- Schlafprobleme
- Veränderte Essgewohnheiten
- Hoffnungslosigkeit

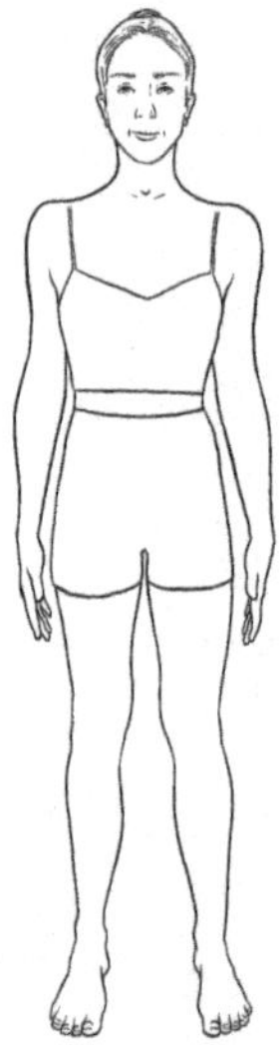

Dorsaler Erstarrungszustand

- Emotionale Unbeteiligtheit
- Depersonalisation
- Entscheidungsunfähigkeit
- Motivationslosigkeit
- Zurückgezogenheit
- Apathie
- Physisches Unwohlsein, chronische physische Anspannung, häufig in Verbindung mit Schmerzen
- Sprachprobleme
- Erinnerungsschwäche
- Prokrastination
- Überforderung

- Vermeidung
- Geschwächte Libido
- Unfähigkeit, sich abzugrenzen
- Intrusionen
- Extrem hohe Erregung
- Lethargie
- Veränderte Essgewohnheiten
- Schlafprobleme
- Energiemangel
- Hoffnungslosigkeit

Praktizieren Sie das Übersetzen so oft wie möglich in Ihrem Alltag

Unser Ziel besteht darin, die Symptome stets zu durchschauen und die zugrunde liegende Überlebensreaktion zu erkennen, die für die Dysregulation sorgt, denn dann können wir effektiv gegensteuern:

1. Machen Sie sich klar, dass Sie *Ihre Gesundheit in der Hand haben!*
2. Gehen Sie immer davon aus, dass wenig hilfreiche Gedanken, Sinneseindrücke, Verhaltensweisen und Symptome Teil der Überlebensstrategie sind.
3. Anstatt zu versuchen, diese ziellosen Gedanken, Sinneseindrücke, Verhaltensweisen und Symptome zu stoppen, besteht unser Ziel darin, das beobachtende Selbst einzusetzen. Es kann die zugrunde liegende Überlebensreaktion identifizieren und AIR einsetzen, damit Sie sich selbst in einen sichereren und regulierteren Zustand bringen können.

Kapitel 5: Unterbrechen

Modifizieren

Gestalten Sie die Reaktionen Ihres Nervensystems neu, um in einen regulierten Zustand zu gelangen.

»Die eigenen Trigger zu vermeiden ist der Heilung nicht förderlich. Heilung geschieht dann, wenn du getriggert und in der Lage bist, durch den Schmerz und das Muster hindurchzugehen, die alte Geschichte hinter dir zu lassen und dich auf den Weg zu einem neuen Ende zu machen.«

VIENNA PHARAON

Sie haben inzwischen gelernt, wie Sie durch *Übersetzen* die geheime Sprache Ihres Körpers erkennen und mithilfe der AIR-Technik *Modifizieren* aktiv Ihren dysregulierten Zustand unterbrechen können. Die dazugehörigen Techniken nennen wir NSM *(nervous system modifiers,* Modifikatoren des Nervensystems). Sie dienen dazu, Ihnen zu helfen, Ihr Nervensystem aus seinem üblichen Muster herauszuholen und es dahin zu bringen, anpassungsfähig und flexibel zu sein. Im Folgenden zeigen wir Ihnen verschiedene NSM, die sich in vielen Situationen anwenden lassen.

Einige wirken beruhigend auf die sympathische Kampf-oder-Flucht-Reaktion, andere bringen Sie vorsichtig aus der Erstarrung und wiederum andere zielen auf die allgemeine Stärkung und Gesundheit des Vagusnervs ab. Wie bei den anderen Übungen werden Sie schnell feststellen, welche Ihnen in bestimmten Situationen besonders guttun.

Um diese Techniken besser verstehen zu können, gehen wir in diesem Kapitel auf die Gründe ein, warum Ihr Nervensystem in diesen Zuständen verharrt. Wir stellen dar, wie ein reguliertes Nervensystem funktioniert, und entdecken die faszinierende Anatomie und Physiologie des Vagusnervs. Das ist auch die Erklärung, warum NSMs das Nervensystem so effektiv regulieren können. Wie wir schon im letzten Kapitel betont haben, können Sie nichts für den Zustand, in dem sich Ihr Nervensystem befindet. Es hat nichts mit Ihnen zu tun oder liegt etwa an Willensschwäche. Unser Gehirn und unser Körper versuchen, unsere angeborenen Überlebensstrategien zur Bewältigung für anstrengende oder traumatische Ereignisse zu nutzen. Auch wenn Sie nicht für Ihren aktuellen Gesundheitszustand verantwortlich sind, können Sie sich jetzt aufgrund des Wissens und der Fertigkeiten, die Sie erlangt haben, entscheiden: Wollen Sie die Verantwortung für sich selbst übernehmen, um einen Zustand der Regulation wiederzuerlangen?

Wichtig dabei ist, dass, obwohl wir alle über Selbstheilungskräfte verfügen, wir diesen Prozess nicht allein durchmachen müssen. Dass Sie die Verantwortung dafür übernehmen, Ihr Nervensystem wieder in einen regulierten Zustand zu führen, heißt nicht, dass alles allein »auf Ihren Schultern lastet« oder Sie alles allein »stemmen« müssen. Daher ermuntern wir Sie dazu, sich so viel Unterstützung und Hilfe wie möglich von Ihrer Familie, von Freundinnen und Freunden sowie von Fachpersonal zu holen. Egal wie groß der Stab ist, der Sie bei Ihrem Heilungsprozess unterstützt, achten Sie darauf, dass Sie und Ihr beobachtendes Selbst immer die Leitung der Gruppe innehaben.

Im Folgenden präsentieren wir Ihnen einige Nachrichten und Mails von unseren Klientinnen und Klienten, die zeigen, wie ihnen die Arbeit mit NSMs geholfen hat.

Du liebe Güte. Ich habe gerade die Übung zur Stärkung des Vagusnervs durchgeführt und musste 20 Minuten lang weinen. Jetzt bin ich ganz ruhig und fühle mich leicht. Ich wusste nicht, dass eine einfache Körperübung so viel ausmachen kann. Bitte teilt diese Übungen auch weiterhin, sie verändern mein Leben.

Anna

Diese Tapping-Übung ist unglaublich. Zum allerersten Mal gibt es eine Anleitung, die so gut formuliert und erklärt wird. Jetzt habe ich das Gefühl, dass ich wirklich etwas in den Händen halte, das mir hilft zu genesen. Ich habe vor einigen Wochen mit euren Übungen angefangen, und schon jetzt geht es mir mit meiner Angststörung viel besser. Ich bin erstaunt, wie schnell das ging.

Jo

Ich dachte, ich melde mich mal persönlich bei euch. Ich bin Physiotherapeut in leitender Funktion in London. Eine Patientin nannte mir euren Social-Media-Kanal, weil sie wissen wollte, was ich davon hielt. Schon lange hat mich diese Herangehensweise interessiert, aber ich habe mich bisher nicht getraut, von der Arbeitsweise meiner Ausbildung abzuweichen. Ich habe mir die ganzen Inhalte von euch angeschaut und die Zuschriften gelesen. Dann habe ich begonnen, einige eurer Übungen für den Vagusnerv und die auf dem Nervensystem basierenden Techniken (Vokalisation und Tapping) einzusetzen. Abgesehen von der inhärenten Logik und den wissenschaftlichen Beweisen – wo habt ihr das Ganze gelernt? Das Vorgehen ist extrem effektiv. Ich selbst habe an Long Covid gelitten und kam nicht weiter. Ich musste es (als guter Physiotherapeut) langsam angehen lassen, aber es wurde immer schlimmer. Ich nahm mir für einige Monate eine Auszeit und fing mit Meditation an. Ich nahm meine Gedanken aufmerksamer wahr und »regulierte mein Nervensystem« – wie ihr sagen würdet – auf diese Weise unwissentlich. Aber hey, diese Vagusnerv-Modifier sind so was von wirkungsvoll. Danke, dass ihr so unerschrocken euren Weg weitergeht und ihn in dieser Welt für andere bereitet, die so dringend Antworten und Heilung braucht.

Nate

Ernsthaft, ich habe gerade Tränen in den Augen und einen Kloß im Hals. Ich wünschte, ich hätte als junger Mann Social Media gehabt. Mein 24-jähriger Sohn leidet schlimm an extremen chronischen Schmerzen. Ich habe ihm eure Übungen geschickt. Und seitdem er sie macht, ist es besser geworden. Was für ein Glück, in dieser Zeit zu leben und Zugang zu diesen unschätzbaren Informationen zu haben!! Ich wünschte, meine Ärzte hätten mir diese Übungen gezeigt, als ich damals an Depressionen litt. Danke für alles, was ihr tut. Ich bin dankbar, dass ich auf euch gestoßen bin … lieber spät als nie.

Andrew

Ich nehme seit einem Monat an eurem Kurs teil, und eure Techniken für den Vagusnerv sind etwas, das mir noch nie zuvor begegnet ist. Immer wenn meine chronische Erschöpfung wieder aufkommt, mache ich die Übungen, und zusammen mit den anderen Techniken geht es mir besser. Ich kann es kaum glauben, dass ich das sage, aber es geht mir tatsächlich besser. Wer hätte geahnt, dass ich all die Antworten in mir trage, während ich jahrelang nach Antworten von außen suchte?

Helen

Danke, dass ihr auf eure fürsorgliche, nette und zugängliche Art dafür sorgt, dass die Genesung des Nervensystems Verbreitung findet. Durch die ganzen Übungen mit NSM habe ich weniger Angst. Wenn ich sie ma-

che, spüre ich sofort, wie sich etwas in meinem Körper verändert, und ich weiß, dass es funktioniert. Ich bin so stolz auf meinen Körper, weil er so ungemein stark ist. Ich begreife jetzt, dass ich resilient bin. Danke, dass ihr mir dieses Geschenk gemacht habt! Zum ersten Mal, seit ich denken kann, fange ich an, mich in meinem Körper sicher zu fühlen.

Claudia

Ich habe Ehrfurcht vor den Übungen für den Vagusnerv. Sie sind so einfach umzusetzen (und das von einer Psychoanalytikerin, die sowohl an Angst als auch an Depressionen leidet). Wenn das, was ich für mich tue, nicht funktioniert, werde ich auf diese Übungen zurückgreifen. Es ist nicht zu glauben, aber ich habe all das nicht in meiner Ausbildung gelernt! Mitzubekommen, wie sich eure Klientel erholt, ist erstaunlich. Ich freue mich darauf, noch mehr über diese somatische Herangehensweise zu lernen, damit ich sie auch bei meinen Klientinnen und Klienten anwenden kann.

Linda

Diese Zuschriften spiegeln das Gefühl von Tausenden unserer Klientinnen und Klienten wider, die mit NSMs die Reaktionen ihres Nervensystems verändert und damit ihren Gesundheitszustand verbessert haben.

Der Mensch – eine Maschine zur Mustererkennung und Wiederholung von Verhaltensweisen

Unsere Wahrnehmung, dass wir bewusste, fühlende und umsichtige Menschen sind, die ihr Leben vollkommen aufmerksam, überlegt und vorsätzlich leben, stimmt mit der Realität größtenteils nicht überein. Der Mensch ist ein Gewohnheitstier. Die meisten unserer Gedanken laufen automatisch, nicht willentlich ab. Im Laufe des Tages treffen wir die meisten Entscheidungen mittels mentaler Abkürzungen. Wir wachen auf, drücken die Schlummertaste, drücken noch mal drauf, rollen aus dem Bett, putzen uns die Zähne, machen Kaffee und nehmen den üblichen Weg zur Arbeit. Dort lösen wir die üblichen Probleme, unterhalten uns mit denselben Kollegen wie immer und beantworten die immer gleichen Fragen, die uns unsere Mutter textet, bis wir dann auf dem gleichen Weg wieder nach Hause fahren. Danach essen wir eine unserer sechs Lieblingsmahlzeiten, gucken eine Folge auf Netflix, putzen uns wieder die Zähne, verbringen zwei Stunden damit, auf unserem Handy Katastrophennachrichten zu verfolgen, und schlafen ein. Und am nächsten Tag beginnt alles von vorn.

Im Prinzip sind wir für die meisten Stunden, die wir am Tag wach sind, Maschinen, die Muster erkennen und Verhaltensweisen wiederholen. Das liegt nicht daran, dass wir in der Matrix [Science-Fiction-Film von 1999, A. d. Ü.] leben, sondern daran, dass unser Gehirn auf Effizienz ausgelegt ist, um für die Problemlösung auf höherem Niveau Kapazitäten zu haben.

Um Charles Duhigg, den Autor von *Die Macht der Gewohnheit,* zu zitieren: »[…] Sich selbst überlassen, versucht das Gehirn praktisch jede Routine in eine Gewohnheit zu verwandeln […]. Dieser ›kraftsparende‹ Instinkt ist ein gewaltiger Vorteil.«[33] Die von Duhig beschriebenen Vorteile nehmen unterschiedliche Gestalt an, ein Aspekt ist Energieeffizienz. Ihr Gehirn ist nachweislich das gierigste Organ im Körper, es verbraucht jeden Tag rund 20 Prozent Ihrer Energie.[34] Bei der Ausübung einer Tätigkeit sorgen Gewohnheiten dafür, dass wir weniger Ressourcen und Energie nutzen. Ein weiterer großer Vorteil von Gewohnheiten ist die Geschwindigkeit, mit der wir eine bestimmte Tätigkeit erledigen können. Die Fähigkeit, schnell und effektiv zu handeln, insbesondere wenn es um Überlebensinstinkte beziehungsweise -verhaltensweisen geht, vergrößert die Wahrscheinlichkeit, dass man eine gefährliche Situation überlebt, immens. Wenn wir uns die Evolution und das Überleben des Stärkeren anschauen, war Schnelligkeit der entscheidende Faktor bei der Frage »Fressen oder gefressen werden?«. Ein weiterer Vorteil besteht darin, dass wir über andere Dinge nachdenken können, während wir gewohnheitsmäßige Tätigkeiten erledigen, etwa den Abwasch machen. Darauf könnten wir noch weiter eingehen, doch vermutlich erkennen Sie schon, welch wichtige Rolle Gewohnheiten in unserem Alltag spielen und warum das Gehirn sie etabliert hat.

Gewohnheiten basieren auf drei wichtigen Elementen: dem Auslöser, der Routine und einer Belohnung. Morgens als Erstes einen Kaffee zu kochen ist ein gutes Beispiel dafür. Oder morgens Zähne zu putzen. Wenn Karden seinen Wecker auf sechs Uhr stellt, um zum Sport zu gehen (Auslöser), zieht er sich danach seine Sportsachen an, fährt zum Fitnessstudio, stöpselt seine Kopfhörer ein und legt los (Routine). Danach fühlt er das Endorphin und die Befriedigung, etwas für seine Gesundheit getan zu haben (Belohnung).

Doch für das dysregulierte Nervensystem stellen unsere vehementen typischen Reaktionen auf Stress und Traumata – kombiniert mit der Neigung des Gehirns zu Gewohnheiten – ein großes Hindernis auf dem Weg dar, gesund zu werden. Die Intensität und ständige Wiederholung von belastenden und traumatischen Ereignissen (die zu Auslösern werden) sowie die entsprechenden Bewältigungsstrategien (Routinen), die das Nervensystem zum Überleben (Belohnung) einsetzt, graben sich tief in die für das Ausbilden von Gewohnheiten zuständigen Gehirnregionen ein. In unserem Alltag nehmen wir die Auslöser als Trigger wahr, die Routinen als die altbekannten Symptome von Angst, besonderer Wachsamkeit, Sorge, Depression, Taubheit und Shutdown. Und die »Belohnung« fühlt sich vielleicht nicht als solche an, aber was Ihr Nervensystem angeht, ist das reine Überleben schon mal ganz gut.

Obwohl diese Überlebensgewohnheiten stark sind und über lange Zeiträume anhalten, sind sie nicht in Stein gemeißelt. Sie sind in Ihr Gehirn eingewoben, was sich aber dank der Neuroplastizität ändern lässt. Das bedeutet, dass sie mithilfe der richtigen Strategien abgewandelt werden können. Mit AIR durch Zuhören, Umschalten, Distanzieren und Übersetzen haben wir die Grundlagen geschaffen, damit Ihnen das gelingt. Mit Modifizieren gehen wir nun noch einen Schritt weiter.

Obwohl sich die Regulation des Nervensystems nicht nur durch die Veränderung Ihrer Gewohnheiten, die sich in den neuronalen Bahnen niederschlagen, erreichen lässt, spielt die Wissenschaft, wie man Gewohnheiten verändert, eine große Rolle. Die Strategie, um die dysregulierten Gewohnheiten Ihres Nervensystems zu transformieren, besteht aus zwei Elementen: Im ersten unterbrechen Sie die Gewohnheitsschleifen und im zweiten ersetzen Sie die alten Gewohnheiten durch neue. Die meisten haben schon Erfahrungen damit, sich neue Gewohnheiten anzueignen, auch wenn sie es unbewusst tun.

Eine Reise in ein fremdes Land ist eine hervorragende Möglichkeit, die eigenen Gewohnheiten zu durchbrechen. Da am Reiseziel so viel unbekannt ist, erkennt das Gehirn viele der normalen Auslöser nicht. Dadurch fällt es ihm schwer, seinen typischen Gewohnheiten nachzugehen. Aus diesem Grund erscheinen uns Aspekte des Tagesablaufs im Ausland lebhafter, bunter, schöner und bedeutsamer. Auf Reisen beschäftigt sich das Gehirn intensiv mit den Alltagserfahrungen, weil es sie nicht durch Gewohnheiten abwickelt. Das ist auch der Grund, warum Reisen manchmal so anstrengend ist und bei einigen Menschen Angst auslöst. Sowohl der Geist als auch der Körper befinden sich außerhalb ihrer Komfortzone.

Außerdem werden Gewohnheiten häufig geändert. Beispielsweise hat Karden fast ein Jahr lang morgens nur Rührei auf Toast gegessen. Doch irgendwann schlug ihm seine Frau vor, doch mal gekochte Eier zu essen. In den nächsten Monaten vergaß Karden völlig seine Routine mit den Rühreiern. Gewohnheiten sind faszinierend, denn obwohl sie sehr hartnäckig sein können, können sie ebenso leicht verändert werden.

Beim Modifizieren unterbrechen und ersetzen Sie die dysregulierten Routinen des Nervensystems mit den gesünderen des NSMs. Wichtig hierbei ist, dass es nicht darum geht, nicht getriggert zu werden (obgleich mit der Zeit die Intensität Ihrer Trigger nachlassen wird), sondern so früh wie möglich die Auslöser zu erkennen, indem Sie der Sprache Ihres Körpers lauschen. Daraufhin beobachten Sie, übersetzen die Sprache und ersetzen die alten, wenig hilfreichen Überlebensroutinen durch neue NSMs oder andere regulierende Routinen. Wiederholen Sie das immer wieder, entsteht so eine neue Gewohnheit. Die alte verschwindet nie ganz, doch wie bei einem Weg im Wald greift das Nervensystem immer seltener darauf zurück, der Pfad wuchert zu und ist im Unterholz bald nicht mehr zu sehen.

Um genesen zu können, muss Ihr Nervensystem immer wieder die alten Muster durch neue ersetzen.

Toleranzfenster

Hinsichtlich der Regulation unseres Nervensystems sind die Gewohnheiten, die zu verändern wir versuchen, nicht so offensichtlich wie etwa zu viel Eis zu essen, nicht zum Sport zu gehen oder zu viel Zeit vor dem Bildschirm zu verbringen. Unser Ziel besteht darin, die elementareren Gewohnheiten auf der Ebene der Neurozeption zu verändern, die Art und Weise, wie wir auf Stress reagieren. Es ist schwer zu glauben, aber wenn es Ihnen gelingt, Ihre Gewohnheiten des Überlebensmodus zu verändern, und Sie anfangen, Ihr Nervensystem *auszugleichen* (siehe Kapitel 6), werden viele typische unerwünschte Gewohnheiten wie Essattacken häufig von allein verschwinden – auch wenn das nicht Zielsetzung dieses Buchs ist. Viele unserer wenig wünschenswerten Verhaltensgewohnheiten sind nämlich im Prinzip Bewältigungsmechanismen, um eine unterschwellige Dysregulation aufzulösen oder zu vermeiden. Gelingt es Ihnen, die Dysregulation zum Besseren zu verändern, wird dieser Mechanismus nicht mehr getriggert beziehungsweise überflüssig. Dasselbe gilt tatsächlich auch für die Symptome.

Als Jennifer am Chronischen Fatigue-Syndrom erkrankte, litt sie auch zum ersten Mal in ihrem Leben an schwerer Akne. Doch das war noch ihre geringste Sorge. Als Jennifer mit dem Selbstheilungsprozess begann und die Reaktionen ihres Nervensystems modifizierte, verschwand auch die Akne vollständig. Abgesehen davon konnte sie nun täglich ihre 10 000 Schritte gehen, nachdem sie zuvor nicht in der Lage gewesen war aufzustehen, um ins Bad zu gehen. Sie hatte sonst nichts gegen die Hauterkrankung unternommen, setzte weder bestimmte Produkte noch Nahrungsergänzungsmittel oder kosmetische Behandlungen ein, sie regulierte allein ihr Nervensystem. Außerdem traten folgende Symptome ebenfalls nicht mehr auf: schwere Monatsblutungen, teilweise mit Übelkeit und Erbrechen, Haarausfall, fleckige, rote Haut, unerklärliche Übelkeit, Augenflimmern, verschwimmende Sicht, Zucken in Finger- und Beinmuskeln, Engegefühl in der Brust, ständiger Spannungskopfschmerz, ektope Herzschläge, unerklärliche Fieberattacken, eine chronische Halsentzündung und geschwollene Lymphknoten.

In der Sprache des Körpers sind Symptome Signale, die anzeigen, dass unbearbeitete Gefühle sinnlos immer wieder Überlebensreaktionen hervorrufen. Sprechen Sie die Sprache des Körpers, ist es Ihnen möglich, diese Reaktionen zu *modifizieren* und damit sich selbst zu heilen.

Wie wir bereits erwähnten, geht die Polyvagal-Theorie davon aus, dass das Nervensystem auf eine Bedrohung mit einer dreistufigen Hierarchie von Anpassungsstrategien reagiert. Es kommt in einen dysregulierten Zustand, weil es nicht mehr die Fähigkeit besitzt, sanft zwischen diesen Strategien und den entsprechenden Emotionen hin und her zu wechseln. Stattdessen verharrt es in einem extremen sympathischen oder dorsal-vagalen Zustand beziehungsweise wechselt zwischen beiden. Das Modell »Toleranzfenster« *(window of tolerance)* beschreibt diesen Wechsel.

Dieses Konzept stammt von dem Psychiater Dan Siegel, der es 1999 in seinem Buch *Wie wir werden, die wir sind: Neurobiologische Grundlagen subjektiven Erlebens* darlegt. Siegel zufolge verfügt jeder Mensch über eine bestimmte Kapazität, um mit den eigenen Emotionen umzugehen und ihnen Sinn beizumessen. Diese Kapazität wird als individuelles Toleranzfenster oder als optimaler Bereich der Erregung bezeichnet. Dieser Bereich ist individuell verschieden. Einige Menschen erleben eine ganze Bandbreite von emotionalen Intensitäten, sowohl positive Emotionen wie Vorfreude oder Glücksgefühle als auch negative wie Schuld oder Wut, ohne besonders davon herausgefordert zu werden. Im Prinzip geht es darum, wie eine Person mit unterschiedlich intensiven emotionalen, physischen und psychologischen Zuständen zurechtkommt, ohne das Gefühl zu haben, überfordert zu sein, sich abzukapseln oder krank zu werden.

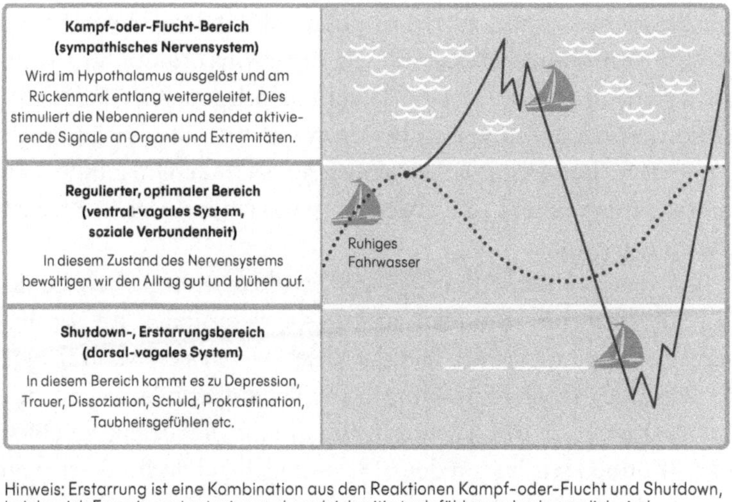

Hinweis: Erstarrung ist eine Kombination aus den Reaktionen Kampf-oder-Flucht und Shutdown, bei der sich Energie anstaut, wir uns aber gleichzeitig taub fühlen und unbeweglich sind.

Das individuelle Toleranzfenster beziehungsweise der Bereich optimaler Erregung hat eine Ober- und Untergrenze. Oberhalb dieser Grenze befindet sich der Bereich der Übererregung (sympathische Aktivierung), darunter ist es der Bereich der Untererregung (dorsale Aktivierung). Über- oder unterschreitet unser Erregungszustand diese Grenzen, setzt die Dysregulation unseres Nervensystems ein und Symptome entstehen. In dieser Hinsicht lässt sich Siegels Konzept mühelos auf die Funktionsweise des autonomen Nervensystems anwenden.

Außerhalb dieser Obergrenze der optimalen Erregung wird der sympathische Zweig des autonomen Nervensystems übermäßig aktiviert, was zu einem erhöhten Energiebedarf und einem übererregten Zustand führt. Jenseits der Untergrenze des mittleren Bereichs übernimmt der parasympathische Zweig. Damit werden physiologische Prozesse wie Herzschlag und Atmung heruntergefahren. Dies wiederum ist von psychologischen Symptomen der Untererregung wie Taubheitsgefühl und Shutdown begleitet. Nach Siegel gibt es auch noch andere mögliche Kombinationen sympathischer und parasympathischer Aktivität. Die optimale Zone ist, wie der Name schon sagt, der Bereich, in dem wir uns idealerweise hauptsächlich befinden sollten. Hier herrscht vorwiegend ein ventraler Zustand vor, der es uns erlaubt, uns wohlzufühlen und Kontakt zu anderen zu pflegen. Mit steigenden Anforderungen von außen bewegen wir uns nach oben, in die Zone der Übererregung. Normalisieren sich die Umstände, können wir uns wieder in Richtung des parasympathischen Bereichs herunterregeln.

Um das an einem Alltagsbeispiel zu illustrieren, stellen Sie sich vor, Sie sind mit Freunden zum Essen verabredet. Im Idealfall haben Sie einen schönen Abend und amüsieren sich (ventral-vagaler Zustand). Doch dann klingelt Ihr Telefon, und Sie sehen, dass Ihr Partner oder Ihre Partnerin Ihnen eine Nachricht geschickt hat: »Können wir kurz reden?« Fast umgehend ist Ihr System ein wenig aktiviert, Ihr Körper versteift sich und Ihre Herzfrequenz geht nach oben. Sie entschuldigen sich bei den anderen und verlassen den Tisch (sympathische Reaktion). Sie rufen Ihren Lieblingsmenschen an, der Ihnen mitteilt, dass die Fluggesellschaft die Flüge für Ihre für morgen geplante Reise gestrichen hat. Sie diskutieren, wie das Problem gelöst werden kann, und einigen sich darauf, später am Abend neue Tickets zu kaufen. Ihre erste ängstliche Reaktion, gefolgt von Frustration, lässt allmählich nach. Sie holen tief Luft und gehen an den Tisch mit Ihrem Freundeskreis zurück. Es gelingt Ihnen, sich mit der Situation zu arrangieren und wieder Freude am gemeinsamen Abend zu haben (sympathischer Zustand, danach wieder ventraler Zustand). Sie essen tatsächlich mit gutem Appetit, sodass Sie die Müdigkeit nach dem Essen spüren, da Ihr Körper nun seine Energien für die Verdauung aufwendet (dorsal-ventraler Zustand).

Sobald Ihr Nervensystem aus dem Gleichgewicht geraten ist, können Sie nicht mehr problemlos zwischen den unterschiedlichen Erregungszuständen, ausgelöst durch eine enervierende Nachricht, und einem schönen Essen mit Ihren Freundinnen und Freunden hin und her wechseln. Neigt Ihr Nervensystem dazu, die sympathische Reaktion überzubetonen, ist die Aktivität als Reaktion auf die Textnachricht viel höher: Ihre Muskeln versteifen sich deutlich, Ihr Herz schlägt Ihnen bis zum Hals und vielleicht wird Ihnen sogar übel. Sofort haben Sie eine Katastrophe vor Augen, weil Sie glauben, Ihrer Partnerin sei etwas passiert oder Ihr Partner wolle mit Ihnen Schluss machen. Dann würden Sie vielleicht plötzlich vom Tisch aufspringen und mit Ihrem Handy herumhantieren. Vor dem Restaurant laufen Sie auf der Straße hektisch auf und ab, während Sie telefonieren. Dieses Gespräch erregt Sie noch stärker. Sie stellen zig Fragen und geben am Ende Ihrem Lieblingsmenschen die Schuld dafür, dass die Fluggesellschaft den Flug gecancelt hat, obwohl Ihnen klar ist, dass er nichts dafür kann. Sie sind extrem aktiviert und nehmen gar nicht wahr, dass Ihr Gegenüber versucht, Sie zu beruhigen und auf Sie einzugehen.

Wenn Ihr Nervensystem auf der anderen Seite zu dorsal-vagalen Reaktionen neigt, spüren Sie vielleicht zunächst Angst und dann eine Taubheit im Körper, nachdem Sie die Nachricht der Partnerin oder des Partners gelesen haben. Vielleicht haben Sie dann das Gefühl, Ihr Körper habe den Tisch und das Restaurant bereits verlassen, ohne dass Sie sich überhaupt gerührt haben. Sie fahren herunter, sind regungsunfähig, fühlen sich überfordert und in der Falle. Daraufhin rufen Sie nicht zurück, aus Angst vor einer schlechten Nachricht. Stattdessen ziehen Sie sich vollständig in sich zurück und nehmen nicht mehr am Gespräch teil. Sie sind wie von der Außenwelt abgeschnitten.

Bezogen auf dieses Beispiel wäre es sogar sinnvoll und nützlich, mit einer gewissen sympathischen Reaktion auf eine Veränderung solchen Ausmaßes in letzter Minute zu reagieren, um das Problem zu lösen. Doch ist es weder sinnvoll noch nutzbringend, in einen derartig aktivierten Zustand zu geraten, in dem Ihr Nervensystem dafür sorgt, dass Sie in Panik verfallen, erstarren oder kollabieren. Nachdem Sie eine gute Lösung für das Problem gefunden haben, ist es wichtig, dass Ihr System weiß, wie es wieder in den normalen ventralen Zustand zurückkehren kann, damit Sie sich wieder in Ihrem Körper zu Hause fühlen, mit anderen in Kontakt sein und Ihr Leben genießen können.

Der Sinn und Zweck des *Modifizierens* ist zu erkennen, wenn diese gewohnheitsmäßigen Überlebensreaktionen von Ihrem Nervensystem angeregt werden, und dann diese Endlosschleifen zu unterbrechen. Das Ziel besteht dann darin, mit den jeweils angemessenen NSMs Ihr Nervensystem wieder zurück in Ihr Toleranzfenster zu bringen. Es geht hier nicht darum, eine beliebige Technik des Stressmanagements anzuwenden, die vorübergehend dafür sorgt, dass Sie sich »ruhiger fühlen«, sondern darum, sowohl Ihre Gewohnheiten mittels strategisch wirksamer Methoden zu verändern als auch Maßnahmen zu ergreifen, die auf den Vagusnerv einwirken. Damit bringen Sie Ihr Nervensystem wieder dazu, so zu funktionieren, wie es für Sie und Ihren Körper sinnvoll ist.

Das Ziel ist nicht, einen ruhigen Zustand zu erlangen.
Das Ziel ist, das Nervensystem zu regulieren.

Der Vagusnerv ist entscheidend

Um das Überleben zu sichern, verfügt der Körper über zwei sich ergänzende Systeme: das sympathische und das parasympathische System. Wie bereits erwähnt, besteht das sympathische aus einem und das parasympathische aus zwei Ästen, dem ventralen und dem dorsalen. Alle drei sind für das psychologische und physiologische Gleichgewicht sowie für das Überleben an sich unverzichtbar. Ohne ein dynamisches und reaktionsfähiges Zusammenspiel der sympathischen und parasympathischen Äste würde unser Herz entweder zu schnell oder zu langsam schlagen. Außerdem würde die Atmung die Balance zwischen Ein- und Ausatmen nicht halten können, Hormone würden nicht im gesunden Maße ausgeschüttet. Damit unsere Körpersysteme harmonisch und ausgeglichen miteinander funktionieren, muss das Nervensystem ebenfalls in Balance sein. Dieses Gleichgewicht ist in Gefahr, wenn wir im Überlebensmodus stecken bleiben. Die Ausgeglichenheit, die wir brauchen, um aufzublühen, resilient und flexibel zu sein, wird durch den Vagusnerv gewährleistet.

Er hat viele Aufgaben im Körper, doch die wichtigste besteht darin, dass er die Leitung über das parasympathische Nervensystem, das für Entspannung (und Regulation) zuständig ist, übernimmt. Mit ungefähr 80 Prozent seiner Bahnen überträgt er sensorische Informationen vom Körper ans Gehirn. Mit den übrigen 20 Prozent werden mittels motorischer Befehle Signale vom Gehirn zurück an den Körper gesendet. Diese Nerven werden efferent oder ableitend genannt. Sie funktionieren als sensorisches Rückmeldesystem und informieren das Gehirn ständig über die Aktivitäten der Organe, etwa der Haut, des Verdauungstrakts, der Lunge, des Herzens, der Milz, der Leber und der Nieren. Aufgrund seiner vielfachen Verzweigungen und der nervalen Versorgung spielt der Vagusnerv eine wichtige Rolle bei verschiedenen Aspekten der menschlichen Kommunikation, von der Sprache über die Mimik bis hin zu zwischenmenschlichen Verbindungen. Meist arbeitet er auf der interozeptiven Ebene, ohne dass es uns bewusst ist. Wie Sie noch erfahren werden, erreicht fast jede denkbare Heilungsmethode, jedes System und jede Übungsform ihr Ergebnis via Vagusnerv: Atemarbeit, Yoga, Qigong, Akupunktur, medizinische Massage, Gong-Klangbäder, Singen, Eisbäder oder somatische Traumaverarbeitung. Sie haben Ihren Vagusnerv bereits durch die bisherigen Übungen stimuliert und gestärkt.

Synchronisation des Vagusnervs

Sind die unterschiedlichen Äste des Vagusnervs reaktionsfähig und arbeiten sie synchron, fühlen wir uns mit anderen verbunden, geerdet und präsent und nehmen an unserer Welt aufmerksam teil. Darüber hinaus können wir uns von Stress schnell erholen. Der Begriff *vagaler Tonus* bezeichnet die Aktivität und Effektivität seiner verschiedenen Äste. Ein hoher vagaler Tonus geht mit einer höheren Toleranz gegenüber Widrigkeiten und Veränderung einher und ist gleichbedeutend mit Resilienz sowie der Fähigkeit, sich auszuruhen, zu erholen und zu genesen. Je höher unser vagaler Tonus ist, desto besser können wir mit Stress umgehen, während wir in der Situation selbst präsent sind und uns in unserem optimalen Toleranzfenster befinden. Ebenso bedeutet ein niedriger vagaler Tonus das Gegenteil: Wir sind gegen Stress und Veränderungen weniger resistent, unsere Resilienz leidet und es fällt uns schwerer, uns zu erholen und zu genesen. Je niedriger unser vagaler Tonus ist, desto schneller gerät er in eine Dysregulation.

Forschende nutzten die Herzfrequenzvariabilität (HRV), die sich mittlerweile mittels vielen Fitness-Trackern überwachen lässt, um die Beschaffenheit des vagalen Tonus zu bestimmen. Die HRV erhebt die Zeitspanne zwischen Herzschlägen vor dem Hintergrund verschiedener Aktivitäten. Kurz gesagt: Ein gesundes Herz schlägt nicht so gleichmäßig wie ein Metronom. Es zeigt unregelmäßige Schläge, und diese minimalen Veränderungen werden mit der HRV gemessen.

Je höher Ihre HRV ist, desto höher ist auch Ihr vagaler Tonus, je geringer die HRV, desto niedriger ist er. Doch woran liegt das? Ist die Herzfrequenz flexibler, bedeutet das gemeinhin, dass Sie sich in einem ruhigeren Zustand mit weniger Stress befinden. Auf der anderen Seite wird eine geringe HRV mit Stress und gesundheitlichen Problemen in Verbindung gebracht. Insofern ist sie ein wichtiger Indikator dafür, wie es Ihnen im Großen und Ganzen geht und wie Ihr Körper auf Stress reagiert. Sie wissen ja bereits, dass die Dysregulation Ihres Nervensystems im Prinzip darauf beruht, dass das System zwischen zwei Extremen verharrt – einer äußersten sympathischen und einer ebenso hohen dorsal-vagalen Reaktion – beziehungsweise dass Sie zwischen den beiden Polen hin und her pendeln. Vor diesem Hintergrund können wir uns den vagalen Tonus so vorstellen, dass er synchron, im Gleichklang, ist. Es ist der Grad, zu dem Ihr Nervensystem flexibel zwischen ventralen, sympathischen und dorsalen Zuständen hin und her wechseln kann. Sowohl das ventrale also auch das sympathische und dorsale System verfügen über Nerven, die direkt zum Herzen führen. Dorthin senden sie Signale, sodass sich das Zusammenspiel dieser drei Zustände in Ihrer Herzfrequenzvariabilität spiegelt. Ist der vagale Tonus hoch (oder arbeitet er synchron), zeigt sich das dynamische, aber dennoch ausgeglichene Zusammenspiel der drei Äste (Senden von Signalen) in größeren Schwankungen (Schwankungsbreite) in einem bestimmten Zeitraum zwischen zwei Herzschlägen. Doch ist der Tonus gering und dominiert nur einer der drei vagalen Zustände den Körper, entsteht keine Wechselwirkung zwischen ihnen, was zu geringeren Schwankungen führt und damit zu einem geringeren HRV-Wert.

Unten sind die HRV einer regulierten und die einer dysregulierten Person aufgeführt.

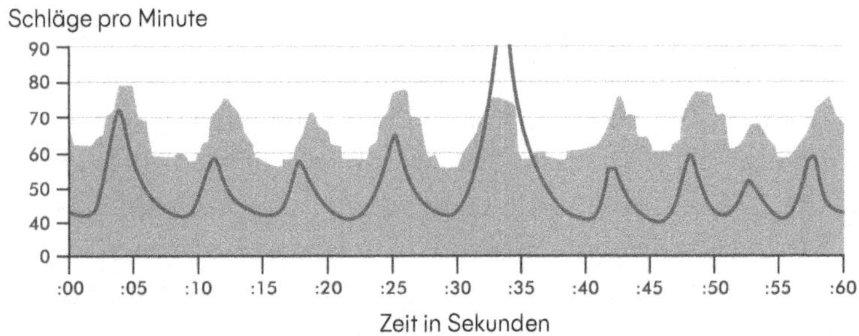

Herzfrequenzvariabilität (HRV) einer regulierten Person. Die dünne Linie ist die Atmung, hier ruhige und gleichmäßige Atemzüge. Der graue Bereich zeigt die Schwankungen der Herzfrequenz. Beim Einatmen steigt die Herzfrequenz, beim Ausatmen sinkt sie. Dieses Muster der HRV spiegelt eine hervorragende Gesundheit wider.

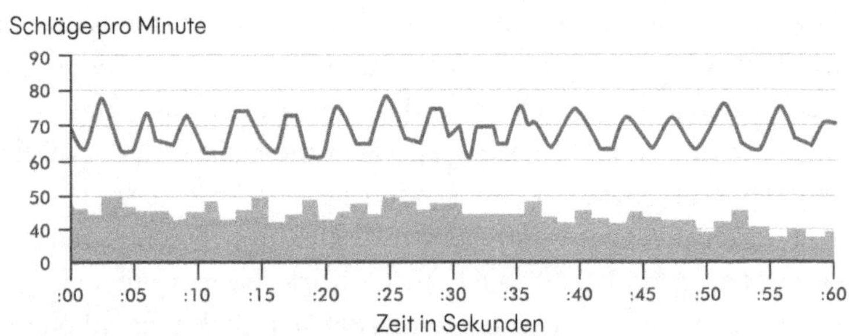

HRV bei einer Person mit PTBS. Die Atmung ist schnell und flach. Die Herzfrequenz ist niedrig und verläuft nicht synchron zur Atmung. Diese Kurve zeigt das typische Muster einer Person im Shutdown-Zustand mit chronischer PTBS.

Traumata und chronischer Stress führen dazu, dass sich unser Nervensystem permanent in einem Überlebensmodus befindet, in einem extremen sympathischen oder dorsalen Zustand. Mit der Zeit übernimmt das Gehirn, seinem Hang zu Gewohnheiten folgend, dieses Muster als Normalzustand. Es kennt nichts anderes mehr und befindet sich dann immer in dem einen vagalen Zustand. Wie bei unserem Beispiel mit dem Pfad im Wald wird es dann zunehmend schwieriger, auch den ventral-vagalen Ast zu stimulieren. Jeffrey Kleim und Theresa Jones erforschen Neuroplastizität, ihnen zufolge »beginnen sich neuronale Schaltkreise abzubauen, wenn sie nicht aktiv über längere Zeit genutzt werden«[35]. Bei Passivität verliert der ventral-vagale Ast seinen Tonus, kann nichts zu unserer Regulation beitragen und hält uns weiterhin im Survival-Modus gefangen. Es ist ein Teufelskreis.

Da für die Selbstregulation die dynamische Wechselwirkung der drei Zustände nötig ist, insbesondere die Fähigkeit, sich mittels der parasympathischen Bahnen auszuruhen, zu erholen und zu genesen, kann ihr Fehlen zu einer erhöhten allostatischen Belastung führen. Wie wir in der Einleitung beschrieben haben, vermindert eine hohe allostatische Belastung die Fähigkeit des Körpers, die grundlegenden physiologischen Funktionen auszuüben. Auf der Zellebene führt dies zu Veränderungen, die sich auf die Energieproduktion, Immunantwort, Hormonsignale und Zellreparatur niederschlagen, was schließlich zur Verschlechterung des allgemeinen Gesundheitszustands führt. So trägt ein Nervensystem, das in einem bestimmten Zustand verharrt, zu einer Verschlechterung bei, indem es seinen inhärenten Stress dem Allgemeinzustand hinzufügt. Das wiederum führt dazu, dass es mit demselben Überlebensmodus reagiert und so die negative Feedbackschleife aufrechterhält – das Paradox des Nervensystems.

Um aus diesem Teufelskreis auszusteigen, ist es ratsam, die hinderlichen Gewohnheiten des Nervensystems zu unterbrechen, indem Sie den Vagusnerv stärken und ihn mittels der NSMs synchronisieren und *modifizieren.* Möchte man sich von Stress, einer Verletzung oder einer Erkrankung erholen, ist eine gesunde und ausgeglichene Reaktion des Vagusnervs entscheidend. Und tatsächlich zeigen neuere Untersuchungen, dass es *das* fehlende Glied in der Kette ist, um Traumata und Angststörungen zu überwinden, Entzündungen zu heilen und allgemein die Symptome in Geist und Körper zu reduzieren. Sogar für eine körperliche Erkrankung wie Fettleibigkeit konnte bei Tieren gezeigt werden, dass die selektive Aktivierung bestimmter Bahnen eines Vagusasts dazu führen kann, dass Entzündungen im Zusammenhang mit Fettleibigkeit und Unregelmäßigkeiten im Metabolismus zurückgehen können.[36] Doch wir haben Glück, denn wir haben das fehlende Glied gefunden. Bis Sie das Buch zu Ende gelesen haben und Ihnen die Übungen in Fleisch und Blut übergegangen sind, werden Sie Expertin oder Experte für Ihren Vagusnerv sein.

Der Vagusnerv und seine regulierenden Superkräfte

Um besser verstehen zu können, wie die NSM-Übungen zur *Modifikation* und Regulation Ihres Nervensystems beitragen können, schauen wir uns die Funktionen des Vagusnervs genauer an.

Nehmen wir einmal an, Sie gehen zu einem Bewerbungsgespräch. Während Sie sich dem Konferenzzimmer nähern, wird das sympathische Nervensystem aktiviert, weil es Gefahr und Bedrohung wahrnimmt. Es löst die Ausschüttung von Stresshormonen wie Cortisol und Adrenalin aus, um Ihren Körper reaktionsbereit zu machen. Ihr Herz schlägt schneller, die Muskeln sind angespannt und Sie atmen schneller. Diese Reaktionen sind nötig, um wachsam und bereit zu sein und in einer schwierigen Situation, wie es ein Einstellungsgespräch nun einmal darstellt, schnell zu handeln. Sie spüren, wie eine Energie in Ihnen aufsteigt, und haben das instinktive Bedürfnis, sie abzuschütteln, bevor Sie den Raum betreten. Sie holen einige Male tief Luft, schütteln sich, klatschen in die Hände und sagen sich: »Los geht's, ich schaffe das!« Gleich fühlen Sie sich stärker geerdet. Ihr Vagusnerv steuert gegen die Stressreaktion an, indem er veranlasst, den Neurotransmitter Acetylcholin auszuschütten. Das Acetylcholin bindet bestimmte Rezeptoren und stimuliert die Muskelkontraktionen im parasympathischen System, was dazu führt, dass man ruhiger wird.[37] Außer dem Acetylcholin beeinflusst der Vagusnerv auch die Ausschüttung anderer chemischer Substanzen, darunter Prolaktin, Vasopressin und Oxytozin, die entspannungsfördernd wirken und die soziale Verbundenheit stärken. Prolaktin wird häufig mit Stressreduzierung und einer Steigerung des Wohlbefindens in Verbindung gebracht. Es unterstützt Sie im Bewerbungsgespräch dabei, gelassen zu bleiben und klar zu denken. Das Hormon Vasopressin mindert Angstgefühle und fördert soziale Interaktionen, was gerade angesichts möglicher Arbeitgeber von Bedeutung ist. Und schließlich hat die Forschung eine Verbindung zwischen dem Vagusnerv und Oxytozin bei Föten vor der Geburt festgestellt.[38] Es begünstigt Vertrauen und Bindung zwischen Mutter und Kind sowie ruhiges interaktives Verhalten. Doch in unserer Beispielsituation hilft es Ihnen, ein harmonisches Verhältnis zu den Interviewern aufzubauen. Während also das sympathische Nervensystem Sie auf eine Herausforderung vorbereitet, sorgt der Vagusnerv über das parasympathische System durch die Ausschüttung von beruhigenden Substanzen dafür, dass Sie im Gespräch ruhig bleiben, gut mit Ihrem Stress umgehen und ein positives Verhältnis zu Ihren Gegenübern aufbauen. Dieses Beispiel zeigt, wie gut unser Körper darauf eingestellt ist, sich sowohl auf anstrengende Situationen vorzubereiten als auch, sich von Stress zu erholen und Ruhe zu finden. Indem Sie den Zustand Ihres Nervensystems durch NSMs (in diesem Fall durch tiefes Atmen, den Körper Schütteln und in die Hände Klatschen) *modifizieren*, fördern Sie eine Reaktion, die dazu führt, dass Sie einen ruhigen Zustand wiedererlangen. So reagiert ein gesundes und reguliertes Nervensystem instinktiv und angemessen auf die Anforderungen, die ihm die Umwelt stellt.

Ist die Funktion des Vagusnervs aufgrund von Trauma oder Krankheit beeinträchtigt, gelingt es ihm möglicherweise nicht, eine derartig angemessene Reaktion zu zeigen. Ein Trauma kann seinen normalen Tonus verändern, indem es dafür sorgt, dass der Körper ständig unter hohem Stress steht. Damit wird die Balance der neurochemischen Substanzen gestört. Die Gehirnareale, die für ihre Kommunikation und Regulation sorgen, können ihre Arbeit nicht mehr machen.

Schauen wir uns beispielsweise eine beeinträchtigte Reaktion des Vagusnervs an. Nach Jahren chronischen Stresses sind das autonome Nervensystem sowie die Aktivität des Vagusnervs aus dem Gleichgewicht geraten. Die vergangenen traumatischen Erfahrungen sind nicht bearbeitet worden, eine Genesung hat nicht stattgefunden, was dazu führt, dass das sympathische Nervensystem äußerst wachsam und überaktiv ist, während das parasympathische Nervensystem zu wenig Aktivität zeigt. Angesichts sozialer Zusammenkünfte oder etwa eines Bewerbungsgesprächs werden Ihr Körper und Ihr Geist von einem überaktiven sympathischen Nervensystem regiert. Sie spüren die Kampf-oder-Flucht-Reaktion stärker und häufiger als alle anderen Menschen im Raum. Der Vagusnerv ist nun nicht in der Lage, gegen diese »Alarm«-Reaktion gegenzusteuern, denn Sie sind schon lange nicht mehr in der optimalen Erregungszone beziehungsweise im grünen Bereich Ihres Toleranzfensters. Ihrem Vagusnerv gelingt es vielleicht nicht mehr, die Ausschüttung von ausreichend Acetylcholin oder anderen beruhigenden Stoffen zu initiieren. Daher fällt es Ihnen schwer, ruhiger zu werden, obwohl Sie sich selbst sagen, Sie sollten sich entspannen. Ihre Erfahrungen in sozialen Situationen führen zunehmend dazu, dass Sie Angstgefühle haben. Ohne den ausgleichenden Einfluss des parasympathischen Nervensystems leiden Sie vielleicht an einer erhöhten Herzfrequenz, Zittern, Schwitzen oder weiteren physischen Symptomen. Mit der Zeit fordert dieser dysregulierte Zustand seinen Tribut: Er führt möglicherweise zu medizinischen Etiketten wie Sozialphobie, Depression oder chronischen Schmerzen. Mit seiner Unfähigkeit, Stressreaktionen zu regulieren, kann der Vagusnerv Ihre Fähigkeit einschränken, neue Kontakte zu knüpfen, Beziehungen zu erhalten und gut in Ihrem sozialen wie im professionellen Umfeld zu funktionieren. Das hat möglicherweise zur Folge, dass Sie sich noch isolierter und von Unterstützung abgeschnitten fühlen, was Ihre Heilung nur noch mehr erschwert.

Im Normalfall wird eine »Sozialphobie« mit entsprechenden Medikamenten behandelt, doch wie Tausende unserer Klienten werden auch Sie feststellen, dass die folgenden Übungen Ihnen dabei helfen, aus Ihrem festgefahrenen Status herauszukommen und in Ihrer Heilung einen Quantensprung zu machen.

Der Vagusnerv unterstützt Sie dabei, gesund zu werden, aber nur Sie selbst können sich heilen.

Unser AIR-Ansatz hilft Ihnen, Ihr Nervensystem zu regulieren und sich der Erfahrung Geist – Körper – Mensch bewusst zu werden. Sie werden aufblühen und Ihr Leben genießen. NSMs sind ein wirkungsvoller Trick, weil sie sich direkt an die ungefühlten Emotionen, die verschiedenen Überlebens-Modi des Nervensystems und die Bewältigungsmechanismen Ihres Körpers wenden. Ihnen hilft dabei der Vagusnerv, die »Nachrichtenautobahn« Ihres Körpers. Wir behaupten nicht, dass allein NSMs Sie heilen können, doch haben Sie mit ihnen die Mittel an der Hand, Ihren Zustand sofort zu verändern und ganz neue Erkenntnisse zu gewinnen. Nach Chiropraktiker und Autor Perry Nickelston arbeitet kein System für sich allein, es wird nie allein verletzt und heilt nie allein. Den Vagusnerv funktional zu stimulieren, wirkt sich umgehend äußerst positiv auf alle Systeme und Organe aus, mit denen er verbunden ist. Wir wetten, dass dies Ihre Lieblingsübungen zur Heilung des Nervensystems werden, wie es bei so vielen anderen Klientinnen und Klienten der Fall ist. Folgendes Beispiel illustriert, wie wirksam diese einfachen Übungen sein können.

Jules ist eine erfolgreiche Malerin und arbeitet schon seit Jahren in ihrem Atelier an ihren Bildern. Seit einem Autounfall ist ihr rechter Arm – sie ist Rechtshänderin – teilweise gelähmt. Obwohl es ihr mit der Zeit gelungen ist, ihre Hand und ihren Arm wieder ein wenig bewegen und nutzen zu können, hat sie seit fünf Jahren nichts mehr gemalt. Jules wurde depressiv, sie litt an Angstattacken und chronischen Schmerzen im unteren Rücken, bis bei ihr schließlich eine Fibromyalgie festgestellt wurde. Jules stieß auf Jennifers Posts auf Instagram und rief sie an. Danach nahm sie an ihren Kursen teil. Sie schrieb uns folgende Mail: »Wie ihr wisst, hoffe ich, mich von meinen Schmerzen zu erholen. Alles fing vor fünf Jahren mit einem Autounfall an, seitdem ist es mir nicht gut gegangen. Ich bin Malerin und hoffe, dass ich irgendwann mal wieder anfangen kann zu arbeiten. Ich stecke fest und hoffe, dass ihr mir helfen könnt.«

Danach hörten wir lange nichts mehr von ihr.

Von Anfang an hatte Jules Widerstände, die Übungen zu machen, und nach einigen Wochen sagte sie uns, sie habe den Eindruck, die Übungen seien nichts für sie. Wir boten ihr zwei Alternativen an: Entweder sollte sie bis zum fünften Modul mitmachen oder sie würde den Kurs abbrechen und bekäme den vollen Preis erstattet. Jules entschied sich, weiter am Kurs teilzunehmen. In unserem fünften Video-Gruppencoaching tauchte Jules auf und meldete sich widerwillig. »Ich tue mich schwer etwas zu sagen, weil, wie ihr wisst, ich bei den anderen Video-Calls nicht dabei war. Das ist mir peinlich. Außerdem bin ich mit meinem Kurs noch nicht sonderlich weitergekommen, aber jetzt bin ich ja hier. Eigentlich habe ich auch gar keine Frage, ich bin nervös und würde mich über ein wenig Unterstützung freuen.«

Daraufhin stand Jennifer von ihrem Stuhl auf und lud Jules ein, dasselbe zu tun. Sie leitete sie an, eine Minute lang den gesamten Körper zu schütteln, um die Angstenergie loszuwerden, die in ihr gefangen war und nicht herauskonnte. Danach lud sie Jules ein, sich einfach hinzustellen, einzuatmen und beim Ausatmen laut »Aaaaaaa« zu sagen. Gemeinsam wiederholten sie das achtmal. Als Nächstes sollte Jules den »Aaaaaaa«-Laut durch einen »Aaaaooooouuum«-Laut ersetzen. Auch das wurde achtmal wiederholt. Diese ganze Sequenz wiederholten sie dreimal und setzten sich dann wieder hin. Danach leitete Jennifer sie an, 30 Sekunden lang ihre Handflächen auf die Augen zu drücken. Jules' Haltung wurde weicher. Plötzlich fing sie an zu weinen bis hin zu heftigem Schluchzen. Sie weinte noch eine Weile, während die anderen 30 Teilnehmenden ihr Nachrichten in den Chat schrieben.

»Ich mag dich, Jules.«

»Ich bin so stolz auf dich!«

»Wir stehen das zusammen durch, Jules!«

»Du schaffst das, das weiß ich.«

»Ich kann das so gut nachvollziehen. Danke, dass du uns gegenüber so verletzlich bist. Ich schätze dich so sehr.«

»Du hast nur das Beste verdient. Wir sind alle für dich da!«

Auch andere Kursteilnehmende fingen an zu weinen. Jennifer und Karden wurden Zeuge, wie eine Welle der Energie durch die Gruppe ging, man sah es an den Gesichtern. Die Stimmung hatte sich verändert. Sie beobachteten die Sprache der Körper. Die Gefühle der Teilnehmenden veränderten sich allmählich. Die Zustände jedes einzelnen Nervensystems fingen an, sich von einer sympathischen hin zu einer ventral-vagalen Reaktion zu verändern. Die Teilnehmenden spürten eine Verbindung zueinander.

Nach der Videokonferenz buchte Jules sofort einige Einzelsitzungen mit Jennifer und Karden. Sie halfen ihr, die Inhalte der ersten fünf Module nachzuholen. Zehn Wochen später erhielten sie folgenden Brief von Jules:

Liebe Fibromyalgie,
ich habe dich gehasst, weil du plötzlich in meinem Leben aufgetaucht bist, alles durcheinander- und mich in eine Situation gebracht hast, aus

der ich nicht mehr herausfand. Ich habe dich gehasst, weil du mir so viel Schmerz bereitet hast – sowohl emotional als auch physisch. Ich habe dich gehasst, weil du mich von meiner Kunst abgehalten hast. Ich habe dich gehasst, weil du mich Jahre meines Lebens gekostet hast. Zahllos sind die Nächte, in denen ich mich in den Schlaf geweint habe, während ich mich immer gefragt habe: WARUM ICH? WARUM?

Doch jetzt weiß ich den Grund. Eines Nachts fuhr ich im Wagen, kam auf vereister Straße ins Rutschen und krachte in einen Graben. Ich war gezwungen, das Malen aufzugeben. In den folgenden Monaten konnte ich die dunkelste Seite von mir sehen. Sie war wütend, traurig, gemein, hilflos und erschrocken. Sie war auch taub und wollte sich in eine dunkle Höhle verkriechen, in der sie tausend Jahre lang bleiben wollte. In diesen Monaten lernte ich dich kennen. Zunächst bist du gekommen und gegangen, wie du wolltest, aber dann hast du dich entschieden zu bleiben. Du brachtest mir Schmerz auf der Haut, dann auch in den Muskeln und Knochen. Du hast mir noch mehr Dunkelheit beschert, die ich mir vorher nicht hätte vorstellen können. Ich tat so, als gäbe es dich gar nicht, doch dann wurdest du immer lauter, sodass ich dich nicht länger ignorieren konnte. Die Jahre vergingen. Fünf, um genau zu sein. Ich habe in dieser Zeit viel über dich und über mich selbst gelernt. Doch dann änderte sich eines Tages etwas. Irgendwo las ich etwas darüber, du hättest einen Sinn und seist aus einem bestimmten Grund in meinem Leben. Dann entdeckte ich die Arbeit mit dem Nervensystem, und plötzlich ergab wirklich alles einen Sinn. Du bist in meinem Leben aufgetaucht, nicht um mich in meiner Situation festzuhalten, nicht um mir mein Leben wegzunehmen oder es mir noch schwerer zu machen – sondern um mir zu zeigen, dass ich noch genesen musste, bevor ich die nächste Lebensphase beginnen konnte. Zuerst war ich darüber wütend. Aber jetzt – ich weiß, dass ich ohne dich nicht da wäre, wo ich jetzt bin. Der Autounfall brachte das Fass zum Überlaufen. Dann kamst du, nicht um mich krank zu machen, sondern um mich zu heilen. Weil du da warst, habe ich mich selbst geheilt, und zwar so grundlegend, dass es mir jetzt besser geht als jemals zuvor. Dank dir habe ich die Sprache meines Körpers gelernt, als hätten wir zwei unsere ganz eigene Sprache. Wer hätte gedacht, dass es mir derart helfen würde, meine Hände gegen die Augen zu pressen? Ich kann wieder etwas spüren. Und das Tapping auf meinem Brustkorb hat mir sofort zu verstehen gegeben, dass Angstgefühle nicht ewig anhalten. Wuu und Aaa zu sagen zeigte mir, dass ich die Reaktion meines Nervensystems beeinflussen kann. Danke dir für alles, was ich gelernt habe. Und im Nachhinein bin ich dir sogar für all die Schmerzen dankbar.

Das ist kein Lebewohl, das ist ein echter Abschied.

Mit freundlichen Grüßen
Jules

Indem wir die Reaktionen in unserem Nervensystem modifizieren, sind wir in der Lage, diejenigen Teile von uns zu entdecken, die dort eingeschlossen waren, und ihnen einen Weg heraus zu zeigen.

Wie die NSMs funktionieren

Im Jahr 1872 schrieb Charles Darwin:

> »Wird ein Empfindungsnerv gereizt, so überträgt er eine gewisse Einwirkung auf die Nervenzelle, von der er ausgeht; und diese überträgt ihre Einwirkung zuerst auf die korrespondierende Nervenzelle an der entgegengesetzten Seite des Körpers, und dann aufwärts und abwärts längs des cerebrospinalen Nervenstranges an andere Nervenzellen, in größerer oder geringerer Ausdehnung, je nach der Stärke der Erregung: sodaß schließlich das ganze Nervensystem afficiert sein kann. Diese unfreiwillige Übertragung von Nervenkraft kann mit oder ohne Bewußtsein stattfinden.«[39]

Anders ausgedrückt: Wenn man einen Nerv stimuliert, wird er aktiviert und verbreitet elektrisch-chemische Energie in seinem Netzwerk mit anderen Nerven. Nehmen die olfaktorischen Rezeptoren, die speziellen Nervenzellen in Ihrer Nase, beispielsweise den Duft von frisch gebackenen Cookies wahr, werden sie stimuliert. Sie werden aktiviert und senden elektrische und chemische Energie in Richtung Gehirn und Magen. Speichelproduktion und Verdauungsprozesse werden angeregt.

Auf ähnliche Weise können bestimmte Reize den Vagusnerv aktivieren, sodass er elektrisch-chemische Energie sowohl an das gesamte Nervensystem als auch das Gehirn sendet. Da der Vagus (der wandernde) Nerv große Teile unseres Körpers durchzieht, lässt er sich auf vielfache Weise stimulieren. Der ventrale Ast des Vagusnervs ist insbesondere mit Gesicht, Augen, Ohren, Mund, Kehle, Brust, Herz und Lunge verbunden (siehe Abbildung S. 139). Einfache Maßnahmen wie Massage, Tapping oder Vibrationen (durch Stimme oder andere Geräusche) reichen, um den ventralvagalen Ast zu stimulieren und seine regulierenden Effekte durch den gesamten Körper zu schicken. Die therapeutischen Effekte von Atemübungen, Yoga, Qigong, Akupressur und Tonustraining basieren darauf, dass sie auf bestimmte Weise den Vagusnerv ansprechen. Die NSMs, die Sie im Folgenden kennenlernen, sind genau auf den Vagusnerv abgestimmt, damit er seine regulative Arbeit übernimmt.

Darüber hinaus besagt das Prinzip lateraler Hemmung, dass in einem System zwei gegensätzlicher Aspekte, wie es bei dem sympathischen und parasympathischen Nervensystem der Fall ist, der eine gehemmt wird, sobald der andere aktiviert ist. Befinden Sie sich beispielsweise in einem sympathischen Zustand, können NSMs, die den Vagusnerv ansprechen, nicht nur seine Regulationsfähigkeit aktivieren, sie *reduzieren* gleichzeitig die Aktivität der sympathischen Äste des Nervensystems. Herrscht bei Ihnen im Gegenteil ein dorsaler Zustand vor, können NSMs, die die sympathische und ventrale Seite des Nervensystems aktivieren, dafür sorgen, dass Sie in einen aktiveren Zustand kommen, weil die Abschaltungseffekte gehemmt sind. Das Beste an diesen Übungen ist, dass sie ganz ohne den Geist auskommen, sondern sich allein auf den Körper fokussieren! Um die Ergebnisse genießen zu können, müssen Sie die Übungen einfach nur machen.

Kommen wir nun also zum *Modifizieren!*

Folgende Effekte hat das Modifizieren auf den Körper:

- NSMs helfen Ihnen, Ihr Nervensystem aus den alten Mustern herauszuholen, in denen es verharrt. Ziel ist, es in einen anpassungsfähigeren und flexibleren Zustand zu bringen.
- Diese Muster stellen »Gewohnheiten« des Überlebensmodus dar. Unterbrechen wir sie, kann sich das Nervensystem an neue Gewohnheiten, die der eigenen Sicherheit dienen, gewöhnen.
- Unser Ziel ist es, flexibel zwischen den Zuständen hin und her zu wechseln und leicht wieder in unser Toleranzfenster zurückzufinden. Es geht nicht darum, dass Körper und Geist ruhig sind, sondern darum, das Nervensystem zu regulieren.
- Der Vagusnerv ist der wichtigste Nerv unseres Körpers. Er aktiviert unsere heilenden Superkräfte.
- Synchronisation steht für die Regulation des Nervensystems. Anhand unserer Herzfrequenzvariabilität (HRV) können wir feststellen, ob sich unser Nervensystem in einem synchronen Zustand befindet oder nicht.

NSMs tragen dazu bei, diesen synchronen Zustand zu erreichen und die dysregulierten Reaktionen in die Balance zu bringen.

Übungen

Unterbrechen: Modifizieren

Lernen Sie, die typischen Überlebensreaktionen Ihres Nervensystems zu beeinflussen.

In diesen Übungen lernen Sie, unterdrückte Überlebensenergie loszulassen und aus dem Shutdown-Zustand herauszukommen, indem Sie mit den NSMs den Tonus Ihres Vagusnervs modifizieren.

Der Zweck der Übungen

Modifikationstechniken helfen Ihnen, wenig sinnvolle Muster im Körper zu unterbrechen, indem Sie sich die heilende Kraft des Vagusnervs zunutze machen. Durch wiederholtes Üben erhält Ihr Nervensystem Reize, die auf sinnvolle Weise unmittelbar eine beruhigende und regulierende Reaktion hervorrufen und Ihnen so helfen, sich einer ventral-vagalen Reaktionsweise anzunähern.

Übungszeitpunkt

Führen Sie diese Übungen durch, wenn Sie feststellen, dass Sie sich in einem Ihrer üblichen Zustände befinden und nicht mehr herauskommen. Nutzen Sie die NSMs, um einen ventral-vagalen Zustand zu erreichen.

Bevor Sie beginnen

- Experimentieren Sie! Der Mensch ist komplex, und jeder reagiert anders auf die NSMs. Probieren Sie die unterschiedlichen Techniken zu unterschiedlichen Zeiten aus und nachdem Sie verschiedenen Arten von Triggern ausgesetzt waren. Finden Sie heraus, welche Übungen für Sie am besten funktionieren.
- Wenn eine Übung keine Ergebnisse bringt, brauchen Sie sie nicht zu machen. Das ist normal.
- Manchmal sind wir so aktiviert, dass es uns schwerfällt, unseren Survival-Modus zu erkennen. In diesem Fall bietet es sich an, mit Ihren Lieblingsübungen anzufangen. Sobald Ihr Körper beginnt, sich zu regulieren, wird sich Ihr beobachtendes Selbst einschalten und Sie können Ihrem Körper wieder zuhören und seine Signale übersetzen.

Übung 1: Regulieren Sie den ventralen Aspekt

Wenn Sie sich überfordert fühlen, in einem Zustand feststecken oder widersprüchliche Signale von Ihrem Körper empfangen, helfen Ihnen diese Übungen. Machen Sie sie einzeln oder auch zusammen. Mit der Zeit werden sie immer mehr dazu führen, dass Ihr Vagusnerv in einen ausgeglichenen Zustand kommt und dass sich das Nervensystem an Regulation und Heilung gewöhnt.

Box Breathing (Boxatmung)

1. Setzen Sie sich bequem hin.
2. Wie fühlen Sie sich? Beschreiben Sie, wie es Ihnen geht.
3. Legen Sie eine Hand auf Ihr Herz, die andere auf Ihren Bauch, um sich durch den Atem mit Ihrem Körper zu verbinden.

4. Atmen Sie fünf Minuten lang nach folgendem Schema:
   a. Atmen Sie ein und zählen Sie dabei bis vier.
   b. Halten Sie den Atem an und zählen Sie dabei bis vier.
   c. Atmen Sie aus und zählen Sie bis vier.
   d. Halten Sie den Atem an und zählen Sie dabei bis vier.
5. Wie fühlen Sie sich jetzt im Vergleich zum Beginn der Übung? Was hat sich bereits verändert?

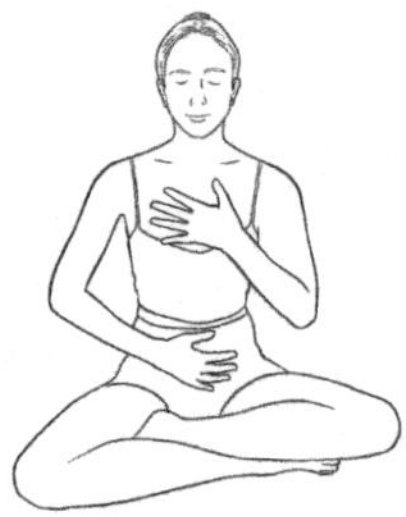

Augenentspannung

1. Wie fühlen Sie sich vor dieser Übung?
2. Heben Sie Ihre Hände dicht vor die Augen und halten Sie sie dort einige Augenblicke lang, ohne die Augen zu berühren.

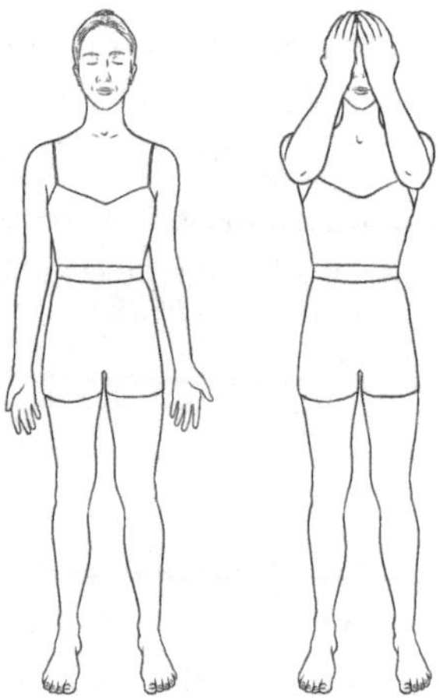

3. Spüren Sie die Wärme.
4. Atmen Sie tief durch die Nase ein und durch den Mund wieder aus.
5. Pressen Sie die Handflächen sanft auf die Augenlider, bis Sie Lichter sehen.

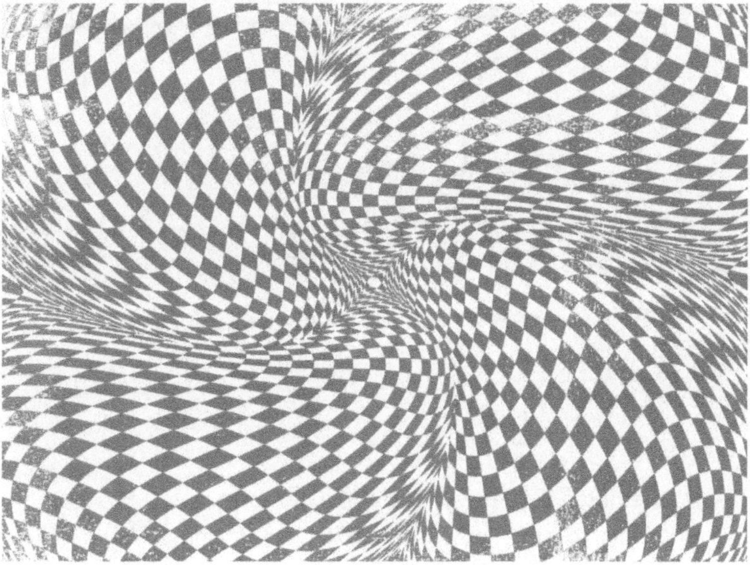

6. Wie fühlen Sie sich jetzt im Vergleich zum Beginn der Übung? Was hat sich bereits verändert?

Uuu-Aaa-Iii-Tapping

Bei dieser Klopfakupressur werden bestimmte Bereiche mit den Fingern oder einer lockeren Faust sanft beklopft.

1. Suchen Sie sich einen Ort, wo es niemanden stört, dass Sie seltsame Geräusche machen.
2. Wie fühlen Sie sich vor dieser Übung?
3. Machen Sie jetzt gleichzeitig Folgendes:

a. Atmen Sie tief durch die Nase ein und sagen Sie, während Sie ausatmen, hintereinander: Uuu – Aaa – Iii, indem Sie den jeweiligen Ton 3 bis 4 Sekunden lang halten.
b. Dabei klopfen Sie sich auf die Brust.

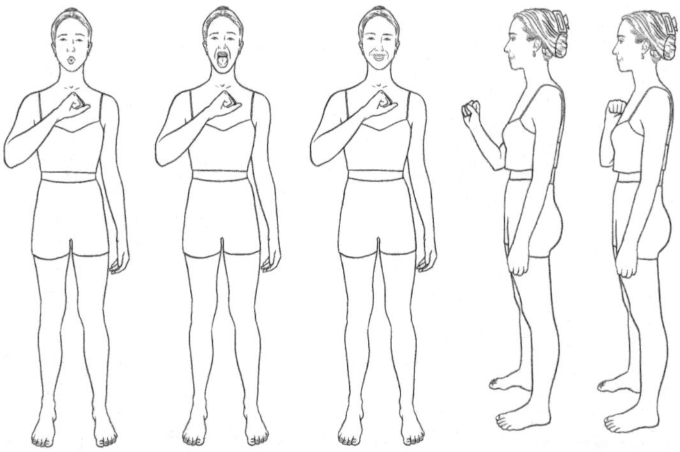

4. Wiederholen Sie das maximal 5 Minuten lang.
5. Wie fühlen Sie sich jetzt im Vergleich zum Beginn der Übung? Was hat sich verändert?

Neigung des Kopfs

1. Setzen Sie sich bequem hin.

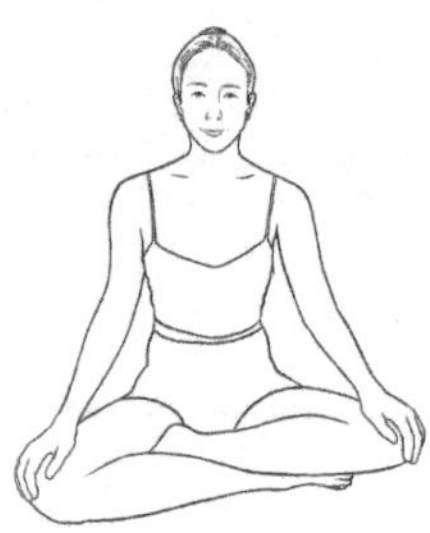

2. Wie fühlen Sie sich?
3. Atmen Sie 3- bis 5-mal tief ein und seufzen Sie gern beim Ausatmen.
4. Neigen Sie den Kopf nach rechts, sodass sich das Ohr der rechten Schulter annähert, ohne die Schulter dabei zu bewegen.

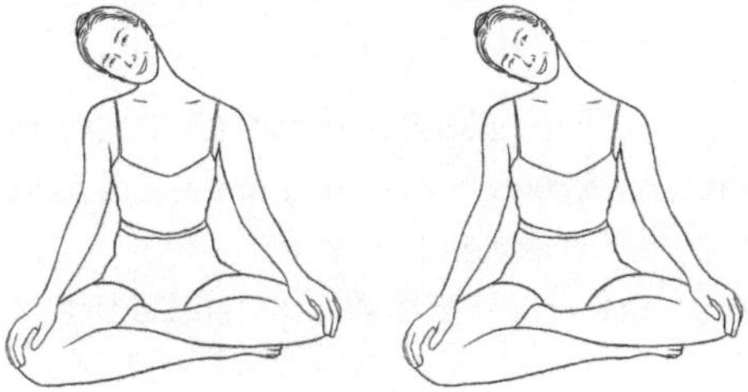

5. Blicken Sie weit nach links oben.
6. Halten Sie diese Stellung für bis zu 30 Sekunden. (Sollte Ihnen ein wenig schwindelig werden, ist das normal. Ist das der Fall, reduzieren Sie die Dauer auf 5 oder 10 Sekunden.)
7. Richten Sie sich wieder auf und stehen Sie auf. Halten Sie inne. Gehen Sie ein paar Schritte oder bewegen Sie sich.
8. Atmen Sie erneut 3- bis 5-mal tief ein und seufzen Sie beim Ausatmen.

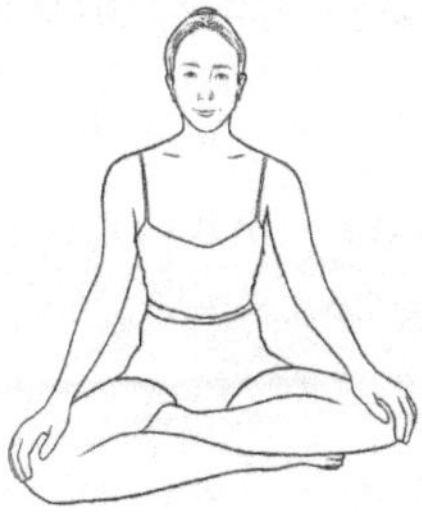

9. Neigen Sie den Kopf nach links, sodass sich das Ohr der linken Schulter annähert, ohne die Schulter dabei zu bewegen.
10. Blicken Sie weit nach rechts oben.

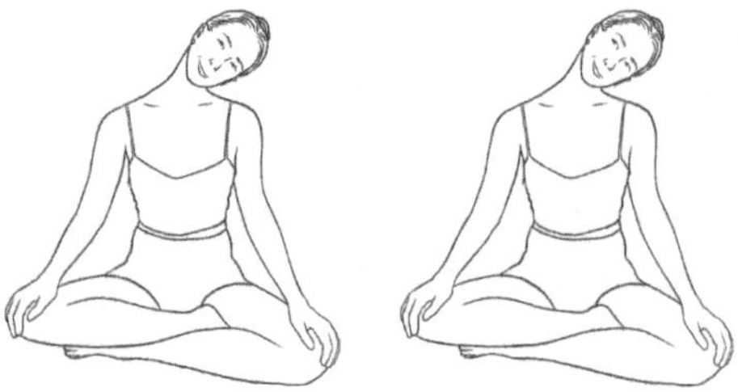

11. Halten Sie diese Stellung für bis zu 30 Sekunden. (Sollte Ihnen ein wenig schwindelig werden, ist das normal. Tritt das ein, reduzieren Sie die Dauer auf 5 oder 10 Sekunden.)
12. Halten Sie inne. Was hat sich verändert? Wie fühlen Sie sich?

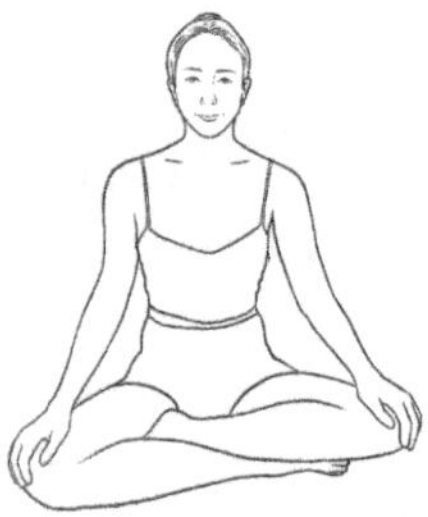

Übung 2: Regulieren Sie den Sympathikus herunter

Nutzen Sie die folgenden Übungen entweder einzeln oder in Folge, wenn Sie wütend, ängstlich oder aufgeregt sind.

Stampfen und Seufzen

1. Suchen Sie sich einen Platz, an dem Sie idealerweise barfuß sein können (z. B. draußen auf einer Wiese, auf Erde, Sand, Moos, Schlamm, …).

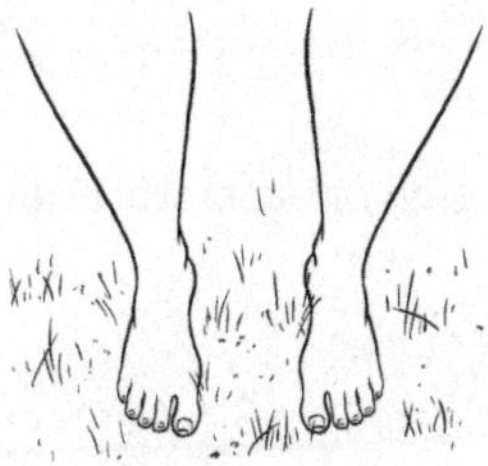

2. Halten Sie inne. Wie fühlen Sie sich?
3. Stampfen Sie abwechselnd mit den Füßen 2 bis 3 Minuten auf den Boden.

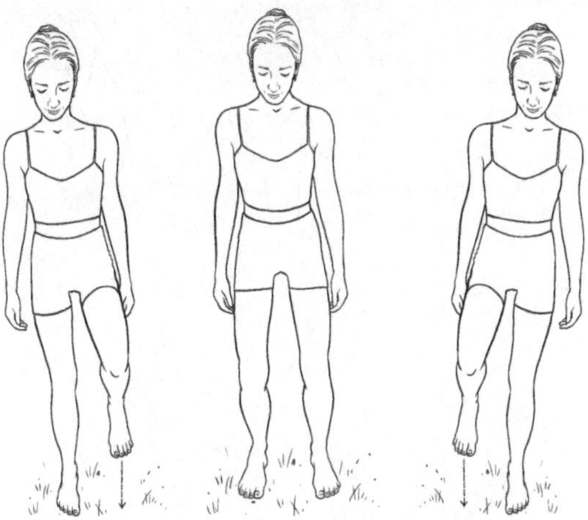

4. Atmen Sie danach durch die Nase ein und ein zweites Mal in demselben Atemzug (doppeltes Einatmen).
5. Atmen Sie langsam durch den Mund aus.
6. Wiederholen Sie das noch 4-mal.
7. Halten Sie inne. Was hat sich verändert?

Shake and Twist

1. Suchen Sie sich einen Platz, an dem Sie sich unbeschwert bewegen können.
2. Halten Sie inne. Wie fühlen Sie sich?
3. Schütteln Sie sich 2 bis 3 Minuten lang, als wollten Sie Wasser von Händen, Armen, Beinen und Füßen abschütteln.

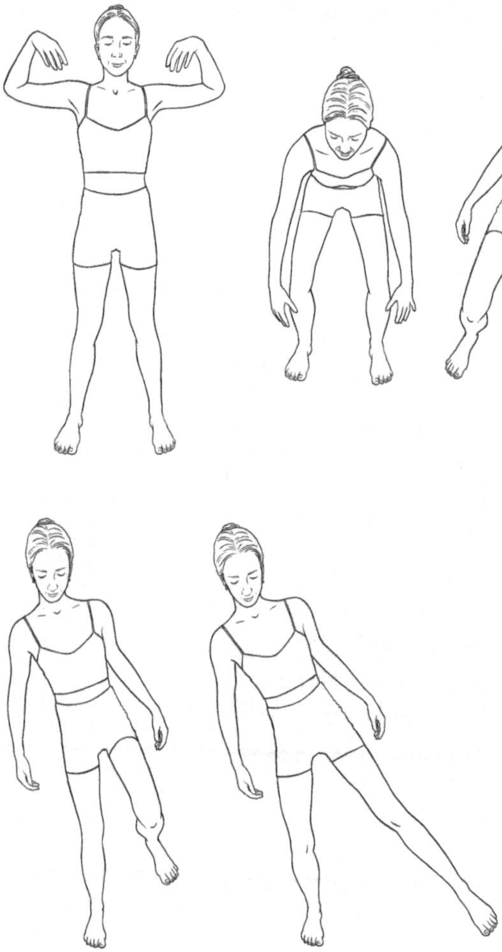

4. Stellen Sie die Beine etwas weiter als schulterbreit auf.
5. Schwingen Sie die Arme um Ihren Körper, lassen Sie den Kopf und den Oberkörper von einer zur anderen Seite mitgehen.

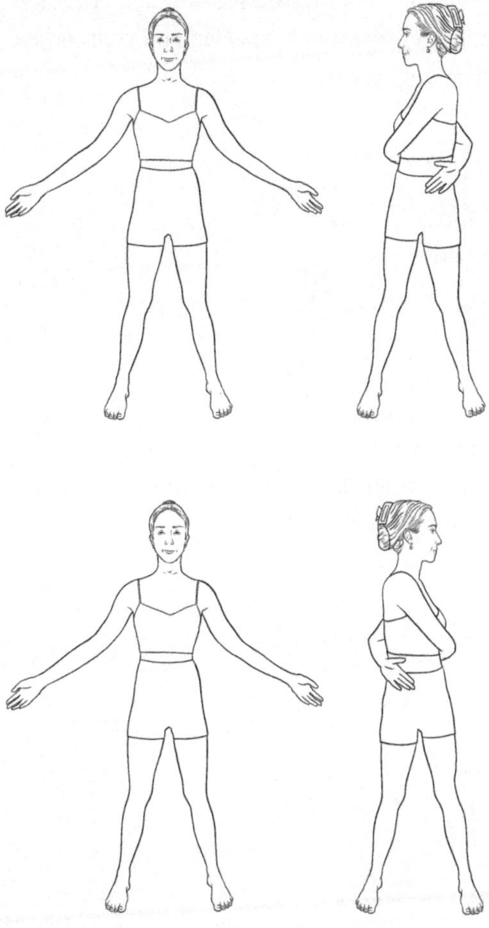

6. Wechseln Sie die Richtung.
7. Lassen Sie die Bewegung fließen und wiederholen Sie sie 3 bis 5 Minuten lang.
8. Halten Sie inne. Was hat sich verändert?

Anspannung und Entspannung

1. Legen Sie sich bequem hin.
2. Halten Sie inne. Wie fühlen Sie sich?
3. Die Arme liegen neben Ihrem Körper, die Beine sind ausgestreckt.
4. Spannen Sie nun Ihren gesamten Körper an und pressen Sie die Lippen 10 Sekunden lang aufeinander.

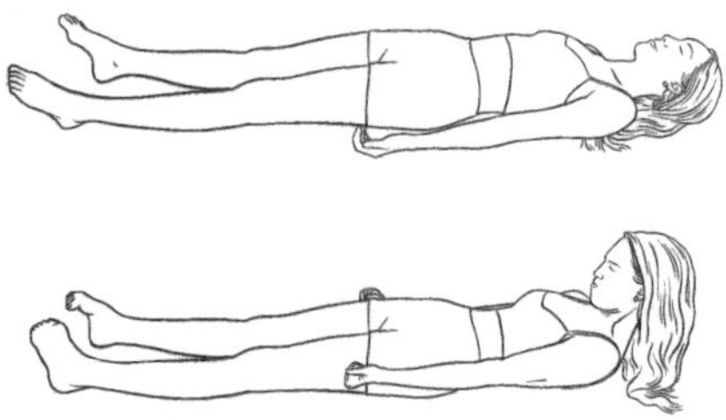

5. Entspannen Sie sich wieder.
6. Strecken Sie den gesamten Körper 10 Sekunden lang nach oben durch und öffnen Sie den Mund.

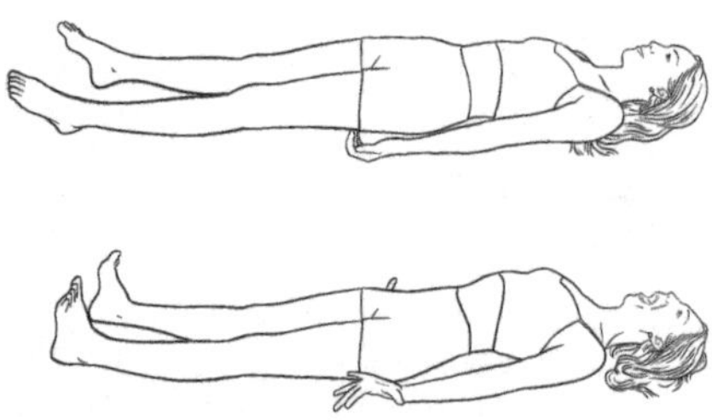

7. Entspannen Sie sich wieder.
8. Wiederholen Sie diese gegensätzlichen Übungen 2 bis 3 Minuten lang.
9. Halten Sie inne. Was hat sich verändert?

Atmen und Beugen

1. Setzen Sie sich bequem hin.

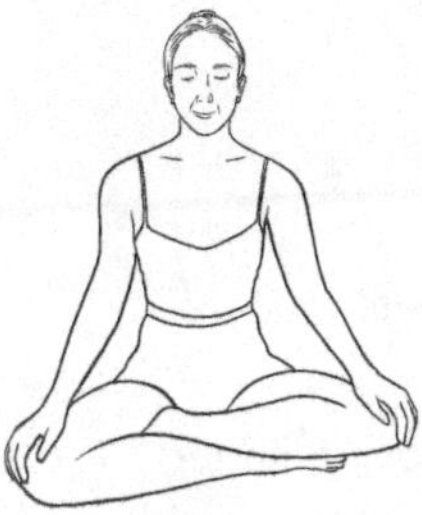

2. Halten Sie inne. Wie fühlen Sie sich?
3. Atmen Sie durch die Nase ein. Beim Ausatmen tun Sie so, als atmeten Sie ganz tief durch einen Strohhalm aus.

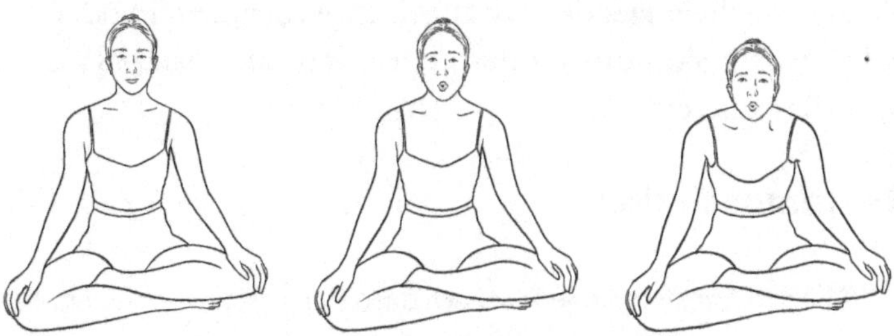

4. Dabei beugen Sie den Rumpf nach vorn.

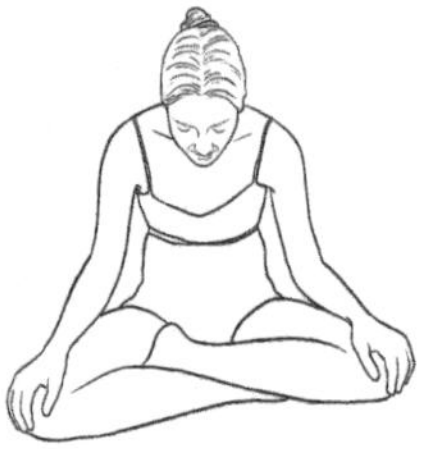

5. Atmen Sie 5-mal auf diese Weise ein und aus.
6. Legen Sie dazwischen eine Pause ein.
7. Halten Sie nach der Übung inne. Was hat sich verändert?

Übung 3: Regulieren und aktivieren Sie den dorsalen Zustand

Nutzen Sie die folgenden Übungen entweder einzeln oder in der Folge, wenn Sie traurig oder deprimiert sind, sich abschotten oder dissoziieren.

Rhythmus finden

1. Suchen Sie sich einen Platz, an dem Sie sich unbeschwert bewegen können.
2. Halten Sie inne. Wie fühlen Sie sich?
3. Stellen Sie die Beine hüftbreit auseinander auf.

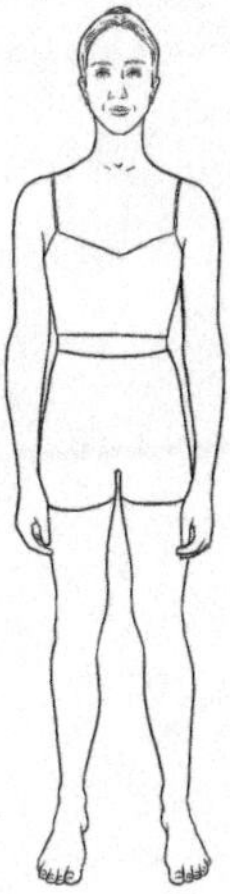

4. Lassen Sie Ihren Körper sich ganz von allein wiegen.

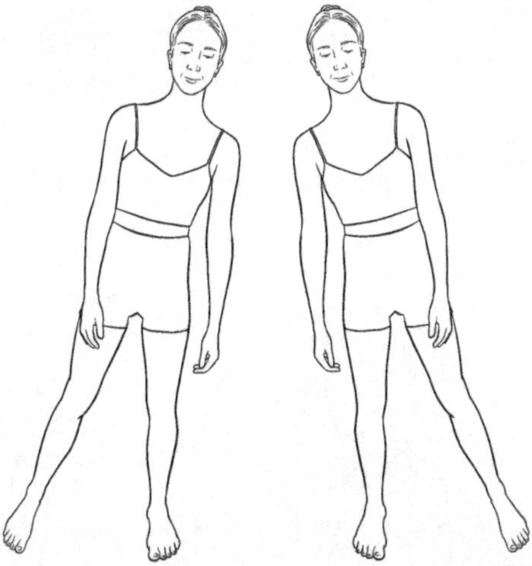

5. Wiegen Sie sich bis zu 5 Minuten lang.
6. Halten Sie inne. Was hat sich verändert?

Den Flow finden

1. Suchen Sie sich einen Platz, an dem Sie sich unbeschwert bewegen können.
2. Halten Sie inne. Wie fühlen Sie sich?
3. Stellen Sie die Beine breiter als schulterbreit auf.

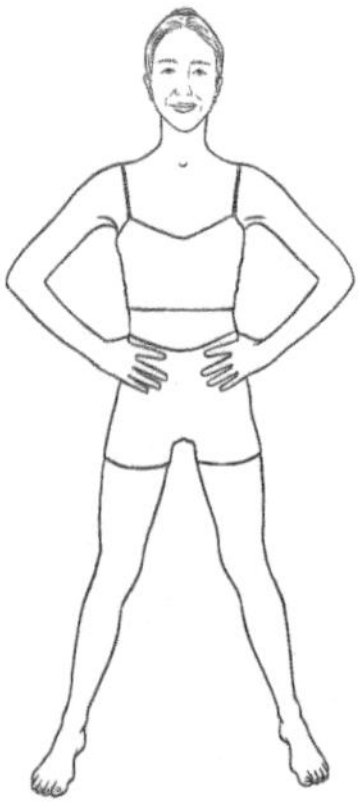

4. Stemmen Sie die Hände in die Hüften.
5. Lassen Sie die Hüften in Form einer liegenden Acht kreisen.

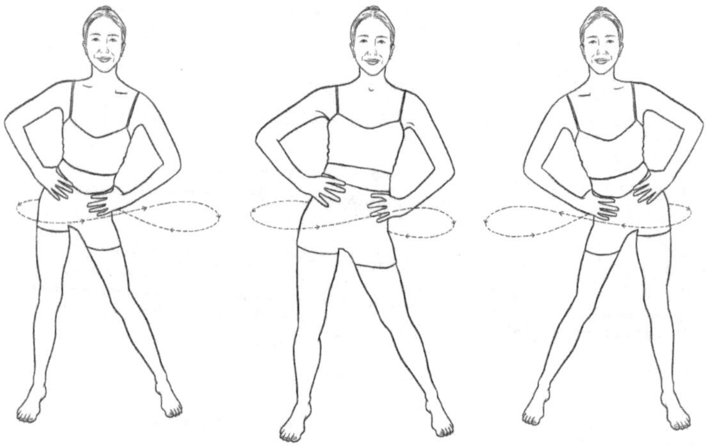

6. Wiederholen Sie die Bewegung bis zu 5 Minuten lang.
7. Halten Sie inne. Was hat sich verändert?

Regulation über die Ohren

1. Setzen Sie sich bequem hin.
2. Halten Sie inne. Wie fühlen Sie sich?
3. Massieren Sie die Ohrmuschel an den angegebenen Punkten. Machen Sie so lange weiter, wie es Ihnen guttut.
4. Seufzen Sie tief.
5. Halten Sie inne. Was hat sich verändert?

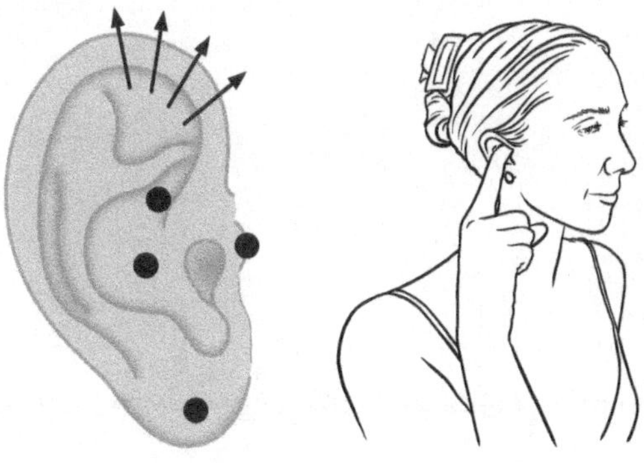

Regulation über die Augen

1. Setzen oder legen Sie sich bequem hin.

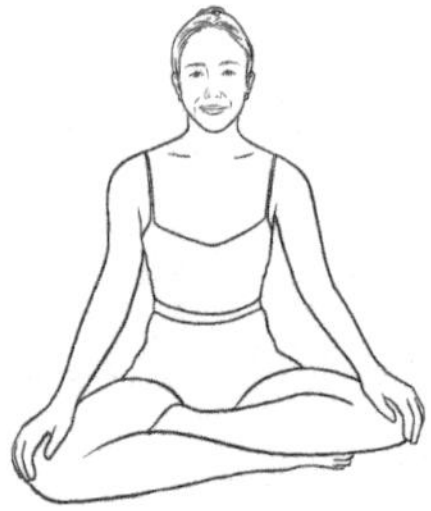

2. Halten Sie inne. Wie fühlen Sie sich?
3. Blicken Sie ganz nach rechts, ohne den Kopf zu bewegen.

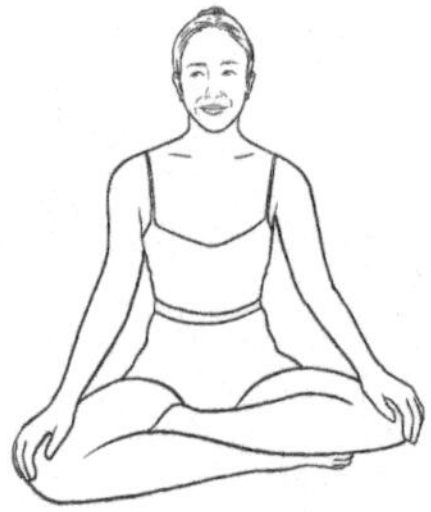

4. Atmen Sie ein und aus, während Sie die Zunge weit herausstrecken.

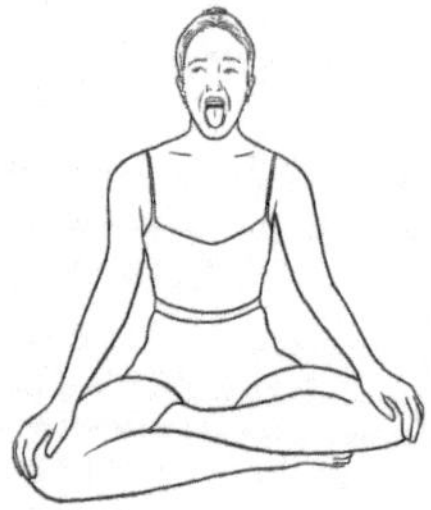

5. Wiederholen Sie das mit links.

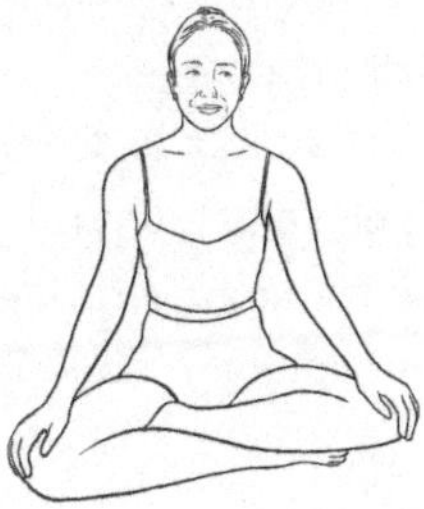 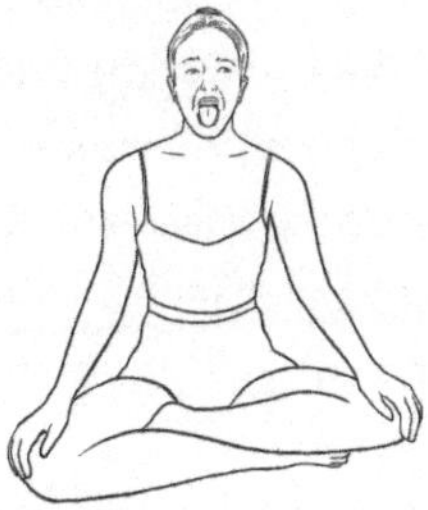

6. Wiederholen Sie das auf jeder Seite 2-mal.
7. Halten Sie inne. Was hat sich verändert?

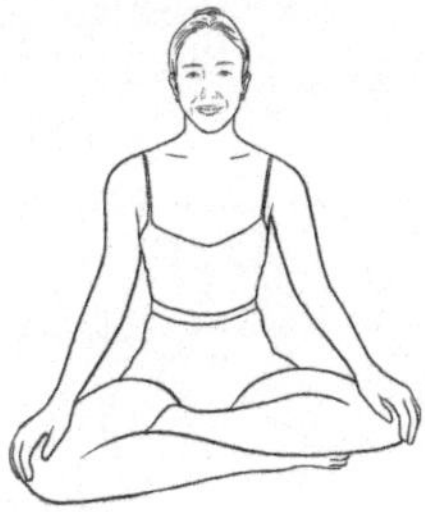

Praktizieren Sie das Modifizieren so oft wie möglich im Alltag

Wir empfehlen Ihnen, das Üben mit NSMs zur Gewohnheit werden zu lassen, um Ihr Nervensystem zu regulieren und um sich mehr in Ihrem Körper zu Hause zu fühlen. Daher laden wir Sie zu folgenden Schritten ein:

1. Nehmen Sie sich jeden Tag ein wenig Zeit, um zu prüfen, wie es um Ihr vagales System steht. Halten Sie inne und spüren Sie, welche Energie in Ihnen fließt, um sich damit vertrauter zu machen. Auf welche Übungen reagiert Ihr Körper am besten, wie verändert sich sein Zustand am besten vom Überlebensmodus in einen weniger starken?

2. Sobald Sie ein Gespür dafür entwickelt haben, was Ihnen guttut, versuchen Sie, diese Technik auch auf andere Bereiche Ihres Lebens zu übertragen, etwa im Rahmen der Selbstfürsorge.
3. Probieren Sie Yoga, Qigong, Kickboxen oder Karate aus. Gönnen Sie sich eine Massage oder massieren Sie sich selbst, um ruhiger zu werden. Versuchen Sie, mehr Zeit in der Natur zu verbringen, experimentieren Sie auch mit anderen Atemübungen oder Tapping-Techniken.

Kapitel 6: Neugestalten

Ausgleichen

Sorgen Sie dafür, dass sich Ihr Nervensystem ausgleichen kann, um sich in Ihrem Körper zu Hause zu fühlen.

»Es fühlt sich an, als käme ich nach Hause, nachdem ich zu lange fort gewesen bin.«

UNBEKANNT

In diesem Buch haben wir uns immer wieder die Konsequenzen angesehen, mit denen so viele Menschen leben müssen, deren Nervensystem in einem chronischen Überlebensmodus stecken geblieben ist. Dazu gehören etwa Angstzustände und Depressionen bis hin zu den verschiedensten chronischen Erkrankungen. Doch diesen Folgen liegt ein tieferer und grundsätzlicherer Zustand zugrunde: ein essenzieller Verlust. Der Verlust Ihres Rechts, sich in dem eigenen Körper zu Hause zu fühlen. Wie bereits erwähnt, geht es um das Gefühl, sich im eigenen Körper sicher zu fühlen. Ein Felt Sense von Sicherheit bedeutet Geborgenheit, innere Ruhe und Zufriedenheit mit sich selbst, als kuschelten Sie sich in Ihre Lieblingsdecke auf Ihrem Lieblingssessel vor einem brennenden Kamin ein: Sie müssen nirgendwo hin, Sie müssen nichts tun, nichts lenkt Sie ab. So fühlt sich der ventral-vagale Zustand Ihres Nervensystems an, es geht um Ruhe und Wohlgefühl. In diesem Zustand sind Sie offen, mit anderen verbunden, achtsam und präsent – in einem Wort: ausgeglichen.

Solange wir nicht in der Lage sind, uns in unserem Körper sicher zu fühlen, können wir nicht bei uns selbst ankommen. Dann kämpft unser Nervensystem immer darum, in den Grenzen des Toleranzfensters zu bleiben. Doch zum Glück lernen Sie nun die Sprache Ihres Körpers, Sie können sie verstehen und dank ihr kommunizieren. Daher haben Sie jetzt die Chance, die Konversation mit Ihrem Körper in die Richtung zu lenken, dass er den Felt Sense von Sicherheit spürt und erfahren kann, wie gut es sich anfühlt, im eigenen Körper zu Hause zu sein. Vor dem Hintergrund der Polyvagal-Theorie und Ihrer neuen Fertigkeit, Ihren Körper in verschiedene Zustände zu versetzen, besteht das Ziel dieses Kapitels darin, den Körper mit den AIR-Techniken des Neugestaltens *auszugleichen.* Wir möchten Sie dabei unterstützen, in Ihrem Körper zu Hause anzukommen und dafür zu sorgen, dass Sicherheit, Wohlgefühl und Offenheit zu Ihrem neuen Normalzustand werden.

Das klingt zwar einfach, doch leider gibt es einen Haken: Dysregulierte Nervensysteme tun sich damit schwer, diesen Zustand der Sicherheit, des Wohlgefühls und der Offenheit anzunehmen. Um zu verstehen, warum sich das Nervensystem zu Beginn gegen diese Veränderung und den neuen, hilfreichen Zustand sträubt, sehen wir uns noch einmal die Entwicklungsgeschichte des Gehirns an. Der Widerstand liegt in der Art und Weise begründet, wie sich die Gehirnfunktionen im Laufe der Evolution entwickelt haben; es geht hier um zwei Prinzipien, nämlich Vertrautheit und Negativitätsbias. Sie sind die größten Hindernisse, um schnell einen belastenden Zustand des Systems in einen positiven zu ändern.

Ein Zustand des Aufblühens sollte Ihr *New Normal* werden, dazu ist es sinnvoll, die Sie beeinflussenden Prinzipien kennenzulernen, die eigentlich jeden Heilungsprozess des Nervensystems begleiten, damit Sie die Übungen zum *Ausgleichen* effektiver anwenden können. Schließlich sollte es das Ziel Ihres Nervensystems sein, sich in einem Normalzustand zu befinden, der sich durch Sicherheit und Regulierung auszeichnet, nicht durch hohe Wachsamkeit und den Überlebensmodus. Die Übungen am Ende dieses Kapitels helfen Ihnen, Ihr Nervensystem so zu beeinflussen, dass es sich schneller an die nötigen Veränderungen gewöhnt, die für Ihre Genesung nötig sind.

Vertrautheit

Das Vertrautheitsprinzip ist einfach: Das Gehirn liebt das, was es bereits kennt. Geht es uns nicht allen so? Psychologinnen und Psychologen haben dieses Phänomen erforscht und es den Mere-Exposure-Effekt genannt: Allein durch wiederholte Wahrnehmung wird ein ursprünglich neutraler Reiz als positiv bewertet. Karden erinnert sich gut an ein Beispiel aus seinen frühen Zwanzigern. Er wuchs in einem Vorort im Bundesstaat New Jersey auf und tat das, was alle seine Freunde taten: Er aß Fast Food und jobbte im Einkaufszentrum. Doch dann beschloss er, etwas Neues auszuprobieren, und zog nach Ithaca, New York, um eine Ausbildung als Massagetherapeut anzufangen. Während dieser Zeit begann er, gesünder zu essen, und ein Freund empfahl ihm einen Bioladen. Bis dahin hatte Karden immer in normalen Lebensmittelgeschäften eingekauft, daher war dieser Laden etwas vollkommen Neues für ihn. Dort roch es anders. Das Geschäft war anders aufgebaut. Die Produkte und Leute waren anders. Karden erinnert sich, dass er sich dort ungemein unwohl gefühlt hat; nach 20 Minuten verließ er das Geschäft, ohne etwas gekauft zu haben. Er schwor sich, niemals wieder hineinzugehen. Doch natürlich ging er noch einmal hin, und mittlerweile hat sich seine Meinung vollkommen geändert. Jetzt fühlt er sich in Bioläden wohl und findet Durchschnittssupermärkte seltsam.

Wahrscheinlich haben Sie so etwas Ähnliches auch schon erlebt. Geht es um die Sprache und die Erfahrungen unseres Körpers, haben wir uns an den dysregulierten Überlebenszustand gewöhnt. Es ist einfach der Zustand, in dem sich unser Nervensystem befindet und an den sich unser Gehirn gewöhnt hat. Die regulierten Zustände, in denen wir uns wohlfühlen, sind ihm fremd. Genau diese Zustände sollen uns zur Gewohnheit werden, doch häufig wird sich das Gehirn dagegen sträuben. Allerdings ist das in diesem Prozess normal. Es ist daher ganz in Ordnung, wenn es Ihnen (zunächst) schwerfällt, sich in Ihrem optimalen Toleranzfenster zu befinden, weil sowohl das Gehirn als auch der Körper Zeit brauchen, um sich an diesen neuen Zustand zu gewöhnen. Wie das Vertrautheitsprinzip schon sagt, wird Ihr Gehirn schon bald lernen, die Übungen zum *Ausgleichen* als bekannt und vertraut wahrzunehmen, je häufiger Sie sie im Alltag durchführen.

Negativitätsbias

Der Negativitätsbias besagt, dass bei gleicher Intensität negative Dinge (zum Beispiel unangenehme Gedanken, Emotionen oder Erfahrungen) einen größeren Einfluss auf die Psychologie oder Physiologie des Menschen haben als neutrale oder positive Eindrücke.[40] Mit anderen Worten versuchen unser Geist und unser Körper immer eher negative Erfahrungen auszumachen, auf die sie deutlicher reagieren. Im Laufe der Evolution hat sich unser Gehirn so entwickelt, weil dieses Vorgehen im Prinzip das Überleben sichert. Schließlich ist noch keiner daran gestorben, dass er vergessen hat, sein Lieblingseis an der Ecke zu kaufen. Im Gegensatz dazu sind Menschen schon daran gestorben, dass sie eine Giftschlange für einen harmlosen Ast hielten und gebissen wurden. Für unsere Vorfahren war es überlebenswichtig, sich daran zu erinnern, wo der Busch mit den giftigen Beeren wuchs. Da negative Dinge immer mehr Aufmerksamkeit auf sich ziehen als positive, spielt der Negativitätsbias auch eine große Rolle in den Medien. Schauen Sie die Nachrichten, fragen Sie sich vielleicht, warum alles immer so negativ sein muss. Eine Studie untersuchte die Reaktionen auf Nachrichten von Zuschauern aus 17 Ländern. Die Ergebnisse zeigten, dass überall auf der Welt Menschen in physiologischer Hinsicht stärker von negativen Nachrichten aktiviert werden als von positiven.[41]

Doch leider wird unser Negativitätsbias nochmals verstärkt, wenn wir uns in einem chronischen Survival-Modus befinden oder uns ein unbehandeltes Trauma das Leben schwer macht. In diesen Fällen ist das Nervensystem permanent damit beschäftigt, die Umwelt nach möglichen Bedrohungen abzusuchen. Das äußert sich häufig in Grübeleien, übermäßigen Sorgen und Schwarzmalerei. Dies nimmt der Körper wahr, indem er nach unangenehmen Sinneseindrücken oder Symptomen forscht. Damit gehen übertriebene Reaktionen auf wahrgenommene Bedrohungen einher, und so befinden sich der Negativitätsbias und das Vertrautheitsprinzip in einer sich verstärkenden Dauerschleife: Die betroffene Person hält ständig nach Gefahr Ausschau, was dazu führt, dass sich ein unsicherer Zustand normal anfühlt und deshalb der bevorzugte Zustand des Nervensystems ist. Obgleich sie ungünstig ist, ist die Unsicherheit aufgrund des Vertrautheitsprinzips der Normalzustand. Doch mithilfe der *Ausgleich*sübungen lässt sich dieser Zustand verändern. Folgendes Beispiel illustriert dies:

Abby mochte ihren Job, sie war sowohl ehrgeizig als auch erfolgreich. Doch wenn sie wie bisher weitermachte, drohte ihr ein Burn-out. Sie erzählte uns, dass ihr größtes Problem darin bestand, immer auf der Suche nach dringenden Sachen zu sein, die sie glaubte, erledigen zu müssen, und nicht abschalten zu können, wenn sie frei hatte. Sie litt an Kopfschmerzen, Rückenschmerzen, Erschöpfung und emotionaler Überforderung und sah nur noch verschwommen. Selbst wenn sie im Urlaub war, sah sie unentwegt nach beruflichen E-Mails. Es brachte alles nichts: Auch wenn sie sich ermahnte, nicht so ängstlich zu sein oder ständig darüber zu grübeln, was Schlimmes passieren konnte, war sie gegen den Impuls ihres Nervensystems machtlos. Als Abby begann, bei uns Kurse zu belegen, war sie erleichtert, dass mit ihr »alles stimmte«. Ihr Nervensystem erfüllte einfach seine Bestimmung. In ihrem Fall war der ihr so gut bekannte extrem gestresste Zustand dazu da, für ihre Sicherheit zu sorgen. Während Erfolg mit positiven Aspekten wie Selbstverwirklichung assoziiert wird, kann entsprechendes Verhalten zu Burnout führen, wenn es im Leben der betreffenden Person unverarbeitete traumatische Erfahrungen gibt. Verantwortlich dafür sind die zugrunde liegenden Muster. Wir coachten Abby dabei, ihre Überzeugungen zu hinterfragen, die sie aufgrund eines Traumas herausgebildet hatte: »Wenn ich etwas schaffe, dann weiß ich, dass ich etwas wert bin. Wenn ich nichts mehr erreiche, dann bekomme ich Angst und bin wertlos.« Wir unterstützten Abby dabei herauszuspüren, wie sich das in ihrem Körper anfühlte, damit sie erkennen konnte, welcher Zusammenhang zwischen ihren Symptomen und ihren Mustern bezüglich Geist – Körper – Mensch bestand. Allein ihre Selbstüberzeugungen zu thematisieren, löste zu ihrer Überraschung deutliche Angst aus, darüber hinaus verschlechterten sich die genannten Symptome unverzüglich. Als wir weiter mit ihr mit AIR arbeiteten, hatte sie dann jedoch einen ersten wirklichen Durchbruch mit *Ausgleichen*. Wir zeigten Abby die Schmetterlingsumarmung, die Umarmung für Zufriedenheit und eine Übung, um sich zu beruhigen, nachdem sie sich auf BASE-B konzentriert hatte. Nach einigen Tagen stellte sich bei Abby das Gefühl ein, sie käme wirklich nach Hause – vielleicht zum ersten Mal in ihrem Leben. Sie musste nirgendwohin, keine E-Mails beantworten, sich nicht anstrengen, es gab keine Hetze, keinen Druck, weder Kopf- noch Rückenschmerzen. Abby war ganz und brauchte sich nicht mehr selbst zu beweisen.

»Das hört sich vielleicht seltsam an, aber ich glaube nicht, dass ich mich jemals so gefühlt habe, als hätte ich einen Körper – mit Gefühlen, Sinneseindrücken und ›Signalen‹. Ich habe die ganze Zeit über nur in meinem Kopf gelebt, in einem durchgetakteten, hektischen und überwältigenden Raum. In meinem Berufsfeld gibt es viele erfolgreiche Leute, doch ich habe mich schon immer gefragt, warum mir eigentlich alles so schwerfiel. Ich habe mich häufig selbst dafür gerügt, dass ich müde oder erschöpft war. Manchmal habe ich mich sogar dafür gehasst. Aber jetzt weiß ich, was los war. Ich war komplett von den Gefühlen in meinem Körper abgekoppelt. Sie wollten mir zeigen, dass ich nett zu mir sein sollte, anstatt mich noch weiter selbst runterzuziehen. Ich hätte mich selbst lieben, nicht hassen sollen. Ich hatte keine Ahnung, dass es auch möglich war, mit Liebe voranzukommen. Aber das weiß ich jetzt. Ich fühle mich ausgeglichen, endlich angekommen.«

Abby ist es gelungen zu lernen, wie sie Zustände von Leichtigkeit und Freude, Ruhe und Verbundenheit zu anderen erhalten kann. Sie erzählte uns, dass sie nun nicht mehr befürchtete, einen Burn-out zu erleiden, weil sie jetzt gelernt hatte, wie sie besser für sich und ihr Nervensystem sorgen konnte. Ein wichtiger Teil der Übungen zum Ausgleichen besteht darin, die gewohnte Suche nach negativen Dingen, die für unsere Dysregulation sorgen, aufzugeben und mehr Zeit in einem Zustand entspannter Wahrnehmung zu verbringen.

Vielleicht sind Sie einfach ein ehrgeiziger Mensch oder aber Sie erkennen die Gefühle in Ihrem Körper nicht.

Wissen ist Macht. Da Sie nun das Vertrautheitsprinzip und den Negativitätsbias kennen, erkennen Sie vielleicht, dass es ganz normal ist, wenn Sie sich schlecht entspannen können oder Ihnen das Gefühl von Leichtigkeit und innerem Frieden fehlt. Das alles hat nichts mit Ihrem Charakter, Ihrem Intellekt oder Ihrer Willenskraft zu tun. Der Grund dafür liegt in der Art und Weise, wie Ihr Gehirn verschaltet ist und wie es aufgrund vergangener traumatischer Erlebnisse auf Stress reagiert. Doch nun kennen Sie die Hintergründe und können dieselben neurologischen Prozesse dazu nutzen, sich aus diesen Zuständen zu befreien. Etwaige Widerstände können Sie jetzt anders betrachten: Sie können sich besser einschätzen, sich selbst mit Mitgefühl begegnen. Sie werden die Wellen reiten können und schließlich in ruhigeren Gewässern ankommen.

Den Körper mit dem Vagusnerv ausgleichen

Wir zitierten schon in Kapitel 2 die Einsicht von Bessel van der Kolk, dass eine der klarsten Lehren der modernen Neurowissenschaft sei, dass unser »Selbstempfinden in unserem Körper verwurzelt ist.«[42] Wir werden Ihnen im Folgenden trotz der oben beschriebenen Hindernisse, die bei dem Versuch auftreten, etwas zu verändern, einfache und effektive Wege aufzeigen, um die vitale Verbindung, die Sie zu Ihrem Körper haben, zu stärken, damit Sie sich in ihm wunderbar und zu Hause fühlen können. Vielleicht erinnern Sie sich daran, dass 80 Prozent des Vagusnervs afferent sind, das heißt, dass Informationen vom Körper zum Gehirn gesandt werden. Wenn also unser Vagotonus niedrig ist, erhält das Gehirn wenig Information darüber, wie sich der Körper fühlt. Darüber hinaus haben wir bei niedrigem Tonus und wenn sich der Körper in einer extremen sympathischen Reaktion oder im dorsalen Shutdown befindet, keinen Zugang zum ventral-vagalen Zustand, in dem wir uns in unserem Körper zu Hause fühlen.

Nachdem Sie gelernt haben, wie Sie durch die *Modifizierung*sübungen Ihren vorherrschenden vagalen Zustand verlassen können, gilt es, mit den Techniken zum Ausgleichen die ventralen Äste des Vagusnervs zu stärken. Das führt dazu, dass Sie nicht nur den Zustand, in dem Sie normalerweise verharren, hinter sich lassen können, sondern auch spüren, wie es sich anfühlt, sich in Ihrem Körper sicher, präsent und wohl zu fühlen. Lernen Sie, wie sich das anfühlt und wie Sie diesen Zustand auch langfristig erreichen können. Dann weiß auch Ihr Nervensystem, wie es nach einem Trigger aus der Allostase wieder in diesen ventralen Zustand beziehungsweise in die Homöostase zurückkehren kann. Es ist allerdings wichtig, dass es hier nicht darum geht, niemals getriggert zu sein, sondern nach einem stressenden Auslöser in angemessener Zeit wieder in die optimale Zone der Erregung im eigenen Toleranzfenster zurückkehren zu können – also reguliert zu sein.

Ebenso wie die Übungen für das Modifizieren führen die *Ausgleich*stechniken zu diesem Ziel, weil sie die physischen Aspekte des Vagusnervs direkt anregen. Wird der Nerv berührt oder in Vibrationen versetzt, wird er »angeregt« und beginnt, durch verschiedene Bahnungen Signale an das Gehirn zu senden. Diese positive Stimulation teilt der Nerv mit, und damit werden wir uns der positiven Eindrücke aus unserem Körper bewusst. Für viele ist dies eine ganz neue Wahrnehmung des eigenen Körpers. Es ist, als »begreife« das Gehirn auf einmal, dass das auch eine Möglichkeit des Körpergefühls sein könnte. Insofern hat es nun eine bessere Alternative zur extremen Aktivierung des Sympathikus, zum dorsalen Shutdown oder dem Hin und Her zwischen beidem.

Stephen Porges, Peter Levine, Lucina Artigas, Deb Dana sowie weitere Wegbereiter haben eine ganze Reihe von Übungen zur Stärkung des Vagusnervs entwickelt, die so einfach wie effektiv sind. Diese NSMs erfüllen zwei Funktionen: Erstens können die Übungen täglich angewendet werden (ebenso wie die Modifizierungstechniken), zum Beispiel wenn Sie aufgeregt sind. Zweitens wächst der Effekt mit regelmäßiger Übung, so wie regelmäßiger Sport dazu führt, dass Sie Muskelkraft, Ausdauer und Muskeltonus aufbauen. Das regelmäßige Üben der ausgleichenden NSMs hat zur Folge, dass Ihr ventral-vagales System widerstandsfähiger wird, wodurch sich auch Ihr Toleranzfenster verbreitet und Sie länger in Ihrer optimalen Erregungszone verbleiben können.

Der Wuu-Ton

Peter Levine entwickelte die Übung mit dem »Wuu«-Ton, um seine Klientel dabei zu unterstützen, sich im eigenen Körper sicher zu fühlen. Dazu macht man einen tiefen Laut, der in der Brust und im Bauch vibriert: »[Es] öffnen sich auch Brustkorb (Herz und Lunge), Mund und Kehle, und Sie stimulieren die vielen verschlungenen Äste des Vagusnervs.«[43] Beim Aussprechen des Wuu-Tons wird der Körper dazu angeregt, sich bewusst und fokussiert einzubringen, womit Sie die Möglichkeit haben, aktiv an den autonomen Reaktionen Ihres Körpers teilzuhaben. Sinneseindrücke können wahrgenommen werden, und es können das Gefühl, geerdet zu sein, sowie Körperbewusstheit entstehen. Der Wuu-Ton löst eine niederfrequente Vibration aus, die auf das Nervensystem beruhigend wirkt und dazu beitragen kann, Spannungen und Stress abzubauen, die möglicherweise im Körpergewebe festgehalten werden. So wird ein Gefühl von Entspannung und Sicherheit ausgelöst. Wie Sie im Übungsteil schnell feststellen werden, hat die Wuu-Übung sofort einen beruhigenden Effekt auf Ihr ganzes Selbst. Das kann besonders für Personen hilfreich sein, die traumatische Erlebnisse hinter sich haben. So bekommen sie wieder einen sicheren und ruhigen Zugang zu ihrem Körper. Die Methode ist mit großem Erfolg schon bei Hunderttausenden von Klientinnen und Klienten weltweit eingesetzt worden.

Die Schmetterlingsumarmung

Zum ersten Mal wurde die Schmetterlingsumarmung von Lucina Artigas 1998 bei der Behandlung von traumatisierten Überlebenden des Hurrikans in Acapulco eingesetzt. Ziel der Übung war es, den Opfern zu ermöglichen, Zugang zum Felt Sense und zu Sicherheit im eigenen Körper zu bekommen. Bei der Umarmung werden die Daumen verschränkt, die Hände über Kreuz auf das Brust- und Schlüsselbein gelegt und es wird abwechselnd links und rechts rhythmisch getappt. Damit werden die kräftigen Äste des Vagusnervs stimuliert, die die Brust und den Hals durchlaufen. Der Rhythmus sorgt für Linderung und Ruhe, wenn man sich in einem Angst- oder Freeze-Zustand oder im Shutdown befindet. Darüber hinaus hat das abwechselnde Klopfen ähnliche Effekte wie das Eye Movement Desensitisation and Reprocessing (EMDR), eine Therapieform, die das Gehirn dabei unterstützt, traumatische Erlebnisse zu verarbeiten, indem sie die physiologische Übererregung dämmt.[44]

Die »Containment«-Umarmung

Die letzte Technik macht sich einen Aspekt des Vagusnervs zunutze, um den es auch im nächsten Kapitel gehen wird, das sogenannte System zur sozialen Aktivierung. Die »Containment«-Umarmung (*containment* bedeutet so viel wie Eindämmung oder Sicherung) stammt ebenfalls von Peter Levine. Mit ihr ahmen wir die Umarmung durch eine andere Person nach, die uns beschützt und unterstützt. Indem die afferenten Bahnungen des Vagusnervs, die die Signale der Co-Regulation und sozialen Verbundenheit ans Gehirn senden, aktiviert werden, ist die »Containment«-Umarmung eine wirksame Technik, um sich sicher zu fühlen und den ventral-vagalen Zustand aufrechtzuerhalten.[45]

Folgende Nachricht bekam Jennifer von Lawrence via Social Media:

»Hi Jen, ich habe deinen Post über Angstzustände gelesen und kann ihm nur zustimmen. Als ich neun Jahre alt war, ist meine Mutter gestorben. Jetzt bin ich 27 und trauere immer noch extrem. Seit Jahren mache ich Therapie (seitdem ich elf bin) und habe mich sehr mit meiner Trauer beschäftigt, aber irgendwie habe ich immer noch das Gefühl, dass ich über ihren Tod nicht hinweg bin. Ich schreibe dir, weil du erwähnt hattest, dass Geist und Körper zwei verschiedene Sprachen sprechen, und das leuchtete mir sofort ein. Ich glaube jetzt, ich muss meinen Körper in meinem Heilungsprozess berücksichtigen. Ich weiß, dass meine Angstzustände auf die Trauer zurückzuführen sind. Damit habe ich mich schon so viel in meiner Therapie beschäftigt, und trotzdem verfolgt es mich. Es quält mich so, dass ich jetzt dringend eure Methode ausprobieren möchte.«

Als wir anfingen, mit Lawrence zu arbeiten, fiel mir auf, dass er viel wusste, viele Fakten über den Trauerprozess und über Angstzustände parat hatte, aber augenscheinlich sein Wissen nicht umsetzen konnte. Bei ihm waren eindeutig Geist und Körper voneinander getrennt. Daher fingen wir mit Lawrences Wahrnehmung seines Körpers an. Zunächst war es für ihn einigermaßen schwierig, mit BASE-B zu arbeiten, aber mit unserer Hilfe konnte er sich nach einigen Wochen recht gut auf seinen Atem, die Aktivität seines Körpers, seine Sinneseindrücke und seine Emotionen einstellen. Lawrence verharrte im Freeze-Zustand, als sei sein Nervensystem vor 18 Jahren stecken geblieben. Es versuchte, über Angst mit den überwältigenden Gefühlen, die er nicht in seinem Körper spürte, fertigzuwerden. Gemeinsam übten wir verschiedene NSMs, um seine Erstarrung ein wenig zu lösen und die angestaute Energie loszulassen, sodass er schließlich in einen offenen und gestärkten ventralvagalen Zustand übergehen konnte. Er machte die NSM-Übungen gern und führte sie täglich durch, weil sie ihm erlaubten, endlich den Zustand in seinem Inneren zu verändern. Danach zeigten wir ihm die Übungen zum Ausgleichen. Als er zum ersten Mal die Abfolge von Schmetterlingsumarmung, Wuu-Ton und am Ende die »Containment«-Umarmung durchgeführt hatte, schickte er uns folgende Nachricht:

»Habt ihr morgen noch einen Notfalltermin für mich frei?
Ich muss wissen, was gerade in meinem Körper passiert ist.
Ich würde das sehr gern verstehen!!!!
PS: Mir geht es gut, ja, ich glaube sogar,
dass etwas Wunderbares passiert ist.«

Drei Tage danach hatte Jennifer einen Termin mit Lawrence. »Ich habe die Abfolge von Übungen gemacht, und etwas total Unerwartetes ist geschehen. Ich weiß nicht, warum, aber ich hatte erwartet, dass ich davon noch trauriger und niedergeschlagener würde, aber in meinem Körper spüre ich … Freude. Ich spüre den Wunsch nach der Gegenwart von anderen. Ich spüre den Wunsch nach Liebe. Ich spüre, dass mein Herz aufgeht – es ist, als wäre ich vielleicht wieder so weit, jemanden in mein Herz zu schließen. Ich hatte solch eine Angst zu lieben, denn es ist mit Schmerz verbunden, weil ich doch die größte Liebe meines Lebens, meine Mama, verloren habe.« Endlich begann Lawrence, sich in seinem Körper zu Hause zu fühlen, und spürte ein wenig Leichtigkeit. Sein Nervensystem hatte sich aus seiner Starre gelöst, und plötzlich verwandelte sich sein Freeze-Zustand in Wärme. Kurze Zeit später konnte Lawrence feststellen, dass seine Angstzustände deutlich abgenommen hatten und er eine neue Lebensfreude empfand.

Integrieren Sie Ausgleichen in Ihren Alltag

Ausgleichen ist wie eine tröstende Umarmung, es hilft Ihnen, eine Verbindung zu Ihrem Körper zu finden und das Gefühl zu entwickeln, bei sich zu sein, als hätten Sie seit Langem wieder den Weg zurück nach Hause gefunden. Es kann dazu führen, dass sie eine tiefgehende Erleichterung spüren, wie ein unendlich tiefer Seufzer. Sie lernen, sich sicher zu fühlen. Sie lernen zu spüren. Sie sind angekommen und lassen sich nieder. Im Prinzip führen die Ausgleichsübungen dazu, dass Sie häufiger Momente der inneren Ruhe finden und diese Augenblicke ausdehnen können. Aufgrund des Vertrautheitsprinzips und des Negativitätsbias sollten diese Übungen zu Beginn am besten regelmäßig und in kurzen Abständen durchgeführt werden. Das Nervensystem neigt dazu, sich stärker zu widersetzen, wenn es begreift, dass seine typischen Muster abrupt verändert werden. Stellen Sie sich die Erfahrung des Ausgleichens wie einen Stein vor, der über eine Wasseroberfläche hüpft. Zunächst bewegt er sich schnell auf der Oberfläche, doch danach verliert er an Geschwindigkeit und sinkt auf den Boden. Ebenso brauchen die dysregulierten Zustände Zeit, um abzuebben. Wenn Sie die Übungen durchführen, werden Sie den Widerstand Ihres Nervensystems spüren. Im wahrsten Sinne des Wortes lässt es Ihre Bemühungen an sich abprallen, um sich nicht entspannen zu müssen. Doch das ist normal und nachvollziehbar. Bleiben Sie aufmerksam und geduldig und zeigen Sie Mitgefühl für sich – auch bei solchen Rückschlägen. Laden Sie sich freundlich ein, mit den Übungen fortzufahren, denn dann werden solche kleinen Niederlagen seltener und Sie werden spüren, wie Ihr Geist und Ihr Körper sich an den Zustand der Ruhe und Leichtigkeit gewöhnen.

Folgenden Brief schrieb unsere Klientin Debra an ihr Selbst aus der Vergangenheit, in dem sie den Prozess des Ausgleichens darstellt.

»Ich möchte dir sagen, dass sich die Dinge ändern können und ändern werden. Nichts verwandelt sich über Nacht und ist einfach, aber plötzlich wirst du einen Weg vor dir sehen, wo vorher einfach nur ein schwarzes Loch gewesen ist. Langsam wirst du den Schichten, die dich bisher beschützt haben, erlauben, dünner zu werden. Unter ihnen kannst du viele Sinneseindrücke, Emotionen und Turbulenzen spüren, aber du wirst Wege finden, die dich dabei unterstützen, sie wahrzunehmen, und dann sind sie weniger intensiv. Indem du deinen Emotionen erlaubst, durch deinen Körper hindurchzufließen, kannst du auch die positiven Emotionen fühlen, die Haut prickelt und dir wird warm. Du kannst aufhören, dich zu betäuben, und du kannst für neue und wunderbare Sinneseindrücke Platz machen. Du wirst anfangen, deinen Körper wieder mit Freude zu bewegen und seit Langem gern wieder in ihm sein.«

Abgesehen von den wichtigsten Übungen für das Ausgleichen, die Sie am Ende dieses Kapitels lernen werden, empfehlen wir unseren Klientinnen und Klienten eine Lebensweise, in der es Priorität hat, diese regulierenden Bahnen zu stärken. Im Folgenden stellen wir einige Herangehensweisen und Beispiele vor, die sich extrem positiv auf das Ausgleichen auswirken:

- **Atemübungen:** Langsames, tiefes Ein- und Ausatmen aktiviert den Vagusnerv und stimuliert das parasympathische Nervensystem. Techniken wie die Zwerchfellatmung, das Box Breathing und die 4–7–8-Atmung sind ausgesprochen effektiv.
- **Meditation und Achtsamkeitsübungen:** Praktiken wie Meditation und Achtsamkeitsübungen reduzieren Stress und verbessern den Vagotonus, indem sie die Funktion des Vagusnervs verbessern.
- **Yoga und Qigong:** Bei Yoga und Qigong werden bestimmte Haltungen mit kontrolliertem Atem, Visualisierungen und

Meditation kombiniert, um das Nervensystem und den Vagusnerv zu beruhigen.

- **Progressive Muskelentspannung:** Bei dieser Technik werden zunächst Muskelgruppen an- und danach wieder entspannt, was für die Entspannung sowie den Ausgleich des autonomen Nervensystems hilfreich ist.
- **Biofeedback:** Biofeedback, etwa durch tragbare Geräte, die die HRV (Herzfrequenzvariabilität) erheben, bietet Echtzeitdaten bestimmter Körperfunktionen. Damit ist es möglich, die Herzfrequenz zu überwachen, um Stress zu reduzieren.
- **Sich der Kälte aussetzen:** Kalte Duschen oder Eisbäder stimulieren den Vagusnerv und verbessern seinen Tonus.
- **Bewegung:** Regelmäßige Bewegung hilft, das Nervensystem zu regulieren, Stress zu reduzieren und das allgemeine Wohlbefinden zu steigern.
- **Ernährung:** Eine ausgewogene Ernährung mit Nährstoffen wie Omega-3-Fettsäuren (z. B. in Fisch und Leinsamen), Magnesium (z. B. in Nüssen und grünem Blattgemüse) und B-Vitaminen kann die Gesundheit des Nervensystems unterstützen.
- **Soziale Kontakte:** Eine positive soziale Interaktion und enge Beziehungen zu anderen können den Vagusnerv stimulieren und emotionales Wohlbefinden fördern.
- **Ausreichend Schlaf:** Guter Schlaf ist für die Regulation des Nervensystems entscheidend, denn im Schlaf erholt sich der Körper und Zellen werden repariert.
- **Erdung in der Natur:** Sich in der Natur aufzuhalten kann einen grundlegenden beruhigenden und erdenden Effekt auf das Nervensystem haben. Barfuß gehen auf natürlichem Boden, auf dem Boden sitzen oder liegen und in die Natur eintauchen können helfen, Stress zu reduzieren und den Vagusnerv zu stärken.
- **Stressoren reduzieren:** Welche Aspekte Ihres Lebens setzen Sie unter Stress? Wie lassen sie sich reduzieren oder mindern? Das kann zum Beispiel durch Zeitmanagement, eine Verände-

rung der Lebensweise oder Achtsamkeit passieren, mit dem Ziel, die Regulation des Nervensystems zu verbessern.
- **Pflanzliche Nahrungsergänzungsmittel:** Einigen pflanzlichen Nahrungsergänzungsmitteln, beispielsweise Ashwagandha und Indischem Basilikum, wird eine positive Wirkung bei Stress und für die Regulation des Nervensystems nachgesagt. Jedoch ist es wichtig, vor der Einnahme von Nahrungsergänzungsmitteln mit Ihrem Arzt oder Ihrer Ärztin zu sprechen.

Was für Sie das Beste ist, hängt ganz von Ihnen ab. Eine Kombination der oben genannten Maßnahmen kann Ihr Wohlbefinden zum Besseren beeinflussen, wenn Sie sie in den Alltag integrieren.

Im Folgenden fassen wir zusammen, was Ihnen beim Neugestalten helfen kann, Ihren Körper auszugleichen:

- Solange wir nicht das Gefühl haben, in unserem Körper sicher zu sein, fällt es uns schwer, unser Nervensystem zu beruhigen und uns in unserem Toleranzfenster aufzuhalten.
- Zunächst wehrt sich Ihr Nervensystem möglicherweise gegen die gewünschten Veränderungen, um einen ausgeglichenen, gesünderen Zustand zu erreichen. Das Gehirn zieht immer das vor, was es bereits kennt.
- Verharren wir chronisch im Survival-Modus oder beschäftigt uns ein unbearbeitetes traumatisches Erlebnis, ist unser Negativitätsbias verstärkt aktiv und unser Nervensystem sucht verstärkt nach möglichen Bedrohungen aus der Umwelt.
- Techniken zum Ausgleichen helfen, die ventralen Äste des Vagusnervs zu stärken, sodass wir den Zustand, in dem wir verharren, verlassen und uns in unserem Körper sicher und präsent fühlen können. Wir sind ruhiger.

Übungen
Neugestalten: Ausgleichen

Helfen Sie Ihrem Nervensystem dabei, einen Ausgleich zu finden, damit Sie sich in Ihrem Körper zu Hause fühlen.

In diesen Übungen, die aus der Traumatherapie stammen, lernen Sie, Ihr Nervensystem auszugleichen, damit Ihr Körper sich mehr an einen Felt Sense der Sicherheit gewöhnt.

Der Zweck der Übungen

Diese Ausgleichstechniken helfen Ihnen, Ihr Nervensystem auch längerfristig neu zu gestalten, damit sich Ihr Körper auf autonomer Ebene von selbst reguliert.

Übungszeitpunkt

Führen Sie diese Übungen durch, wenn Sie sich in Ihrem Körper unsicher oder unbehaust fühlen oder sich dabei ertappen, dass Sie auf alte, wenig hilfreiche Muster zurückgreifen, etwa übertrieben wachsam zu sein oder übermäßig zu grübeln.

Bevor Sie beginnen

- Die Übungen können einzeln oder nacheinander durchgeführt werden.
- Sollte es Ihrem Nervensystem schwerfallen, sich auf diese beruhigenden Übungen einzulassen, ist das in Ordnung. Im Folgenden leiten wir Sie dazu an, den Vagusnerv und das parasympathische Nervensystem sanft zu stimulieren. Sie werden feststellen, dass Sie sich mit der Zeit in die Übungen einfinden.
- Widerstand ist normal. Gehen Sie freundlich mit sich um und vertrauen Sie auf den Prozess sowie auch darauf, dass Ihr Körper weiß, wie er sich selbst heilt.

Übung 1: Beruhigen Sie Ihren Körper

Schmetterlingsumarmung

1. Setzen oder stellen Sie sich bequem hin.
2. Halten Sie inne. Wie fühlen Sie sich?
3. Stellen Sie sich langsam darauf ein, Ihren Körper wahrzunehmen. Beobachten Sie ihn, ohne zu urteilen.
4. Verschränken Sie Ihre Daumen und heben Sie die Hände an die Brust.

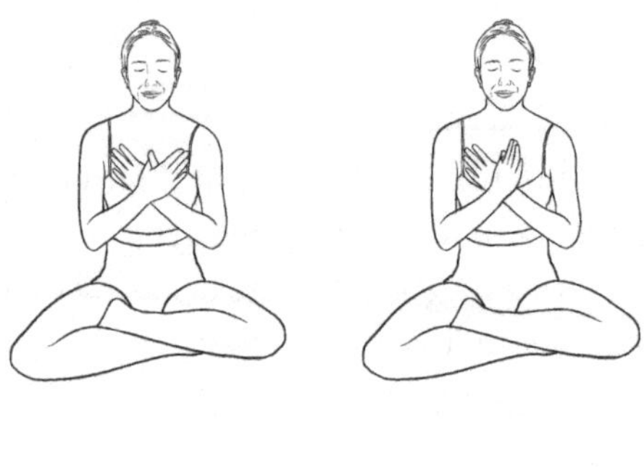

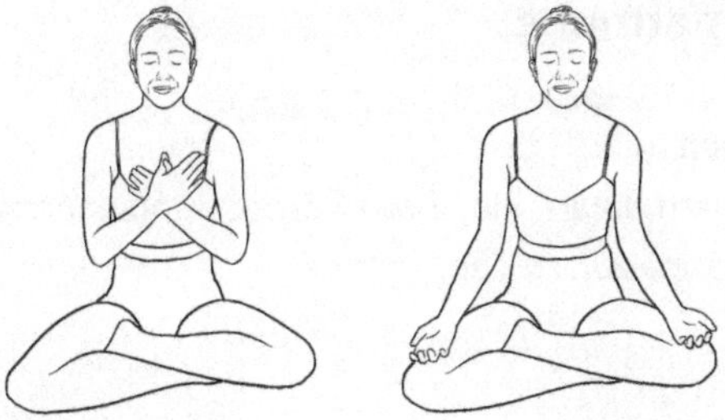

5. Tappen Sie abwechselnd mit den Händen rhythmisch auf die Brust, 3 bis 5 Minuten lang.
6. Atmen Sie tief ein und beobachten Sie, wie beruhigend es ist, Ihrem Nervensystem einen Rhythmus vorzugeben, dem es folgen kann.
7. Halten Sie inne. Was hat sich verändert?

Wuu-Ton

1. Setzen Sie sich bequem hin.
2. Halten Sie inne. Wie fühlen Sie sich?
3. Stellen Sie sich langsam darauf ein, Ihren Körper wahrzunehmen. Beobachten Sie ihn, ohne zu urteilen.

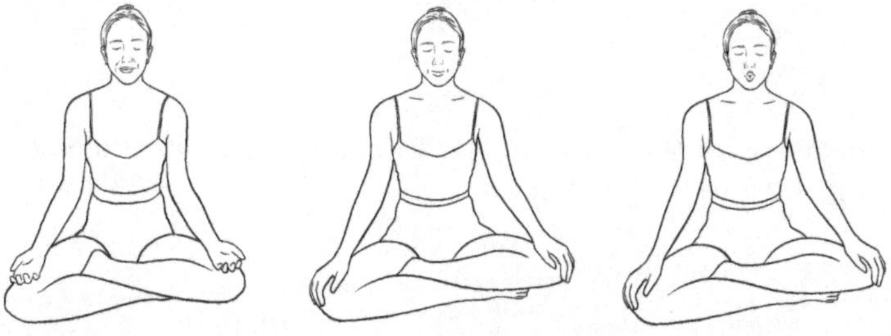

4. Atmen Sie tief durch die Nase ein und sprechen Sie beim Ausatmen den Wuu-Ton laut aus.
5. Wiederholen Sie das 3 bis 5 Minuten lang.

»Containment«-Umarmung

1. Setzen Sie sich bequem hin.
2. Stellen Sie sich langsam darauf ein, Ihren Körper wahrzunehmen. Beobachten Sie ihn, ohne zu urteilen.

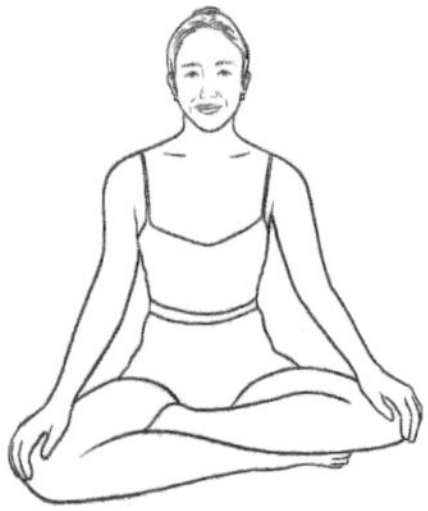

3. Umarmen Sie sich selbst, indem Sie eine Hand auf eine Schulter legen und die andere unter die Achsel klemmen.

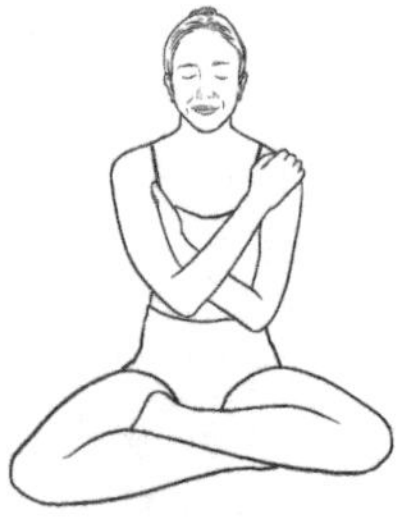

4. Atmen Sie tief ein und danach tief wieder aus. Wiederholen Sie dies 3-mal.

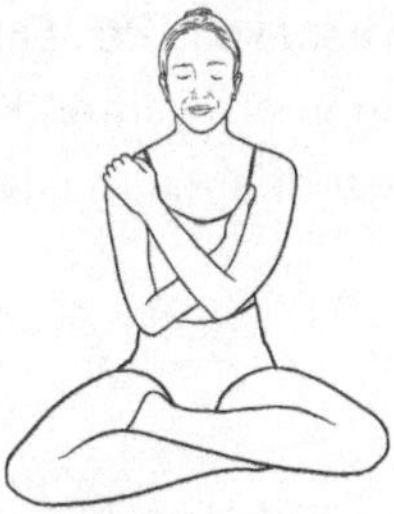

5. Wechseln Sie die Seite.
6. Bleiben Sie einige Minuten in dieser Haltung. Halten Sie inne. Wie fühlt es sich für Ihr Nervensystem an, umarmt zu werden?

Übung 2: Beruhigen Sie sich selbst

1. Setzen Sie sich bequem hin.
2. Atmen Sie tief ein.
3. Stellen Sie sich auf BASE-B ein. Was bemerken Sie? Spüren Sie, wie viel kompetenter Sie geworden sind, seitdem Sie diese Übungen machen? Umarmen Sie sich und freuen Sie sich, wie weit Sie bisher schon gekommen sind.
4. Stellen Sie sich nun vor, dass Sie sich an Ihrem Lieblingsort befinden. Sie tragen Ihre Lieblingskleidung. Halten Sie inne. Wie gut fühlt es sich an, in Ihrem Körper zu sein? Bleiben Sie für 2 bis 3 Minuten in dieser Situation.
5. Denken Sie an die Qualitäten des beobachtenden Selbsts: seine Verbundenheit, sein Mitgefühl und seine Weisheit. Lenken Sie all das auf Ihren Körper. Halten Sie inne. Wie gut fühlt sich das in Ihrem Körper an? Bleiben Sie für 2 bis 3 Minuten in dieser Situation.
6. Halten Sie inne und spüren Sie nach, wie all das positive Feedback in Ihrem Nervensystem nach oben und unten strömt.
7. Laden Sie nun jemanden, der Sie beruhigen kann, ein, sich neben Sie zu setzen. Vielleicht ist das eine Freundin, ein liebevoller Partner, ein Haustier oder eine beschützende Fantasiefigur. Wie fühlt

es sich in Ihrem Körper an, diese warme und liebevolle Präsenz zu spüren? Erlauben Sie diesem Gefühl, sich in Ihrem ganzen Körper und auch darüber hinaus im Sie umgebenden Raum auszubreiten.

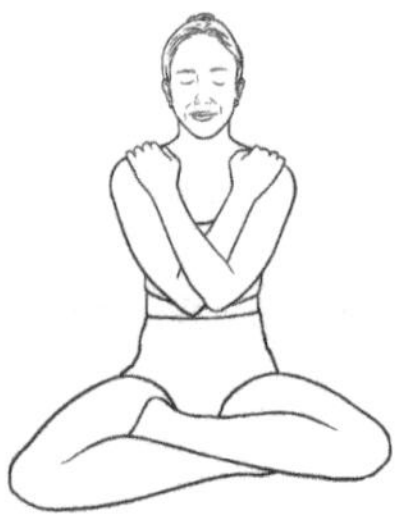

8. Halten Sie, so lange Sie mögen, inne, spüren Sie die Wärme und das beruhigende Gefühl, das bereits in Ihrem Körper ist. Sie haben schon alles, um ruhig und sicher zu sein.

Praktizieren Sie Ausgleichen so oft wie möglich im Alltag

Unser Ziel ist es, den ventral-vagalen Zustand zum Normalzustand Ihres Nervensystems zu machen. Dazu laden wir Sie zu Folgendem ein:

1. Vergessen Sie nicht: Sie lernen, Ihrem Nervensystem durch Übungen zu helfen. Sie verfügen über das Wissen und die Fertigkeiten, es in Richtung Regulation zu führen.
2. Das Nervensystem unterliegt der Neuroplastizität. Deshalb wird es sich schneller an den neuen Normalzustand gewöhnen, je häufiger Sie die Übungen zum Ausgleichen durchführen.
3. Egal welche AIR-Technik Sie anwenden: Gewöhnen Sie sich an, am Ende jeder Übungseinheit 2 bis 3 Minuten Ausgleichsübungen zu machen, um sich an diesen wohligen Zustand zu gewöhnen.

Teil III
Mensch

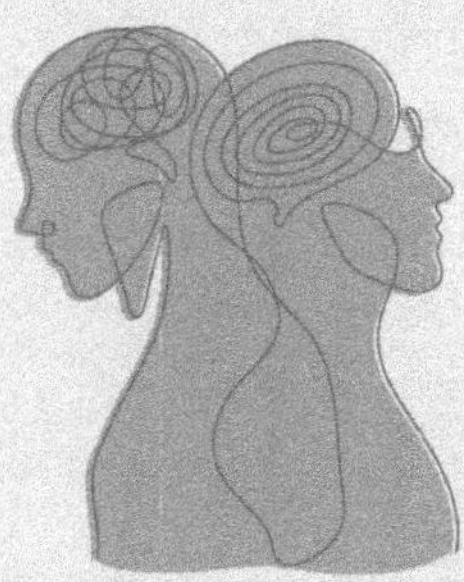

»Ich bin kein Mechanismus, bestehend aus verschiedenen Abteilungen. Und dass ich krank bin, liegt nicht daran, dass der Mechanismus nicht richtig funktioniert. Bis tief in das emotionale Selbst hinein bin ich wegen der Wunden meiner Seele krank …«

D. H. LAWRENCE

Beim Erlernen der geheimen Sprache unseres Körpers geht es nicht nur darum, uns sicher und im Gleichgewicht zu fühlen, sondern auch darum, uns selbst dazu anzuhalten, uns wirklich konzentriert mit unseren seelischen Wunden und den Herausforderungen zu beschäftigen, die uns im Innersten berühren.

Der letzte Aspekt Ihres Nervensystems beinhaltet die wertvollen Emotionen und die Verletzlichkeit, die Sie als Menschen ausmachen. Sie zu erkennen ist der Schlüssel, Ihre angeblich unheilbaren Wunden genesen zu lassen.

Im Folgenden lernen Sie, welchen wichtigen Einfluss Ihre persönlichen sozialen und emotionalen Bedürfnisse als Kind und Jugendliche auf den Austausch von Signalen innerhalb Ihres Körpers haben. Sie lernen die Sprache des Einstimmens, Pflegens und Verbindens, um diese Bedürfnisse zu befriedigen. Indem Sie die entwicklungsbezogenen Bedürfnisse Ihres Nervensystems berücksichtigen, indem Sie sich etwa mit Ihrem Inneren Kind und seinen Wünschen beschäftigen, werden Sie den einen Aspekt des Lebens genießen lernen, der uns als Menschen ganz macht und die größte Freude beschert – eine tiefe verkörperte Verbindung zu uns selbst und zu unseren Mitmenschen.

In diesem Teil lernen Sie die AIR-Technik des Menschseins.

Einstimmen

Diese **Wahrnehmung**stechnik ermöglicht Ihnen, sich auf Ihre bisher unberücksichtigten sozial-emotionalen Bedürfnisse einzustimmen. Diese Bedürfnisse wollen weiterentwickelt werden, um Ihnen das Gefühl von Sicherheit und Regulierung des Nervensystems zu vermitteln.

Pflegen

Diese Technik aus dem Bereich **Unterbrechen** hilft Ihnen, auf die unberücksichtigten sozial-emotionalen Bedürfnisse Ihres Inneren Kindes und des Nervensystems eingehen zu können.

Verbinden

Mittels dieser **Neugestaltung**stechnik verschalten Sie Ihr Nervensystem neu, was das Thema Vertrauen betrifft. Sie zeigen ihm, dass Ihre sozialen und emotionalen Bedürfnisse immer wieder respektiert und befriedigt werden.

Kapitel 7: Wahrnehmen

Einstimmen

Stimmen Sie sich auf die Bedürfnisse Ihres Nervensystems in der Entwicklungsphase ein.

»Ich war ein Suchender und bin es noch,
aber ich suche nicht mehr auf den Sternen und
in den Büchern, ich beginne die Lehren zu hören,
die mein Blut in mir rauscht.«[46]

HERMANN HESSE, DEMIAN

Nun ist es an der Zeit, uns auf einer anderen Ebene mit der Sprache des Körpers zu beschäftigen. Hier geht es nun darum, was uns menschlich macht. Dies ist der Seinsbereich unserer Identität und Zugehörigkeit. Wie die Stabilität, wie wir uns selbst und die Welt erleben, bestimmt er, ob sich unser Nervensystem in einem dysregulierten oder ausgeglichenen Zustand befindet. Wie schon häufiger erwähnt, funktioniert unser Nervensystem immer vor dem Hintergrund der Frage, ob wir uns in Sicherheit befinden oder nicht. Der Wahrnehmung entsprechend reagiert es nach der polyvagalen Hierarchie von Überlebensreaktionen. Doch immer stellt sich die Frage: Warum haben wir so oft das Gefühl, nicht in Sicherheit zu sein? Schließlich leben wir alle nicht in der Wildnis, wir müssen uns nicht vor Fressfeinden retten oder verzweifelt nach Essbarem suchen. Nach objektiven Maßstäben von körperlicher oder gar Todesgefahr befinden sich die meisten Menschen in »Sicherheit«. Und selbst wenn uns die Ausbildung, unser Job oder das Leben im Allgemeinen vor Herausforderungen stellt: Warum können andere Menschen damit mit scheinbarer Leichtigkeit umgehen und sich von Rückschlägen schnell wieder erholen? Häufig zeigt die Dysregulation unseres Nervensystems eine Verwundung unseres sich entwickelnden Selbsts oder des Inneren Kindes an. Russell Kennedy, Arzt und Spezialist für Angststörungen, zufolge ist »Angst ein kreatives Inneres Kind, das durch den Körper versucht, die Aufmerksamkeit der betroffenen Person zu bekommen«.

Wir werden noch dazu kommen, wie frühkindliche Erfahrungen unser Nervensystem prägen. Nachdem wir die Polyvagal-Theorie vorgestellt haben, die Ihnen eine Perspektive auf die Reaktionen Ihres Körpers erlaubt, werden wir erläutern, wie wichtig frühzeitiges Einstimmen für unser Wohlbefinden und für unser Leben ist. In diesem dritten Teil geht es darum, das **Wahrnehmen** mithilfe von BASE-H (H für human, also den Menschen, menschlich) zu gestalten, was die bisher ungehörten Signale Ihres in der Entwicklung befindlichen Nervensystems repräsentiert. Sie werden erkennen, dass ein großer Teil der Dysregulation Ihres Nervensystems eigentlich Signale in der Sprache Ihres Körpers sind. Sie stammen von Ihrem sich noch entwickelnden Selbst. Es braucht Ihre Aufmerksamkeit, dass Sie sich darauf *einstimmen, es pflegen* und sich mit anderen Menschen *verbinden*. Sobald Sie in der Lage sind, diese alten seelischen Wunden wahrzunehmen und ihre Hilferufe zu verstehen, können Sie auch das Nervensystem regulieren und Ihr wichtigstes – menschliches – Fundament, Ihr Inneres Kind, heilen.

Das sich entwickelnde Selbst

Das Gehirn und Nervensystem eines Babys lassen sich mit einem Klumpen Ton vergleichen, der darauf wartet, geformt zu werden. Deswegen wird so viel Wert darauf gelegt, wie Eltern und Gesellschaft unsere Kinder »formen«. Das kindliche Nervensystem imitiert im wörtlichen Sinne das, was ihm vorgelebt wird. Das sich entwickelnde sensorische System eines Babys lernt aus jedem Reiz, jedem Input und jeder Erfahrung, die sich ihm bietet. Auf dieser Basis aufbauend bilden sich Gehirn und Nervensystem. Selbst im Mutterleib sammeln sie schon Informationen, auch über die Erfahrungen, die die Mutter macht. In welcher Situation sich die Mutter auch immer befindet – das sich entwickelnde Nervensystem des Kindes bekommt diese neurologischen Sinneseindrücke als allererste Informationen.[47] Nach der Geburt nimmt sein Nervensystem nicht nur den Input von der Mutter, sondern auch von allen anderen Menschen in seiner Umgebung auf, ebenso wie von den Ereignissen um es herum und von Erfahrungen anderer. All diese Stimuli tragen wesentlich zum Grundstock des Gehirns und Nervensystems und im weiteren Sinne dazu bei, wer das Kind ist und wie es die Welt interpretiert. Stark vereinfacht gesagt: Wenn die Erfahrungen im Großen und Ganzen von Liebe, Verbindung zu anderen, Fülle, Sicherheit und Geborgenheit geprägt sind, wird das Nervensystem der betreffenden Person später die Welt und die damit einhergehenden Erfahrungen stets mit Optimismus, einem Gefühl der Sicherheit und Resilienz betrachten, auch wenn diese Erlebnisse manchmal nachteilig sind. Erlebt das Kind auf der anderen Seite diese Welt im Großen und Ganzen als angsteinflößend, einsam, dürftig, verletzend und gefährlich, betrachtet sein Nervensystem die Welt entsprechend und sogar die positiven Ereignisse werden pessimistisch, zweifelnd und als hoffnungslos interpretiert. Allerdings werden die meisten Kinder nicht in dieser Schwarz-Weiß-Welt groß, sondern sie wachsen mit einer Mischung aus positiven und negativen Erfahrungen auf. Manchmal haben die meisten Menschen Liebe, Verbundenheit, Fülle und Geborgenheit erlebt, in schwierigen oder widrigen Situationen vielleicht manchmal auch nicht. Unsere emotionalen Bedürfnisse wurden entweder befriedigt oder nicht befriedigt, uns begegnete Ablehnung oder Scham, was dazu führte, dass wir uns nicht sicher und geborgen gefühlt haben.

Fremdbeobachtung

Lange bevor wir in der Lage sind, bewusst zu denken und uns eine Meinung zu bilden, ganz zu schweigen davon, Erinnerungen zu formen, wird das Nervensystem am stärksten davon geprägt, was wir an anderen beobachten. Oder allgemeiner gefasst: Welchen Einflüssen wir in Kindheit und Jugend ausgesetzt waren, hat unser System beeinflusst. Das psychologische Konzept der Fremdbeobachtung besagt, dass wir das Verhalten der Menschen um uns herum beobachten, internalisieren und nachahmen, insbesondere das Verhalten der Menschen, die sich in unseren prägendsten Jahren am intensivsten um uns kümmern. Dabei geht es nicht nur um die Dinge, die explizit gesagt oder getan werden, sondern auch um diejenigen, die nicht ausgesprochen werden, versteckt sind oder einfach im Hintergrund bleiben. Als junge, formbare Persönlichkeiten lernen wir in erstaunlicher Geschwindigkeit von unserer Umwelt und stellen Bezüge zwischen Wahrnehmungen her. Die Forschung hat sogar einen Zusammenhang zwischen stärkeren Konflikten der Eltern untereinander und größerer Aktivität in bestimmten Gehirnarealen des Säuglings festgestellt, die sich auf seine emotionale Entwicklung und geistige Gesundheit auswirkt.[48]

Diese Wirkung ist sogar für den Fall belegt, dass das Kind schläft. Unser Nervensystem ist, insbesondere in der Kindheit und Jugend, darauf angelegt, auch die leisesten Nuancen einer sozialen Interaktion wahrzunehmen und damit Verhaltensmuster und Bewältigungsmechanismen zu erlernen – ganz einfach, weil wir von Modellen lernen. Daher ist es nicht verwunderlich, dass wir nicht nur die Stärken, sondern auch die Schwächen, Unsicherheiten und unbearbeiteten Probleme von unseren Eltern, primären Bezugspersonen und Rollenmodellen übernehmen.

Die Fremdbeobachtung hat Auswirkungen auf das gesamte Leben, sie beeinflusst die Art, wie wir Beziehungen führen, emotional reagieren und uns selbst wahrnehmen. Wahrscheinlich fallen Ihnen auch einige Verhaltensweisen ein, mit denen Sie unbewusst Rollenmodellen folgen. Hat beispielsweise die Mutter häufig ängstliches Verhalten gezeigt, sich etwa permanent Sorgen gemacht, bestimmte Situationen vermieden oder oft Anzeichen von Panik gezeigt, haben wir vielleicht gelernt, auf bestimmte Stressoren in ähnlicher Weise zu reagieren. Dies trägt möglicherweise zu unserer eigenen Ängstlichkeit bei, und uns fällt es schwerer, die Reaktion unseres Nervensystems zu regulieren. Darüber hinaus haben wir vielleicht gelernt, auf Frustration oder Konflikte mit Wut und Aggression zu reagieren, sollten wir in unserer Kindheit ähnliche Verhaltensweisen bei den Eltern beobachtet haben. Setzen wir später das um, was wir durch Fremdbeobachtungen gelernt haben, kann dies dazu führen, dass wir Schwierigkeiten haben, unsere emotionalen Reaktionen zu kontrollieren, was zu Wutanfällen und impulsiven Ausbrüchen führt. Nehmen wir das Beispiel eines Vaters, der an Depressionen leidet, was sich dadurch äußert, dass er sich zurückzieht, wenig Interesse an Aktivitäten hat und im Großen und Ganzen Pessimismus zeigt. Wachsen wir in einer solchen Umwelt auf, können wir diese Verhaltensweisen internalisieren, womit unsere Anfälligkeit für affektive Störungen und emotionale Dysregulation steigt. Beobachten wir als Kind eine extrem selbstkritische Haltung und unrealistische Erwartungen bei Erwachsenen, können wir diese Einstellung auch für uns selbst übernehmen. Dies führt zu einem immerwährenden Kampf, der von Selbstkritik und Perfektionismus geprägt ist, was das emotionale Wohlbefinden beeinträchtigt. Eltern mit Suchtverhalten leben ungesunde Bewältigungsmechanismen vor, indem sie als Reaktion auf Stress Alkohol oder Drogen konsumieren. Sind wir solchen Verhaltensweisen als Kind ausgesetzt, weisen wir ein höheres Risiko auf, ähnlich fehlangepasste Verhaltensweisen an den Tag zu legen, nämlich ebenfalls mit Sucht auf ein dysreguliertes Nervensystem zu reagieren.[49] Sind wir etwa mit Erwachsenen groß geworden, die ständig schwierigen Emotionen oder Problemen aus dem Weg gingen, indem sie sie leugneten, können sie dieses Verhalten unbeabsichtigterweise an uns weitergeben. Darüber hinaus kann widersprüchliches Verhalten angesichts von Stressoren – etwa auf der einen Seite Überreaktion und auf der anderen Abwiegeln – dazu führen, dass wir nicht unbedingt angemessen auf Stress reagieren, was die Selbstregulation und emotionale Stabilität einschränken kann.

Jill hatte zehn Jahre lang an einer Essstörung gelitten und war nun auf dem Weg der Besserung, kämpfte aber noch mit einer Angststörung. Als wir mit ihr über ihre Kindheit sprachen, um herauszufinden, worauf ihre Bewältigungsstrategien und ihr vorherrschender Überlebensmodus zurückzuführen waren, erzählte sie uns Folgendes: »Wenn ihr meint, meine Kindheit hat mich dahingehend beeinflusst, irrt ihr euch, glaube ich. Ich habe keine seelischen Verletzungen aus der Kindheit.« Wir erklärten Jill, dass sich solche seelischen Wunden auch im Verborgenen entwickeln können. Eines Tages leiteten wir sie an, mittels BASE die Nachwirkungen ihrer Kindheit zu erforschen und durch die Sprache ihres Körpers auf Spurensuche zu gehen. Jill kannte bereits BASE-M, was aber noch nicht zu einem Durchbruch geführt hatte. An jenem Tag arbeiteten wir jedoch mit BASE-B. Wir leiteten sie an, sich auf den Felt Sense zu konzentrieren und darauf zu achten, welcher Sinneseindruck am stärksten hervortrat. Sie spürte einen anhaltenden merkwürdigen Schmerz im Solar Plexus. Während sie sich weiter auf diese Region konzentrierte, nahm Jill wahr, dass dieses Gefühl der Angst zunächst durch ihren Brustkorb zu ihrer Kehle aufstieg, wo es eine Welle von Trauer auslöste. Als sie mit der Wahrnehmung dort ein wenig länger verweilte, fing Jill an zu weinen. Sobald das Weinen verging, fragten wir sie, ob es einen Gedanken, eine Stimme oder ein Geräusch gab, die sie im Körper spürte. Jill war ganz durcheinander und wusste nicht, warum sie weinen musste. »Ich weiß es nicht!«, gab sie zur Antwort.

Wir kehrten zur Übung zurück und luden sie ein, sich wieder auf den Körper einzustellen. Und wie ein verlässliches Uhrwerk war das Gefühl noch da. Zwar war es weniger stark, doch war es noch da. Nachdem Jill mit ihrer Wahrnehmung weiter dort verharrt hatte, sagte sie leise: »Ich fühle mich wertlos ... aber ich weiß nicht, warum.« Sie musste den Grund nicht kognitiv erkennen, denn ihr Körper würde ihn ihr mitteilen. Ein weiteres, drittes Mal konzentrierte sie sich auf das Gefühl, das nun wiederum weniger deutlich war, aber an Ort und Stelle verblieb. Es war in ihrem Hals und im Brustkorb stecken geblieben. Jill flüsterte: »Du bist wertlos ...« Etwas Seltsames kam zum Vorschein. »Ich fühle nichts, wenn ich mir das sage ... es ist gar nicht meine Stimme. Ich kann sie hören, sie kommt von innen, aber die Stimme gehört nicht zu mir. O mein Gott! Es ist die Stimme meiner Mutter, sie spricht mit sich selbst. Ich kann sie sehen. Ich bin drei oder vier Jahre alt, und sie schaut in einen Spiegel. Sie weint und sagt: ›Du bist so dumm. Wie konntest du das tun? Du bist eine Versagerin, du bist wertlos, du bist nichts.‹ Plötzlich sehe ich all die Momente, in denen sie sich extrem kritisierte. Ich weiß, dass es dabei um sie ging, aber ich wusste nicht, dass mein Körper ihr dabei zugehört hat oder dass es ihn überhaupt interessierte.«

Jill wurde traurig. Sie trauerte um einen Teil von sich, der eine stabile Mutter gebraucht hätte, die ihr hätte zeigen können, wie sie in sich sicher sein konnte. Jill zählte eins und eins zusammen und erkannte, dass, obgleich ihre Mutter ihr gegenüber liebevoll, fürsorglich und zugewandt war, sie sich selbst überaus kritisch betrachtete und ablehnte. Es war offensichtlich, dass Jills Mutter es auch mit alten seelischen Wunden zu tun gehabt hatte. Jill war überaus erleichtert, dass ihre Angststörung auf eine alte seelische Verletzung zurückging und dass diese geheilt werden konnte. Indem sie BASE-H anwendete, erkannte sie einige Dinge, die nötig waren, um ihr Bindungstrauma zu überwinden, das sich auf die selbstkritische Haltung ihrer Mutter zurückführen ließ.

Unsere Genesung verläuft selten unkompliziert und linear. Doch immer besteht sie aus verschiedenen Schichten, in denen Schätze verborgen sind, die uns dazu befähigen, ungeheilte Teile unseres Geist–Körper–Mensch-Systems zu klären und zu nähren. So werden wir ganz. Wenig hilfreiche Bewältigungsmechanismen können durch Selbstbewusstheit erkannt und bearbeitet werden. Das ist entscheidend, um den Teufelskreis der Dysregulation des Nervensystems, der von einer Generation an die andere weitergegeben wird, zu durchbrechen.

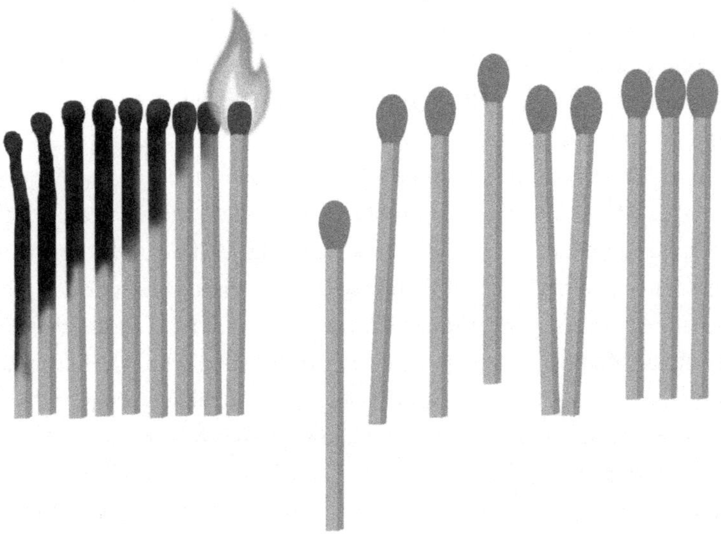

Trauma

Wie bereits in der Einleitung erwähnt, basiert ein Trauma auf einem Geschehen, das zu viel, zu schnell, zu früh, zu langsam, zu wenig oder zu spät aufgetreten ist. Es ist die Gesamtheit von Erfahrungen, die zu emotionaler und psychischer Not führt und auf unserem Nervensystem einen Abdruck hinterlässt. Ein Trauma muss nicht unbedingt auf akute und extreme Ereignisse zurückgehen, es kann auch darauf basieren, dass der oder die Betroffene nicht die nötige Unterstützung erhalten oder niemand eingegriffen hat, als dringend Hilfe gebraucht wurde. Die Definition von Trauma beinhaltet auch den Aspekt, dass man von überwältigenden Erfahrungen tief berührt sein kann, die plötzlich oder zu früh gemacht wurden und dazu führten, dass man mit dem Mangel an angemessenen oder rechtzeitigen Reaktionen auf die eigenen Bedürfnisse kämpft.

Daher ist ein Trauma nicht nur, *was* uns zustößt, sondern auch, was nicht verarbeitet oder geheilt wurde, nachdem es uns zugestoßen ist. Und obwohl wir nicht der Überzeugung sind, dass jede Dysregulation des Nervensystems auf ein Trauma zurückgeht, glauben wir doch, dass ihm häufig solche unverheilten seelischen Wunden zugrunde liegen. Diese Meinung wird im Gesundheitssektor zunehmend vertreten, da immer mehr Menschen den Zusammenhang zwischen belastenden Kindheitserfahrungen (*adverse childhood experiences,* ACE) und chronischen Erkrankungen im Erwachsenenalter erkennen. Die richtungsweisende ACE-Studie einer US-amerikanischen Organisation für Gesundheitsfürsorge sowie Krankenversicherungen aus den 1990er-Jahren befragte mehr als 17 000 Personen, um die Verbreitung von Traumata in der Kindheit zu erforschen. Eine Frage unter vielen lautete: »Haben Sie ein Elternteil durch Scheidung, Tod, Vernachlässigung oder aus anderen Gründen verloren?« Eine andere: »Haben Sie das Gefühl gehabt, dass niemand in Ihrer Familie Sie liebte oder Ihnen das Gefühl gab, einzigartig zu sein?« Und eine wieder andere: »Haben Sie mit Personen zusammengelebt, die depressiv oder psychisch krank waren oder Selbstmordversuche hinter sich hatten?«

Die Ergebnisse waren in der Tat niederschmetternd. Mehr als 60 Prozent der Befragten antworteten, dass sie zumindest unter einer belastenden Kindheitserfahrung litten. Davon berichtete eine von sechs Personen, dass sie unter vier oder mehr ACEs leide.[50] Kurz zusammengefasst zeigte die Studie über belastende Kindheitserfahrungen auf, wie weit verbreitet es ist, dass Kinder traumatischen Erfahrungen ausgesetzt sind. Darüber hinaus wurde die Studie bei einer der größten Gesundheitsorganisationen der Welt durchgeführt. Daher konnten die ACE-Werte mit denen von mentalen und physischen Erkrankungen korreliert werden. Beispielsweise tritt Depression bei 66 Prozent der Betroffenen mit vier oder mehr belastenden Kindheitserfahrungen auf, während die Quote bei Personen ohne ACEs bei nur zwölf Prozent liegt. In ähnlicher Weise steigt die Wahrscheinlichkeit, dass jemand Schmerzmittel oder Antidepressiva einnimmt, abhängig davon, ob die betreffende Person unter ACEs leidet oder nicht.[51] Die mentale und physische Gesundheit bei Erwachsenen mit belastenden Kindheitserfahrungen ist schlechter, sie leiden an ernsteren Symptomen und negativen Auswirkungen. Zahlreiche Studien zeigen, dass diese Effekte über verhaltensbedingte und medizinische Probleme hinausgehen. Zu den Symptomen gehören höhere Spiegel an Stresshormonen, Krebs[52], eine verminderte Immunantwort und – wie wir von unseren Klientinnen und Klienten wissen – Erkrankungen des Geist-Körper-Systems wie chronisches Erschöpfungssyndrom, Reizdarmsyndrom, Autoimmunkrankheiten[53], Depression[54], postvirale Syndrome und chronische Schmerzen.

Diese Forschungen zeigen, wie die Einflüsse aus unserer Kindheit auf unser Nervensystem langfristig zu Erkrankungen führen können, *aber* diese Auswirkungen müssen Sie nicht Ihr Leben lang begleiten. Sie können geheilt werden, und genau darum geht es, wenn Sie dieses Buch lesen. Dennoch ist es wichtig, die Rolle zu berücksichtigen, die Ihre Kindheit möglicherweise bei Ihrem derzeitigen Zustand spielt, selbst wenn Sie sich nicht an ein einzelnes, großes traumatisches Erlebnis erinnern können. Nur sehr wenige Menschen sind dafür sensibilisiert, welchen Einfluss die eigene Kindheit auf sie hat. Viele tendieren dazu, die Vergangenheit entweder zu verklären oder die negativen Ereignisse kleinzureden. Wollen Sie die seelischen Wunden Ihres Nervensystems heilen, ist es hilfreich, gegenüber der Arbeit mit der Vergangenheit offen zu sein, um sich in der Gegenwart selbst zu heilen.

Wichtiger Hinweis: Es gibt viele Gründe, warum ein Elternteil oder eine Bezugsperson ein Kind vernachlässigt. Häufig ist das nicht beabsichtigt und geschieht unbewusst; dennoch kann ein entsprechendes Verhalten sowohl das Kind als auch den Erwachsenen traumatisieren. Beispielsweise ist es in Familien, die in armen Verhältnissen leben, unumgänglich, dass die wichtigste Bezugsperson verschiedenen Jobs nachgeht und damit die Bedürfnisse des Kindes nicht befriedigen kann. Dasselbe gilt beispielsweise auch für den Fall, dass ein Familienmitglied plötzlich für längere Zeit schwer erkrankt. Dann fehlt es nicht an Zuwendung des Erwachsenen, sondern daran, dass seine Kapazitäten begrenzt sind. Allerdings fühlen sich die seelischen Wunden des Inneren Kindes in beiden Fällen gleich an. Ob eine Vernachlässigung mutwillig herbeigeführt war oder nicht, sie hat immer Auswirkungen auf das Nervensystem.

Die Bedeutung von Bindung

In diesem Buch haben wir die Konzepte von Trauma und Widrigkeiten als wahrscheinliche Ursachen für die Dysregulation Ihres Nervensystems, eine Angststörung, Depression oder chronische Schmerz ausgemacht – denn so entwickelt sich unser System. Und während einige unserer Klientinnen und Klienten von einem Trauma im herkömmlichen Sinne – etwa Missbrauch, Vernachlässigung, Armut oder Gewalt, um nur einige zu nennen – genesen, erholen sich andere von wichtigen Einwirkungen, die nicht ernst genommen, als »normal« abgetan oder nicht berücksichtigt werden. Wie wir bereits dargestellt haben, beeinflussen Fremdbeobachtung und frühkindliche Erfahrungen die Entwicklung unseres Nervensystems entscheidend. Im Folgenden gehen wir auf die besondere Bedeutung unserer Bindung zu unseren primären Bezugspersonen (meist die Eltern) ein sowie darauf, wie wichtig sie für eine gesunde Entwicklung ist. Denn tatsächlich kann uns eine positive Qualität in dieser Beziehung vor belastenden Kindheitserfahrungen schützen, während eine negative Beziehung diese Erfahrungen noch verstärken kann. Bevor wir uns mit Bindungstheorien, Co-Regulation und Einstimmung beschäftigen, illustriert folgendes Beispiel aus der Praxis den Themenschwerpunkt.

Louis ist ein erfolgreicher Unternehmer, der aufgrund seiner Darmprobleme, Angststörung und Dissoziation zu uns kam. Als Jennifer ihn fragte, ob er in seiner Kindheit Widrigkeiten erlebt habe, antwortete er mit einem klaren Nein. Seine Eltern seien äußerst liebevoll und fürsorglich gewesen – oberflächlich betrachtet eine glückliche Kindheit. Seine Eltern hatten ihn mit ihrer Zuneigung überhäuft, sein Zuhause war freundlich und zugewandt gewesen. Jedoch spielte unter der scheinbar glatten Oberfläche eine minimale und doch wichtige Gestimmtheit eine Rolle. Eines Tages berichtete Louis eine Sache, die er dann doch für erwähnenswert hielt. Wann immer er zu seinem Vater, seinem Rollenmodell und Lieblingsmenschen, mit schwierigen Gefühlen wie Trauer, Verletzlichkeit oder Liebeskummer kam, reagierte dieser hilflos und schwieg. Wo Louis (bzw. sein Nervensystem) Bestärkung und Verbundenheit gebraucht hätte, um sich ruhig und sicher (bzw. reguliert) zu fühlen, stieß er auf Schweigen, was dazu führte, dass er verwirrt war und sich unzulänglich und wertlos fühlte. Ihm war nicht klar, dass sein Nervensystem das Schweigen seines Vaters als eine Form der Missbilligung interpretierte. Louis blieb mit seiner vermeintlichen Schwäche und Scham allein, er fühlte sich einsam und abgelehnt. Um Louis vor seiner eigenen Verletzlichkeit zu schützen, passte sich sein System entsprechend an und schwankte zwischen der Freeze- und der Shutdown-Reaktion.

Dieses Beispiel zeigt, dass eine scheinbar normale, alltägliche und wenig bemerkenswerte Missstimmung bei frühen Bindungen einen deutlichen Einfluss auf das emotionale Wohlbefinden und die Regulation des Nervensystems haben kann. Während Louis' Eltern ihn die meiste Zeit liebevoll und fürsorglich behandelten, sorgte die mangelnde Übereinstimmung mit seinem Vater in Situationen, in denen Louis besonders verletzlich war, dafür, dass sein Nervensystem Muster zeigte, die zu Symptomen von Angststörung führten und ihn dazu brachten, ständig darum zu kämpfen, sich wirklich als wertvollen Menschen mit innigen Beziehungen zu anderen zu fühlen. Das alles war Louis bisher nicht bewusst gewesen. Obwohl seine Kindheit wunderschön gewesen war, hatte eine bestimmte Dynamik dafür gesorgt, dass sein Nervensystem entweder mit Erstarrung oder mit Shutdown reagierte, anstatt sich zu regulieren. Mittels Einstimmung wurde Louis klar, dass sein Nervensystem auf seine Verletzlichkeit und den Rückzug seines Vaters mit einem ängstlichen und vermeidenden Bindungsstil reagierte, durch den sein Überlebenssystem im Erstarrungs- oder sympathischen Modus verharrte. Indem sich Louis dieser Erkenntnis öffnete und den damals schmerzhaften und überwältigenden seelischen Wunden stellte, ist er heute in der Lage, sich auf Beziehungen einzulassen. Indem er den Signalen seines sich entwickelnden Selbsts (bzw. des Inneren Kinds) und des zwischenmenschlichen Aspekts von BASE-H lauschte, während sein Körper um Hilfe bat, konnte er nun diese wenig hilfreichen Muster unterbrechen und neu gestalten. Binnen Kurzem fühlte er sich nicht nur in seinem Körper mehr zu Hause, sondern konnte auch mit seiner Verletzlichkeit besser umgehen. Darüber hinaus klärten sich seine Darmbeschwerden.

Vielleicht geht es einigen Menschen so wie Louis. Erkennen wir, dass unsere kindlichen Bedürfnisse nicht zureichend befriedigt wurden, bedeutet das nicht, dass unsere Eltern uns nicht geliebt hätten oder wir sie nicht lieben würden. Es heißt genauso wenig, dass wir eine schwierige Kindheit hatten oder den Eltern dafür die Schuld geben. Die Erkenntnis, dass unsere Bedürfnisse nicht in der Art und Weise befriedigt wurden, wie es für uns am besten gewesen wäre, hilft uns zu verstehen, wie unsere Biologie funktioniert und wie wir – in einem ersten Schritt – unser Nervensystem durch Wahrnehmung neu gestalten können. Und vielleicht als Anregung zum Nachdenken: Unsere Eltern haben wahrscheinlich mit dem Wissen, das ihnen damals zur Verfügung stand, ihr Bestes gegeben, genauso wie Sie heute. Normalerweise reagieren wir so, wie wir es am besten wissen. Hinterher ist man immer schlauer. Und doch fällt es uns manchmal aufgrund der bereits genannten Gründe, die mit dem Nervensystem zusammenhängen, nicht leicht, es besser zu machen. Darüber hinaus muss betont werden, dass die Qualität unserer Bindungen ebenfalls von der Kultur beeinflusst wird, in der wir leben beziehungsweise in der auch unsere Eltern gelebt haben. Dazu gehören unserer und deren Glaube, gesellschaftliche Werte und Traditionen. Manchmal ist das, was früher gang und gäbe war, nicht das Beste für unser Nervensystem gewesen.

Neugeborene sind ganz und gar hinreißend, aber sie sind ebenso nicht in der Lage, allein zu überleben. Binnen zwei Stunden nach der Geburt kann ein Fohlen auf eigenen Beinen stehen und gehen, ein Baby kann meist erst nach dem ersten Lebensjahr laufen. Die menschliche Spezies hat sich aus sehr gutem Grund auf diesen Handel eingelassen, denn was wir rein körperlich nicht in den ersten Lebensjahren leisten können, holen wir sehr schnell aufgrund unseres großen Gehirns und unserer außerordentlichen Intelligenz später nach. Aufgrund dieses Umstandes lastet auf den Eltern extrem viel Arbeit, um das Kind am Leben zu erhalten. Um das Überleben der Spezies zu sichern und für das Kind zu sorgen, ist sein Gehirn so angelegt, dass es sehr enge Bindungen mit den Personen eingeht, die es umsorgen. Deswegen kann ein Baby eine Sache sofort nach der Entbindung: Es schreit, um auf seine Bedürfnisse aufmerksam zu machen. Kurz gesagt, ist die *alles entscheidende Fähigkeit* des Neugeborenen, eine Bindung mit seinen Eltern einzugehen, damit seine Bedürfnisse erfüllt werden. Ein

Neugeborenes erlebt die Abwesenheit der elterlichen Aufmerksamkeit im wörtlichen Sinne als belastend, was eine grundlegende Dysregulation seines Nervensystems nach sich zieht.[55] Was die Entwicklung unseres Nervensystems betrifft, ist die folgenreichste und schmerzhafteste Erfahrung, die wir im Laufe unseres Lebens machen können, das Gefühl, verlassen oder abgelehnt zu werden, oder einsam zu sein. Ob wir in Sicherheit sind oder nicht, ist für das Nervensystem die alles entscheidende Frage, ebenso wie das Gefühl, gut von den Eltern versorgt zu werden. Dies sind die ältesten und grundlegendsten Erfahrungen eines Menschen. Die Bindungstheorie beschäftigt sich mit frühkindlicher Bindung und ihrem Einfluss auf unsere Entwicklung.

Es ist aber auch wichtig zu sehen, dass eine gesunde Bindung zwischen Eltern und Kind über grundlegende Bedürfnisse wie Hunger und Frieren hinausgeht. In den 1950er-Jahren führte Harry Harlow ein bahnbrechendes Experiment durch, indem er neugeborene Rhesusaffen in einen Käfig mit zwei »Mutteraffen« sperrte. Eine bestand aus Draht und war in der Lage, dem Jungen Milch zu geben, die zweite bot keine Milch, war aber mit Frotteestoff bezogen. Ohne Ausnahme näherte sich das Junge der Drahtfigur, wenn es hungrig war, verbrachte aber den Rest der Zeit damit, sich an die weiche und warme Stofffigur zu schmiegen.[56] Dies galt als Beweis dafür, dass Geborgenheit und Bindung (Zuneigung und Liebe) Vorrang vor dem Bedürfnis nach Nahrung haben.

Ein vergleichbares Phänomen wurde fast ein Jahrhundert zuvor in Waisenhäusern in den USA und in Europa beobachtet. Philanthropen und Vertreter der sozialen Wohlfahrt richteten Waisenhäuser für Findelkinder ein. Dort starben jedoch viele der Neugeborenen noch im ersten Lebensjahr. Letzten Endes kam man zu dem Schluss, dass der Grund für diese tragische Statistik darin zu suchen war, dass die Häuser zu wenig Angestellte hatten und die Pflegekräfte die Kinder aus Zeitgründen nur füttern und wickeln konnten. Die Babys starben, weil sie nicht genügend Aufmerksamkeit bekamen, zu wenig interagierten und berührt wurden. Nachdem mehr Pflegekräfte eingestellt worden waren und man sich um die Babys auch über ihre Grundbedürfnisse hinaus kümmerte, sank die Sterberate.[57]

Was Erde und Wasser für eine Pflanze sind, sind Nahrung und Wasser für ein Kind – aber die eigentliche Quelle für Gesundheit und Wachstum der Pflanze ist das Sonnenlicht. Ohne Licht geht sie ein. Ebenso sind die Liebe, die Aufmerksamkeit und die Reaktionen der Eltern wie Sonne für das Baby. Die Bindungstheorie lässt sich im Großen und Ganzen so zusammenfassen, dass für eine gesunde Entwicklung und das bestmögliche Wohlergehen des Kindes intensive, emotional auf das Baby eingestimmte Aufmerksamkeit, Zuneigung und Reaktionsbereitschaft seiner Eltern Voraussetzung sind.[58] Nimmt das Kleinkind wahr, dass es sich immer auf seine Eltern verlassen kann, wenn es ängstlich ist und beschützt werden will, wenn es berührt werden möchte, weil es Schmerzen hat, und wenn es Nähe braucht, weil es einsam ist, wird sein Nervensystem im Großen und Ganzen erfassen, dass es und seine Umwelt in Sicherheit sind – es befindet sich in einem regulierten Zustand. Trifft allerdings das Gegenteil zu – ist das Kind erschrocken und wird nicht getröstet, hat es Schmerzen und niemand nimmt es auf den Arm, ist es einsam und es ist keiner da, der ihm zeigt, dass es geliebt wird –, erkennt sein Nervensystem, dass es selbst und die Welt nicht sicher sind, und tendiert mit der Zeit zur Dysregulation.

Co-Regulation und Einstimmung

Im Prinzip beschreibt Einstimmung unsere Fähigkeit, die Bedürfnisse eines Kindes wahrzunehmen und darauf zu reagieren. Dabei geht es insbesondere um die emotionalen, beziehungsbezogenen Bedürfnisse (das Gefühl, gesehen zu werden, akzeptiert und integriert zu sein) und den Wunsch nach Sicherheit. Die Co-Regulation tritt dann ein, wenn Einstimmung damit verbunden ist, dem Kind bei der Regulation seiner Emotionen und Reaktionen zu helfen, insbesondere wenn es sich um belastende oder herausfordernde Situationen handelt. Mit der Zeit lernt das Kind durch Co-Regulation des Nervensystems selbst, es zu regulieren. Das ist entscheidend, denn ein Neugeborenes kann sich selbst ebenso wenig regulieren, wie es nach der Entbindung schon laufen kann, daher muss es die Fähigkeit von anderen Personen lernen.

Das wird vielleicht an einem Beispiel deutlicher. Stellen Sie sich eine Vierjährige vor, die auf dem Spielplatz herumrennt. Sie stolpert, fällt auf die Knie, fängt an zu weinen, sobald sie den Schmerz spürt und Angst bekommt, und sieht sich hilfesuchend um. Wie fühlt sich das Mädchen nach den folgenden Interaktionen?

1. Seine Mutter kommt hinzu, stellt sich einen halben Meter vor sie hin, schaut sich die Wunde an und sagt: »Lass mal gucken. Ach, die Schramme ist nicht schlimm. Das geht schon. Da müssen wir uns keine Sorgen machen. Hör auf zu weinen, nicht schlimm.« Dann wartet sie ab, bis das Mädchen aufhört zu weinen und wieder spielen geht.
2. Die Mutter kommt hinzu, nimmt die Vierjährige in den Arm und sagt: »Ich bin hier, Süße. Das sieht aus, als würde es wirklich wehtun. Das tut mir leid, mein Schatz. Aber es ist in Ordnung, ich bin ja jetzt hier.« Dann hält sie das Mädchen so lange im Arm, bis es aufhört zu weinen und sich nach einem tiefen Atemzug aus der Umarmung befreit, um wieder spielen zu gehen.

In der ersten Szene stimmt sich die Mutter wenig auf das Kind ein und zeigt keinerlei Co-Regulation. Sie konzentriert sich auf die Verletzung am Knie, anstatt sich mit dem Kind und seinen emotionalen Bedürfnissen auseinanderzusetzen. Darüber hinaus zeigt sie keine Empathie mit der Tochter, sondern spricht ihr den Schmerz und die Angst ab, indem sie sagt, diese Gefühle seien unnötig und sie solle aufhören zu weinen. Die Lektion, die die

Vierjährige damit lernt, ist, dass ihre Gefühle falsch sind und sie sich schämen sollte. Um ihrer Mutter zu gefallen, muss sie ihre Gefühle unterdrücken und so tun, als sei nichts.

Im zweiten Beispiel entspricht das Verhalten der Mutter der Einstimmung und der Co-Regulation. Sie konzentriert sich auf das Kind, indem sie es in den Arm nimmt und seine Angst und den Schmerz anerkennt. Sie bestätigt die Tochter darin, dass beides in Ordnung ist *und* dass es ihr bald besser gehen wird. Sie bleibt bei ihr und hilft ihr bei ihrer Co-Regulation, indem sie liebevoll auf sie eingeht und sie unterstützt, indem sie beruhigende Worte sagt, bis das Kind aus der Phase der Aktivierung des Sympathikus heraustritt und den gesamten Kreislauf durchläuft, bis es sich wieder in einem ventral-vagalen Zustand befindet.

Wenn auf die emotionalen und überlebensgetriebenen Reaktionen mit emotionaler und somatischer Co-Regulation reagiert wird, beruhigt sich das Kind tatsächlich ganz von allein, ohne dass Aufmerksamkeit auf das physische Wehwehchen gelenkt wird (das eigentlich auch gar nicht das Problem war).

Wiederholt die Mutter aus dem ersten Beispiel ihr Verhalten über einige Zeit in den ersten Lebensjahren des Kindes, lernt das kleine Mädchen, dass es seine Gefühle unterdrücken muss, um mit dem Schmerz umzugehen, der daraus resultiert, dass seine Mutter keine Einstimmung zeigt. Vielleicht haben Sie selbst ähnliche Erfahrungen machen müssen. Darüber hinaus resultiert eine mangelnde Einstimmung im Kindesalter darin, dass die betroffene Person sich selbst gegenüber zu wenig eingestimmt ist. Nicht nur gelingt es ihr nicht, die eigenen primären emotionalen und beziehungsrelevanten Bedürfnisse zu decken, *sie weiß noch nicht einmal, dass sie sie hat!* Darum geht es in diesem Kapitel: Erweitern Sie Ihre Wahrnehmung um das Element *Einstimmung*, damit Sie die geheime Sprache Ihres Körpers entschlüsseln und die längst vergessenen Signale wahrnehmen können, die die Bedürfnisse und Hilferufe Ihres Nervensystems (Ihres Inneren Kinds) ausdrücken.

Bindungstraumata und Bewältigungsstrategien

Jedes Kind, das an einem chronischen Mangel an Einstimmung leiden musste, hat, was wir Bindungstrauma nennen. Diese seelischen Wunden aus der Not heraus sorgen für Bewältigungsstrategien des Nervensystems, um die Verletzung zu verbergen und zu umgehen. Wir erkennen, dass jemand an einer Beinverletzung leidet, wenn er beim Gehen humpelt. Ebenso können wir darauf schließen, dass jemand ein Bindungstrauma aus der Kindheit in sich trägt, wenn er oder sie versucht, allen zu gefallen, oder extremen Perfektionismus zeigt. Diese Bewältigungsmechanismen können unterschiedlich stark ausgeprägt sein, mit dem Zweck, Bindungen zu sichern. Beispielsweise versucht die betroffene Person, allen zu gefallen oder »kein Bedürfnis nach sicheren Bindungen« zu haben, indem sie sich extrem unabhängig gibt und enge Bindungen meidet. »Kein Bedürfnis nach sicherer Bindung« steht in Anführungszeichen, weil eine sichere Bindung für das Nervensystem unabdingbar ist. Vor diesem Hintergrund kann das Nervensystem seine eigenen Bedürfnisse unterdrücken, bis hin dazu, dass der oder die Betroffene wirklich davon überzeugt ist, keinen anderen Menschen zu brauchen. Das mag im Alltag zwar der Fall sein, aber das Fehlen der Verbindung zu anderen Menschen hat große Auswirkungen auf die Gesundheit und das Leben im Allgemeinen. Entsprechende Verhaltensmuster von Kleinkindern wurden von der Bindungsforschung in vier Stile eingeteilt: sicher, unsicher-ambivalent, unsicher-vermeidend und unsicher-desorientiert. Bei Erwachsenen zeigen sich diese Stile folgendermaßen:[59]

Sichere Bindung: In der Lage, lang währende und stabile Beziehungen aufzubauen. Gibt es Unsicherheiten oder einen Bruch in der Beziehung, nimmt jemand mit einem sicheren Bindungsstil Dysregulation wahr, ist davon aber nicht überwältigt. Darüber hinaus ist er oder sie auf die eigenen Bedürfnisse sowie auf die anderer eingestimmt.

Unsicher-ambivalente Bindung: Es gelingt, Beziehungen aufzubauen, aber es besteht immer Unsicherheit darüber, wie verlässlich diese Bindung ist. Betroffene brauchen häufig die Versicherung, dass die Beziehung besteht, und würden normalerweise die eigenen Bedürfnisse und Wünsche denen anderer unterordnen, aus Angst, verlassen zu werden. Ist die Beziehung unter Druck, zeigt sich die Dysregulation in starker Angst, dem verzweifelten Wunsch nach Vergewisserung und Gefallsucht.
Unsicher-vermeidende Bindung: Es fällt schwer, Beziehungen aufzubauen, die Betroffenen sind sich der eigenen Gefühle und wie sie sie anderen mitteilen, bewusst. Sie sind selbstgenügsam und unabhängig. Herrscht in der Beziehung Unruhe, zeigt sich die Dysregulation, indem sie sich zurückziehen und in die Isolation gehen.
Unsicher-desorientierte Bindung: Dieser Stil kommt eher selten vor und ist häufig Folge einer traumatischen Kindheit. Den Betroffenen fällt es schwer, langfristige und stabile Beziehungen einzugehen. Sie zeigen eine Mischung aus ängstlichem und vermeidendem Verhalten und agieren häufig sehr auffällig, erratisch, unvorhersehbar und manchmal auch gefährlich. Möglicherweise leiden Betroffene an psychischen Störungen, die auf ihr Trauma zurückgehen.

Es schadet nichts, den eigenen Bindungsstil zu kennen, doch handelt es sich dabei nicht um einen unabänderlichen Aspekt Ihrer Persönlichkeit. Es geht um ein bestimmtes Verhalten, das unter einem bestimmten Etikett aufgeführt wird. Und wie wir bereits aufgezeigt haben, ist das Bindungsverhalten ebenso ein Symptom wie Angstzustände, chronischer Schmerz oder Reizdarmsyndrom, das Ihnen wichtige Hinweise darauf gibt, was Ihr Nervensystem braucht. Anders formuliert zeigt das System in Ihrem Bindungsstil einmal mehr, was es braucht, um eine Bedrohung zu überleben. In diesem Fall besteht die Gefahr darin, dass eine Bindung gefährdet ist, was das Nervensystem als Frage von Leben und Tod interpretiert. Genauso wie bei der polyvagalen Hierarchie der Reaktionen mischen sich die Bindungsstile und Bewältigungsmechanismen bei jeder und jedem Einzelnen. Darauf werden wir in den folgenden Fallgeschichten noch eingehen und die Frage beleuchten, wie bestimmte Muster, Dysregulation des Nervensystems und Bindungstraumata zusammen auftreten. Indem Sie die geheime Sprache Ihres Körpers lernen und Ihre Wahrnehmung auf das grundlegende *menschliche* Bedürfnis nach Bindung zu anderen lenken (anstatt auf die Verhaltensweisen, die dieses Bedürfnis verschleiern), können Sie es schaffen, sich selbst eingehend zu heilen, wie viele andere unserer Klientinnen und Klienten auch.

Wie sich Bindungstraumata später im Leben zeigen

Karden ist ganz sicher ein Mensch, der gern Leistung zeigt, immer seine Dinge auf der Reihe hat, wenig Bedürfnisse hat und von dem alle wissen, dass er für sie da ist. Als Erwachsener war Karden immer der Überzeugung gewesen, dass er unabhängig und kompetent ist und dass er nichts lieber tat, als anderen zu helfen. So war er einfach. Der einzige Kratzer in seiner schimmernden Rüstung waren die Schmerzen im unteren Rücken. Obwohl er ein gut ausgebildeter Physiotherapeut und Therapeut für funktionale Bewegung ist und Zugang zu den allerbesten Behandlungsmethoden hat, traten seine Rückenschmerzen ab Mitte 20 immer häufiger und stärker auf. Als er kurz davor war, sich operieren zu lassen, entdeckte er zufällig John Sarnos Buch *Befreit von Rückenschmerzen: Die Körper-Seele-Verbindung realisieren*. Sarno stellt fest, dass chronischer Schmerz Zeichen eines bestimmten Charakters und unterdrückter Emotionen ist (wir würden es die Reaktionen des Nervensystems nennen). Karden war skeptisch, aber auch verzweifelt, und begann nun, sich mit der geheimen Sprache des Körpers zu beschäftigen.

Als er sich den Schmerzen in seinem Rücken mit den Zuhörentechniken aus Kapitel 1 widmete, gab es noch mehr zu entdecken als nur Schmerz. Er spürte, dass er etwas festhielt, sich an sein Leben klammerte, aber auch etwas um jeden Preis zurückhielt. Zu seiner Überraschung musste Karden feststellen, dass sich unter dem Schmerz und dem Festhalten ungeheuer große Wut und Trauer verbargen. Als er diese Gefühle zuließ, nahm er sofort wahr, dass seine physischen Schmerzen nachließen. Es war, als würde der Schmerz von emotionalem Druck im unteren Rücken wahrgenommen und dann losgelassen – den Schmerz brauchte es nicht mehr. Danach stieg Karden noch weiter in die Entdeckungsreise seines Körpers ein.

Mit Einstimmung und der Arbeit mit dem Inneren Kind stellte er sich vor, sein unterer Rücken sei sein kindliches Ich und all die vorhandenen Gefühle seien die seines Inneren Kindes. Dann fragte er es, warum es so wütend und traurig war. Das Innere Kind teilte ihm zwei wichtige Dinge mit: »Ich habe es satt, mich immer um alle anderen zu kümmern.« Und: »Warum kümmert sich niemand um mich?« In diesem Augenblick begriff Karden, dass es unterdrückte Anteile in ihm gab, die auf seine frühe Kindheit zurückgingen und auf die er dringend seine Aufmerksamkeit lenken sollte. Obwohl er auf den ersten Blick eine glückliche Kindheit gehabt hatte, waren die Dinge unter der Oberfläche und jenseits der üblichen Idealisierungen von Kindheit und Eltern doch nicht so toll gewesen, wie er es »in Erinnerung« hatte. Seine Eltern waren geschieden, und obwohl seine Mutter in vielerlei Hinsicht wunderbar gewesen war, hatte sie sich in anderen Aspekten doch extrem nachlässig verhalten. Sie hatte selbst unter starken generationenübergreifenden Traumata und Bindungswunden gelitten, war sehr egozentrisch, sehr von ihrer Arbeit eingenommen und darüber hinaus abhängig von verschreibungspflichtigen Schmerzmitteln gewesen, die sie für ihre Rückenschmerzen bekommen hatte. Diese Medikamente hatten unter anderem zu ihrem frühen Tod im Alter von nur 54 Jahren geführt.

Obwohl sie Karden Essen machte, für ein Dach über dem Kopf sorgte und ihm zu Weihnachten etwas schenkte, war sie nicht wirklich liebevoll, wenn sie zu Hause war. Doch meist war sie nicht zu Hause. Die wenige Zeit, die sie mit Karden verbrachte, und ihre fehlende Aufmerksamkeit hatten auf ihn schreckliche Auswirkungen. Karden war häufig lange auf sich selbst gestellt, wartete nach der Schule vergeblich darauf, dass sie ihn abholte, und musste sich meist selbst versorgen. Seine Mutter zeigte kaum Interesse an seinen Hobbys, kam nicht zu wichtigen Veranstaltungen in der Schule – kurz: Ihr waren ihre eigenen Bedürfnisse immer wichtiger als seine. Dadurch erlitt Karden ein Bindungstrauma: Als kleiner Junge lernte er, dass er keine Rolle spielte und seine Bedürfnisse gleichgültig waren, was ihn tief verletzte.

Kein Kind erträgt solche Verletzungen ohne Folgen. Kardens Nervensystem unterdrückte den Schmerz und ersann Wege, um sich nicht mit der Not auseinandersetzen zu müssen. Er verzichtete auf Aufmerksamkeit und machte sich von seiner Mutter unabhängig. Seine Bewältigungsstrategien bestanden darin, allein klarzukommen (wenn er seine eigenen Bedürfnisse und seine Verletzlichkeit unterdrückte, musste er den furchtbaren Schmerz nicht spüren, dass er seiner Mutter gleichgültig war), unabhängig zu sein (wenn seine Mutter sich nicht um ihn kümmerte, machte er das mit sich selbst aus) und sich um andere zu kümmern (wenn er schon nicht die sichere Bindung erhalten konnte, die er brauchte, sorgte er auf andere Weise dafür). Er bekam ein wenig Aufmerksamkeit dafür, dass er anderen half und sie unterstützte, was immerhin besser als gar nichts war. Und schließlich wurden seine Bewältigungsmechanismen zu Kardens Identität, wie es bei vielen Menschen der Fall ist.

Indem er der Sprache seines Körpers lauschte, gelang es ihm, sich selbst als Mensch besser kennenzulernen, wieder Kontakt mit seinem Inneren Kind aufzunehmen und mit ihm eine verkörperte Verbindung aufzubauen. Während er seine Fertigkeiten zu pflegen und zu verbinden einsetzte, bestand sein Ziel nicht darin, seine Unabhängigkeit wieder aufzugeben oder damit aufzuhören, sich kompetent um andere zu kümmern. Es ging ihm eher darum, das Bindungstrauma zu heilen, damit seine Verhaltensweisen nicht mehr von den emotionalen Verletzungen aus seiner Kindheit und der damit einhergehenden Dysregulation motiviert waren. Kardens Rückenschmerzen waren ein zuverlässiger, wenn auch unschöner Weg seines Nervensystems, ihm zu signalisieren, dass er sich nicht genügend um sich selbst kümmerte. Der Schmerz war ein Hinweis darauf, sich mit seinem Körper und seinem Inneren Kind zu verbinden.

Charlotte war als Schauspielerin, Model und Fotografin tätig und hatte sich im Verlauf der letzten zehn Jahre mit großer Mühe ihre Karriere aufgebaut. Sie war hoch motiviert, arbeitete extrem viel und beschrieb sich selbst als Perfektionistin bei allem, was sie tat – und sie litt an einer Angststörung. Während der Corona-Pandemie verließ sie 2021 ihre Heimatstadt und zog nach Florida. Für Charlotte waren die Pandemie und der Umzug zu viel, sie brach zusammen und konnte aufgrund von Posturalem Tachykardiesyndrom, Reizdarmsyndrom, Schmerz und Angstzuständen das Haus nicht mehr verlassen. Einige Monate darauf begann sie, an unseren Kursen teilzunehmen.

Charlotte lernte, die Signale ihres Körpers zu erkennen und zu übersetzen, und erkannte die Verbindung zu den Symptomen. Wie zu erwarten steckte hinter jedem Symptom eine schreckliche Angst. Charlotte war sich immer darüber im Klaren gewesen, dass sie ein ängstlicher Mensch war, jedoch war sie sprachlos über die Intensität, mit der sie die Angst spürte, die sie erstarren ließ und gleichzeitig ihren Körper schüttelte. Zunächst konnte sie sich darauf keinen Reim machen.

Wie die meisten unserer Klientinnen und Klienten antwortete sie auf unsere Frage nach ihrer Kindheit: »Meine Kindheit war schön. Ich bin nicht verhungert, und meine Mutter hat mich geliebt.« Während unserer gemeinsamen Arbeit wandten wir die Einstimmungstechniken an, um ihr Inneres Kind zu erreichen und uns ihre Vergangenheit näher anzuschauen. Und plötzlich ergab alles einen Sinn. Als Charlotte ihr Inneres

Kind fragte, wovor es sich fürchtete, antwortete es: »Es gibt niemanden, der sich um uns kümmert. Ich habe Angst, dass wir sterben müssen.«

Wie sich herausstellte, verließ Charlottes Vater die Familie, als sie noch ganz klein war. Die finanzielle Situation war schwierig, und es gelang Charlottes Mutter nur knapp, eine bezahlbare Wohnung zu finden. Aufgrund der eigenen Bindungstraumata war ihre Mutter nicht in der Lage, mit der Situation umzugehen. Sie ließ ihre Tochter all ihre eigene Angst spüren und erzählte ihr ständig von ihren Sorgen. Charlotte lernte von ihrer Mutter, dass sie schutzlos seien, dass die Welt gefährlich sei, dass ihre Mutter an schrecklicher Angst leide und dass sie nur einander hätten.

Kein Kind hält permanente Angst aus. Wie bei Karden unterdrückte Charlottes Nervensystem diese Gefühle und fand Wege, mit ihnen umzugehen. In diesem Fall bestand die Lösung darin, in jeder Hinsicht perfekt zu sein, damit sich die Mutter nicht noch mehr Sorgen machen musste. Charlotte war ehrgeizig und erfolgsorientiert. Ihr Nervensystem nahm an, dass, wenn sie immer perfekt war, ihr und ihrer Mutter nichts Schlimmes passieren und sie von allen gemocht werden würde. Darüber hinaus kehrte sich die Bindung zu ihrer Mutter um: Charlotte glaubte, für sie sorgen und sie trösten zu müssen.

Obwohl ihre Bewältigungsmechanismen viele Jahre lang gut funktionierten, befanden sich die tiefsten Schichten von Charlottes Nervensystems in einem permanenten Alarmzustand. Als die Pandemie einsetzte, wurden all ihre schlimmsten Befürchtungen bestätigt. Die Welt war nicht sicher, es gab kein Entkommen. Charlotte war isoliert und konnte nicht bei ihrer Mutter sein, auch ihre Bewältigungsstrategien, perfekt und immer die Beste zu sein, funktionierten hier nicht. Sie boten jetzt keinen Schutz mehr (denn schließlich konnte sie ja nicht arbeiten). Irgendwann erlitt Charlotte einen Zusammenbruch ihres Nervensystems.

Charlottes Genesung setzte ein, als sie ihr Posturales Tachykardiesyndrom, die Symptome der bakteriellen Überwucherung des Dünndarms (SIBO) und ihre Angstzustände nicht mehr als Probleme ihres Körpers betrachtete, sondern als Signale Ihres Nervensystems, dass sich ihr Inneres Kind in einem Zustand schrecklicher Angst und der Dysregulation befand. Jedes Mal, wenn sich die Symptome zeigten oder sie bemerkte, dass sie in die alten Muster zurückfiel und sich bemühte, perfekt zu sein, um die Angst zu besiegen, lauschte Charlotte in sich hinein. Sie nahm die Angst des Inneren Kindes wahr und stimmte sich auf seine unerfüllten Bedürfnisse ein. Charlotte brachte ihrem Inneren Kind nun Liebe, Zuneigung und Unterstützung entgegen und half ihm, seine Weltsicht zu verändern, indem sie die Gewohnheiten ihres Gehirns veränderte. Sie heilte ihr Beziehungstrauma und damit auch ihre Symptome. Sie arbeitet nun wieder, strengt sich weiter sehr an und gibt sich weiterhin bei ihren Projekten die größte Mühe; jetzt aber ist sie nicht mehr von ihrer Angst getrieben.

Ihr Inneres Kind

Ein altes afrikanisches Sprichwort lautet: »Ein Kind, das vom Dorf nicht mit offenen Armen empfangen wird, zündet es an, um Wärme zu spüren.« Wir möchten Ihnen mit den Informationen und Fallgeschichten in diesem Kapitel zeigen, dass sich der Einfluss, den Ihr Nervensystem auf Ihr Leben ausübt, auf frühkindliche Traumata und Bindungswunden zurückführen lässt. Bildlich gesprochen brennt unser Inneres Kind unser Nervensystem nieder, um unsere Aufmerksamkeit zu erregen. Um diese seelischen Wunden und Traumata aus der Vergangenheit zu heilen und unser System in der Gegenwart zu regulieren, ist es nötig, sich auf die kindliche und frühe Sprache *einzustimmen,* mit der Ihr Körper vor dem Hintergrund Ihrer Trigger kommuniziert. Wie bereits in den ersten beiden Teilen des Buchs helfen wir Ihnen mit AIR zunächst wahrzunehmen, was gerade geschieht, um danach die Einstimmungsübungen durchzuführen.

Erinnern wir uns: Wir können unsere dysregulierten Aspekte nicht wirklich heilen, wenn wir nicht wissen, worum es eigentlich geht. Daher beginnen wir mit der Wahrnehmung. Ist ein Elternteil präsent und kümmert sich liebevoll um das Kind, entsteht durch Co-Regulation eine gesunde Bindung. Wenn Sie die Einstimmungstechniken anwenden, ist es Ihr beobachtendes Selbst, das Ihrem Inneren Kind mit Co-Regulation einfühlsam und liebevoll hilft, indem es einfach zuhört, was es durch BASE-M und seine verbalen Äußerungen sagen möchte. Dank der Verbindung, die Sie durch *Einstimmen* herstellen, sowie durch die äußerst wichtigen Signale Ihres Inneren Kinds sind Sie in der Lage, Ihre Bewältigungsmechanismen mit den *Pflege*techniken zu unterbrechen (siehe Kapitel 8) und mit den *Verbindungs*techniken eine neue Beziehung zu Ihrem Inneren Kind aufzubauen (siehe Kapitel 9).

Die Überlebensstrategien Ihres Nervensystems sind die Reaktion Ihres Körpers auf die seelischen Wunden Ihres Inneren Kindes.

Beim Wahrnehmen stimmen Sie sich auf die Bedürfnisse Ihres Inneren Kindes ein:

- Ihr Nervensystem wird am stärksten durch die *Fremdbeobachtung* in Kindheit und Jugend geprägt.
- In dieser Zeit ist unser Nervensystem darauf ausgerichtet, auch feinste soziale Interaktionen wahrzunehmen und Verhaltensmuster sowie Bewältigungsmechanismen zu übernehmen.
- Beobachten wir wechselhafte – manchmal zu starke, manchmal zu schwache – Reaktionen auf dieselben Stressoren, können wir nicht mehr bestimmen, welche Reaktion angemessen wäre. Dies führt dazu, dass es uns schwerfällt, uns selbst zu regulieren und uns emotional stabil zu fühlen.
- Die Auswirkungen unserer Kindheit auf unser Nervensystem können lange anhalten, *aber* sie können zum Besseren verändert werden.
- Einstimmung ist die Fähigkeit, sich auf die Bedürfnisse eines Kindes einzulassen. Selbst die Bedürfnisse Ihres Inneren Kindes können befriedigt und Bindungstraumata geheilt werden.

Übungen

Wahrnehmen: Einstimmen

Lernen Sie, sich auf die entwicklungsbezogenen Bedürfnisse Ihres Nervensystems einzustimmen.

Mit diesen Übungen erkennen Sie die Symptome Ihrer Bindungen, setzen sie mit Ihren Überlebensreaktionen in Relation und entdecken Ihre zugrunde liegenden Bedürfnisse, indem Sie sich auf Ihr Inneres Kind einstimmen.

Der Zweck der Übungen

Die Einstimmungstechniken erlauben es Ihnen, die wahren Gründe für die Dysregulation Ihres Nervensystems zu erkennen.

Übungszeitpunkt

Führen Sie diese Übungen durch, wenn Sie getriggert oder aus dem Gleichgewicht geraten sind und das Muster erkennen möchten, das auf Ihre Bindungen zurückgeht und mehr Aufmerksamkeit von Ihnen braucht.

Bevor Sie beginnen

- Wenn Sie dieser Erfahrung neugierig und offen begegnen, können Sie die Wahrheit und die Logik erkennen, die hinter Ihren wenig hilfreichen Verhaltensweisen steckt.
- Vermeiden Sie, das Beobachtete oder sich selbst zu kritisieren, zu verurteilen oder zu rechtfertigen.
- Die Bedürfnisse Ihres Inneren Kindes sind einfach, ungefiltert und mächtig. Sie werden in der Sprache geäußert, die der eines neunjährigen oder jüngeren Kindes entspricht. Je einfacher und direkter die Äußerungen sind, desto präziser sind sie. Vermeiden Sie daher für die Äußerungen Ihres Inneren Kindes eine komplizierte oder abstrakte Sprache.

Übung 1: Erkennen Sie Ihre Bindungsstile (Symptome)

Nehmen Sie die Tabelle auf S. 279 zu Hilfe.

1. Setzen Sie sich bequem hin.
2. Atmen Sie tief ein.

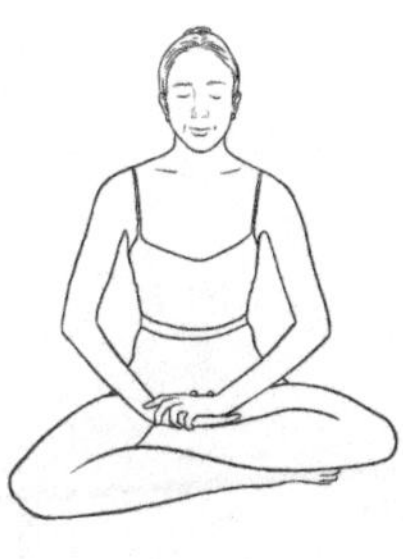

3. Stimmen Sie sich mit BASE auf den Körper ein.

4. Denken Sie an eine Auseinandersetzung oder eine Störung in einer Beziehung, die nicht so fern in der Vergangenheit liegt.
5. Während Sie darüber nachdenken, nehmen Sie wahr, was in Ihrem Geist und in Ihrem Körper geschieht.
6. Aus der Warte des beobachtenden Selbsts: Was denken Sie in solchen Situationen? Was spüren Sie? Was möchten Sie tun?
7. Gleichen Sie Ihre Beobachtungen mit den aufgeführten Beziehungsmustern ab.

Wiederholen Sie diese Übung mit verschiedenen Triggern, die Ihre Beziehungen betreffen. Das können verbale Auseinandersetzungen oder verletzte Gefühle sein. Vergleichen Sie Ihre Wahrnehmungen mit der Tabelle, um sich darauf einzustimmen, wie Sie normalerweise auf solche Situationen reagieren. Zu welcher Spalte könnte Ihr Bewältigungsmuster gehören?

Vielleicht fragen Sie auch Ihren Partner oder Familienangehörige, wie Sie ihrer Meinung nach auf Störungen reagieren.

	Sicher	Unsicher-ambivalent	Unsicher-vermeidend	Unsicher-desorientiert
Inneres Arbeitsmodell von Bindung	Ich weiß, dass ich wichtig und liebenswert bin. Dieser Schmerz geht wieder vorbei. Bald wird es mir wieder besser gehen.	Ich bin nicht liebenswert. Ich kann niemandem vertrauen, mich zu lieben oder sich um meine Bedürfnisse zu kümmern.	Wenn mein Gegenüber wütend ist, muss es denken, dass ich eine Versagerin voller Fehler bin.	Man kann niemandem vertrauen. Niemand ist ungefährlich. Alle wollen mir Böses.
Verletzte Gefühle	Ich bin verletzt, aber ich weiß, dass ich in Sicherheit bin.	Ich fühle mich grob abgewiesen und verlassen. Die Person hasst mich, und alles ist schrecklich.	Ich fühle mich abgelehnt und verlassen, aber ich dissoziiere so stark, dass ich es noch nicht einmal wahrnehme.	Ich fühle mich abgewiesen und verlassen und habe schreckliche Angst. Ich bin in Gefahr.
Schutzmechanismen	Meine Verunsicherung ist real, aber es wird mir nichts passieren, wenn ich sie zulasse. Es wird vorbeigehen.	Ich bin wütend! Wenn ich der betreffenden Person etwas bedeuten würde, würde sie mir das nicht antun. Oder: Ich habe Angst. Ich muss es ihr recht machen, sonst ärgert sie sich über mich.	Ich bin verletzt und wütend, aber ich spüre das nicht. Also tue ich so, als ginge es mir gut, auch wenn das nicht stimmt.	Ich bin wütend, sprunghaft, ich habe Angst und stecke fest.
Verhalten	Ich nehme mir Zeit nachzudenken, ich spreche darüber, versuche, Dinge zu klären und den Kontakt wieder aufzunehmen.	Ich greife an, beschuldige und verlange, dass meine Bedürfnisse anerkannt werden. Ich will es allen recht machen und Leute besänftigen und schmeichle mich bei anderen ein.	Ich ignoriere, wie ich mich fühle, tue so, als sei alles in Ordnung. Ich bin passiv-aggressiv, schweige Leute an und ziehe mich zurück.	Ich verhalte mich unberechenbar, ich kämpfe, ich fliehe, ich verstumme und manipuliere andere.

Ausprägungen verschiedener Bindungsstile

Übung 2: Stimmen Sie sich mit BASE-H auf Ihre entwicklungsbezogenen Bedürfnisse ein

Vergessen Sie nicht, dass sich in Ihrem Bindungsstil Ihre Bewältigungsmechanismen (Symptome) zeigen, die dazu dienen, eine zugrunde liegende seelische Wunde aus Ihrer Kindheit oder Jugend zu heilen. Da Sie jetzt wissen, welchen Bindungsstil Sie haben, können Sie die Signale Ihres Körpers identifizieren, um sich dann um diese seelische Verwundung zu kümmern.

In dieser Übung begleiten wir Sie dabei, die seelische Wunde Ihres Inneren Kindes zu erkennen, was den Aspekt *Mensch* in BASE-H darstellt. Wie Sie feststellen werden, wurzelt Ihre Dysregulation fast immer im menschlichen Faktor von BASE. Dies ist die seelische Wunde Ihres Inneren Kindes.

1. Setzen Sie sich bequem hin.

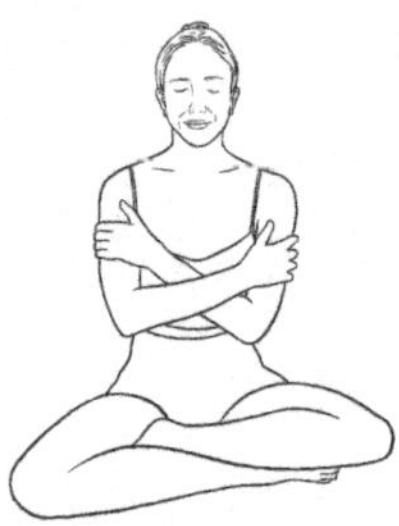

2. Stellen Sie sich aus der Position des beobachtenden Selbsts bildhaft vor, wie Sie ungefähr drei bis acht Jahre alt sind. Sie befinden sich an einem bekannten Ort, etwa in Ihrem alten Kinderzimmer, im Klassenraum oder auf dem Spielplatz.
3. Erinnern Sie sich an eine Auseinandersetzung oder die Störung einer Beziehung aus jener Zeit.
4. Wie hat Ihr Inneres Kind darauf reagiert?
   a. Welchen Gesichtsausdruck hat es?
   b. Wie ist seine Gestik, seine Haltung, die Körpersprache?

5. Welche Aktivitäten, Sinneseindrücke und Emotionen erkennen Sie in dieser Situation?
6. Die Bedürfnisse des Inneren Kindes sind immer ungefiltert, einfach und stark, und sie kommunizieren mit sehr einfachen Mitteln. Was fühlt das Innere Kind? Nutzen Sie die Tabelle auf der folgenden Seite, um herauszufinden, welche primären Bedürfnisse das Innere Kind äußert.

Da Sie nun die entwicklungsbezogenen Signale Ihres Geistes und Körpers wahrnehmen, nutzen Sie BASE-H, um ihnen zuzuhören und sie zu benennen.

1. **Atem:** Wie fühlt sich mein Atem an? (z. B.: Ich halte die Luft an. Mein Brustkorb fühlt sich eingeengt an. Atmen tut weh.)
2. **Aktivität:** Was möchte mein Körper tun und wie möchte er sich bewegen? (z. B.: Er ist erstarrt und weiß nicht, wohin mit sich.)
3. **Sinneseindrücke:** Was spüre ich wo in meinem Körper? (z. B.: Ich habe ein Loch im Bauch. Meine Arme und mein Gesicht fühlen sich schwer und taub an.)
4. **Emotion:** Was fühle ich wo? (z. B.: Ich spüre Angst in meinem gesamten Körper, besonders in der Brust.)
5. **Mensch:** Wie lautet das ungefilterte, einfache und mächtige Signal meines sich entwickelnden Selbsts (des Inneren Kindes)? (z. B.: Ich bin verletzt, einsam und traurig. Ich möchte mich ganz klein zusammenrollen.)

Übersicht über die Signale des Inneren Kindes

Signal	Bedürfnis in der Kindheit	Wie Sie es erfüllen können
Es ist verletzt, einsam und allein.	Aufmerksamkeit	Es will gesehen werden und, dass man Zeit mit ihm verbringt.
Es ist ängstlich und befindet sich im Überlebensmodus.	Schutz	Es braucht das Gefühl, in Sicherheit zu sein, in den Arm genommen zu werden.
Es ist verletzt, einsam, allein und ängstlich.	Zugehörigkeit	Es möchte dazugehören und, dass man ihm Aufmerksamkeit entgegenbringt.
Es fühlt sich leer und wertlos, ist unsicher und deprimiert.	Bestätigung	Es braucht das Gefühl, dass es wichtig ist, indem es wirklich gesehen wird und man ihm sagt, was für ein besonderer Mensch es ist.
Es fühlt Schmerz, fühlt sich verlassen, wertlos und minderwertig; es ist einsam.	Wärme	Es muss getröstet und beruhigt werden, es braucht zugewandten Körperkontakt und, dass man sich mit ihm beschäftigt.

Praktizieren Sie Einstimmen so oft wie möglich in Ihrem Alltag

Um die Ursache Ihrer Dysregulation schnell ermitteln zu können, müssen Sie die Bedrohung, der Sie in Ihrer Kindheit ausgesetzt waren, präzise bestimmen. Sie löst Ihre Überlebensreaktion aus. Darum laden wir Sie zu folgenden Überlegungen ein:

1. Erkunden Sie, inwiefern die meisten Ihrer Trigger etwas mit Ihrer Kindheit oder Jugend zu tun haben.
2. Nehmen Sie aus der Position des beobachtenden Selbsts Kontakt mit Ihrem Inneren Kind auf, wenn Sie feststellen, dass etwas Sie getriggert hat.
3. Machen Sie sich mit Ihren Mustern vertraut, umso leichter können Sie sich mit ihnen auseinandersetzen.

Kapitel 8: Unterbrechen

Unsere menschliche Seite pflegen

»Was passiert,
wenn die Menschen ihre Herzen öffnen?
Ihnen geht es besser.«

HARUKI MURAKAMI

Mithilfe des Einstimmens können Sie nun die Signale Ihres Inneren Kinds in der Sprache des Körpers entschlüsseln. Da wir nun in der Lage sind, diese Mitteilungen wahrzunehmen, können wir im nächsten Schritt die Technik des Pflegens einsetzen, die dritte Unterbrechungstechnik mit AIR. Mit ihr antworten wir auf diese Signale und regulieren unser Nervensystem tief im Innersten. Wie bereits im letzten Kapitel erwähnt, signalisiert das Innere Kind, dass es Co-Regulation braucht, die auf Aufmerksamkeit, Schutz, Zugehörigkeit, Bestätigung, Wärme und einem liebevollen Miteinander basiert. Werden diese Bedürfnisse des Nervensystems nicht laufend auf authentische und verkörperte Weise befriedigt, setzt es auch im Erwachsenenleben Bewältigungsmechanismen aus der Kindheit ein. Doch auch die seelischen Wunden und Traumata aus Kindheit und Jugend lassen sich heilen, weil die Neuroplastizität dafür sorgt, dass sich Gehirn und Nervensystem verändern können. Indem Sie die Pflegetechniken einsetzen, können Sie endlich die Gespräche, die in Ihren Gedanken stattfinden, verändern, Ihren Körper in die Balance bringen und sich selbst sowie Ihre Beziehungen in einem neuen Licht betrachten. Sie werden lernen, dass Sie sich sicher, geliebt, wertgeschätzt und mit anderen verbunden fühlen können. Darüber hinaus wird durch das Pflegen auch Ihr Nervensystem reguliert, was einen wesentlichen Beitrag dazu leistet, sich von Angst, Stress und unbearbeitetem Trauma zu erholen.

Damit dieser Prozess des Pflegens funktionieren kann, muss er sich auf den entwicklungsgeschichtlichen Teil Ihres Gehirns beziehen, den wir das Innere Kind nennen. Federführende Psychologen und Psychotherapeutinnen – darunter Margaret Paul, die die Therapiemethode Inner Bonding entwickelte, sowie Richard Schwartz, der Begründer der Inneren Familiensysteme – haben therapeutische Ansätze erarbeitet, die die entwicklungsbezogenen, beziehungsrelevanten und sozialen Aspekte des Nervensystems ansprechen. Beide Ansätze berufen sich auf Imagination, Visualisierung und Dialog, um das beobachtende Selbst mit dem Inneren Kind in Kontakt zu bringen. Bei AIR verbinden wir Elemente beider Therapieansätze und intensivieren ihre Wirkung, indem wir die Sprache des Körpers mit den Übungen für den Vagusnerv kombinieren. Damit steht uns eine effektive Methode zur Verfügung, diejenigen Aspekte unserer Physiologie zu heilen, die wir in unserem Modell »Mensch« nennen. In den folgenden Abschnitten gehen wir noch einmal auf einige zentrale Konzepte zum Inneren Kind, zum beobachtenden Selbst und zur Sprache des Körpers ein. Darüber hinaus stellen wir Ihnen eine weitere Ebene der Polyvagal-Theorie vor. Jetzt steht Ihnen alles zur Verfügung, um sich um Ihr jüngeres, verletztes Selbst zu kümmern und es zu umsorgen.

Die Bedürfnisse des Inneren Kindes

Das Innere Kind hat dieselben Bedürfnisse, die jeder neue Erdenbürger hat – das ist kein großes Geheimnis. Wie bereits erwähnt, sind die wichtigsten Bedürfnisse Aufmerksamkeit, Sicherheit, Zugehörigkeit, Bestätigung, Verbindung und die Reaktionen von anderen. Ein Kind braucht das Gefühl zu existieren, in Sicherheit zu sein und zu einer Gruppe oder anderen Menschen zu gehören. Es möchte wertgeschätzt und geliebt werden und sich darauf verlassen können, dass seine Kommunikation (verbal wie nonverbal) gehört und verstanden wird und dass es darauf Reaktionen bekommt. Mit anderen Worten gehen die Bewältigungsmechanismen oder die Dysregulation, an denen Sie heute leiden, (meist) auf Ihre Kindheit zurück und sind immer damit verbunden, dass einer oder mehrere der genannten Aspekte fehlen.

Die Verletzungen sind individuell verschieden, deshalb ist es jetzt an Ihnen festzustellen, welche dieser Kategorien vorwiegend für Ihre Dysregulation verantwortlich sind beziehungsweise worauf sich Ihre Trigger meist zurückführen lassen.

Wenn es darum geht, die eigenen starken Trigger zu entdecken und sich auf die Bedürfnisse des Inneren Kindes einzustimmen, tendieren viele dazu, zu abstrakt zu denken und es zu kompliziert zu machen. Je einfacher Sie die Bedürfnisse formulieren, umso besser. Vierjährige Kinder leiten Dinge weder rational her noch sind sie in der Lage zu abstrahieren. Sie haben das Gefühl, entweder in Sicherheit zu sein oder nicht, zu einer Gruppe dazuzugehören oder ausgeschlossen zu werden, etwas zu haben oder zu entbehren, geliebt oder verlassen zu werden. Als Erwachsene haben wir vielleicht nicht den Eindruck, dass sich die Situationen, die uns triggern, so einfach in Schwarz oder Weiß, sicher oder unsicher einteilen lassen. Doch bei genauerem Hinsehen führen sie uns immer zu einem Bindungstrauma zurück, das auf einem (oder mehreren) entwicklungsbezogenen Bedürfnis beruht. Die folgende Tabelle bietet eine Übersicht, die Ihnen hilft,

Bedürfnis	Beschreibung	Verletzung	Bewältigungsmechanismus	Polyvagale Reaktion
Aufmerksamkeit	Bedürfnis, gesehen zu werden	Gefühl, ungewollt, ungeliebt, einsam zu sein	Sich aufspielen, übertriebenes oder unverständliches Verhalten, um Aufmerksamkeit zu bekommen	Kampf
Sicherheit	Bedürfnis, sich sicher und geborgen zu fühlen	Unsicherheit, verlassen zu werden, Vernachlässigung, Unvermögen, sich selbst zu regulieren	Kontrolle und Unnachgiebigkeit, erhöhte Wachsamkeit, extreme Stimmungsschwankungen, Rückzug	Flucht Kampf Freeze
Zugehörigkeit und Akzeptanz	Bedürfnis, sich akzeptiert und zugehörig zu fühlen	Schmerz, Einsamkeit, Angst, mangelnde Verbindung zu anderen, Ausschluss durch andere	Isolation, People Pleasing, Misstrauen, Sozialphobie, nimmt vieles persönlich	Flucht Shutdown Freeze
Bestätigung	Bedürfnis, gesehen und gehört zu werden; das Selbst wird durch andere positiv verstärkt	Leere, Unsicherheit, Wertlosigkeit, Depression	Starke Leistungsorientierung, Perfektionismus, sich aufspielen, übertriebene Emotionen, Rückzug	Kampf Flucht Shutdown
Verbindung	Bedürfnis, verbunden, getröstet, beruhigt, unterstützt zu sein; Gemeinschaft und bedeutsame Kommunikation	Einsamkeit, Verlassenheit, Wertlosigkeit, Minderwertigkeit, sich fehlerhaft fühlen	People Pleasing, Perfektionismus, starke Leistungsorientierung, Kälte, Isolation, Vermeidung	Kampf Shutdown Freeze
Resonanz	Bedürfnis, dass die eigenen Bedürfnisse erfüllt werden; Verbundenheit, Stillen zuvor vorhandener Bedürfnisse	Vernachlässigung, Schmerz, Wertlosigkeit, Angst, Zweifel, Unsicherheit	Anhänglichkeit, extremes Bedürfnis nach Bestätigung oder Rückzug, Isolation, Vermeidung	Flucht Shutdown Freeze

das entsprechende Bedürfnis einzuordnen. Mögliche Bewältigungsmechanismen sind ebenso dargestellt wie die Reaktionen in der Kategorie der polyvagalen Überlebenszustände. (Die Tabelle erhebt keinesfalls den Anspruch auf Vollständigkeit, was die Bewältigungsmechanismen betrifft.) Der erste Schritt, um sich selbst zu pflegen, besteht darin, Ihre Fertigkeiten zur Einstimmung zu nutzen, um Ihre persönlichen Muster zu erkennen und die Verbindung zwischen Ihren Bewältigungsstrategien und den Bedürfnissen des Inneren Kindes herzustellen.

Die Inhalte der Tabelle sind Variationen unseres größten Bedürfnisses, nämlich des Wunschs, geliebt zu werden. Liebe ist die Basis unserer sozialen Verbindungen, die uns am Leben erhalten. Durch sie sind wir resilient und fühlen uns als ganzer Mensch. Liebe ist die solide Grundlage für unsere Gefühle, etwa Aufmerksamkeit zu erhalten, Sicherheit, Zugehörigkeit, Bestätigung, Verbindung zu spüren und ein Gegenüber zu haben. Liebe ist der sichere Hafen, in dem wir unsere Gefühle und Gedanken frei äußern und uns entfalten können, wo sie integriert und gegebenenfalls korrigiert werden können. Liebe ist also nicht einfach nur Liebe und sie ist auch nicht Schwarz oder Weiß, sie ist nicht »geliebt« oder »ungeliebt«. Sie deckt ein komplexes Spektrum ab, auf dem sich Gefühle ganz individuell zeigen.

Auf Ihrem Weg zur Genesung kann es hilfreich sein herauszufinden, mit welchen der aufgeführten Verhaltensweisen Sie sich identifizieren. So lernen Sie den Menschen, der darum fleht, dass seine Bedürfnisse befriedigt werden, besser kennen. Je besser Sie sich mit Ihren Mustern vertraut machen, desto gezielter können Sie auf die jeweiligen Bedürfnisse aus der Kindheit, die Ihre Aufmerksamkeit brauchen, eingehen. Damit können Sie Ihr Nervensystem schnell und effektiv regulieren. Allerdings muss gesagt werden, dass nichts über Nacht geschieht. Sich selbst kennenzulernen, insbesondere auch die Aspekte des Selbsts, die seit der Kindheit verschüttet lagen und unterdrückt worden sind, ist ein Prozess. Prozesse dauern eine Weile, daher möchten wir Sie ermuntern, geduldig mit sich zu sein, während Sie Ihr Inneres Kind kennenlernen.

Noch ein Wort zu unbefriedigten Bedürfnissen und ihren Auswirkungen auf die Gesundheit: Wie wir gesehen haben, führen in der geheimen Sprache Ihres Körpers unverarbeitete Traumata und unbefriedigte Bedürfnisse aus Kindheit und Jugend zu Bewältigungsstrategien, die in Ihrem Körper möglicherweise einen Zustand der Anspannung auslösen können. Wenn sich unser Nervensystem wiederholt in einem Zustand von Kampf oder Flucht, Abschottung oder Erstarrung befindet, befinden sich auch unsere Zellen, Organe und anderen Körpersysteme im Überlebensmodus und entwickeln sich nicht zum Besten. Es wurde nachgewiesen, dass fortdauernde Stresszustände (wie ein Nervensystem, das permanent in einem Kampf-, Flucht- oder Freeze-Modus verharrt) in unterschiedlichen Systemen chronische Störungen verursachen und deren Funktion beeinträchtigen können. Dazu gehören Erkrankungen des Herz-Kreislauf-Systems[60], des Magen-Darm-Trakts, der Psyche, des Metabolismus[61], der Atemwege[62], Autoimmunerkrankungen[63] sowie Schwierigkeiten, schwanger zu werden.

Eigene Co-Regulation

Sie haben bereits gelernt, wie Sie mittels des beobachtenden Selbsts Ihre Erfahrungen betrachten und Veränderungen in Ihrem Nervensystem anregen können. Das beobachtende Selbst praktisch anzuwenden war der erste Schritt, um das Konzept zu verstehen, dass Ihr Selbst nicht aus einem einzelnen »Ich« besteht, sondern dass sich das Bewusstsein aus vielen verschiedenen Selbsts zusammensetzt. Sowohl Geist als auch Körper sind recht geschickt darin, sich mit verschiedenen Selbsts oder »Teilen«, wie es in der systemischen Therapie mit der Inneren Familie heißt, zu beschäftigen, und das geschieht ununterbrochen. Nehmen Sie folgendes Beispiel: »Ein Teil von mir möchte kündigen, ein anderer Teil will den Job behalten.« Dieser Fall zeigt sehr schön, dass es Situationen in unserem Leben gibt, in denen wir verschiedene Standpunkte einnehmen und unsere Wünsche widersprüchlich sind. Wir erleben uns dann nicht als ein einzelnes »Ich«, sondern als eine Menge von unterschiedlichen Teilen, die so vielfältig sind wie unsere Gedanken, Meinungen, Gefühle, Bewältigungsmechanismen, Überlebensstrategien und Reaktionen unseres Nervensystems auf unseren Alltag. Lassen wir uns auf diese konstruktive Auffassung ein, uns selbst als eine Familie von Teilen zu betrachten, fällt die Zusammenarbeit mit unserem beobachtenden Selbst leichter. Das beobachtende Selbst kann Kontakt mit den widersprüchlichen Kräften in unserem Geist und Körper aufnehmen und deren Dialog und schließlich auch deren Harmonie untereinander unterstützen. Dann arbeiten sie bewusst mit- und nicht gegeneinander, sie kämpfen dann nicht um das Überleben oder darum, wer die Kontrolle hat.

In diesem Kapitel übernimmt Ihr beobachtendes Selbst eine sehr wichtige Rolle in Ihrer Heilung. Es wird den Part einer erwachsenen Person einnehmen, die sich auf die Bedürfnisse des Inneren Kindes einstellt, ihm Mitgefühl entgegenbringt und ihm Geborgenheit schenkt. Darüber hinaus gibt sie ihm Aufmerksamkeit, vermittelt Sicherheit, Zugehörigkeitsgefühl, Bestätigung sowie Verbundenheit und reagiert auf Ihr entwicklungsbezogenes Selbst. Beim Pflegen setzen Sie Ihre Vorstellungskraft ein, indem Sie die Beziehung zwischen sich und dem beobachtenden und dem sich entwickelnden Selbst visualisieren. Dies sorgt für die Co-Regulation, die Ihr Nervensystem braucht, um das Gefühl zu bekommen, dass es sich in Sicherheit befindet. Wir nennen diesen Vorgang eigene Co-Regulation. Damit diese Form der Co-Regulation tatsächlich wirksam werden kann, ist neben Worten und Bildern auch die Sprache des Körpers nötig.

Wortlose Beziehung

Albert Mehrabian, Psychologe und Professor emeritus an der University of California, Los Angeles, erforschte die Kommunikation von Emotionen. Insbesondere beschäftigte er sich mit der Frage, wie wir herausfinden, ob wir jemanden mögen oder unsympathisch finden. Er stellte fest, dass bei emotionaler Kommunikation die Bedeutung der Nachricht nicht nur durch das gesprochene Wort vermittelt wird, sondern auch durch den Tonfall und die Körpersprache. Ihm zufolge werden bei emotionaler Kommunikation nur sieben Prozent der Bedeutung durch das Gesprochene an sich vermittelt, während 38 Prozent durch den Tonfall und 55 Prozent durch die Körpersprache kommuniziert werden.[64] Das heißt mit anderen Worten, dass 93 Prozent der gefühlsmäßigen Kommunikation unter Menschen – ungeachtet dessen, ob es sich dabei um Erwachsene, Jugendliche oder Kinder handelt – nonverbal stattfinden!

Nehmen wir einmal an, Sie sollen ein schreiendes Baby beruhigen. Doch Sie dürfen mit ihm weder Augenkontakt herstellen noch es berühren, im Arm halten, es wiegen oder beruhigende Laute äußern. Sie dürfen allein Worte verwenden. Wenn Ihr erster Gedanke lautet: »Das funktioniert nie«, dann haben Sie recht. Denn Sie wissen, dass Zuneigung, Verbundenheit und Co-Regulation zwischen Kleinkind und Bezugsperson durch das somatosensorische System, besonders durch Berührung, vermittelt wird. Daher ist das gesprochene Wort in diesem besonderen Fall absolut wertlos.

Kontakt ist ein grundlegendes Bedürfnis des Menschen. Kommt Jennifers einjähriger Sohn Leo, der zu ihr eine sichere Bindung hat, in eine neue Umgebung, in der sich vielleicht auch Unbekannte befinden, schützt ihn sein Nervensystem, indem er sich von diesen neuen Menschen fernhält und an Jennifer klammert. Er sucht bei ihr Schutz, wie es die Kinder seines Alters meist tun. Um Sicherheit zu spüren, braucht sein Nervensystem den engen körperlichen Kontakt zur Mutter. Aus dieser sicheren Position heraus kann Leo beobachten, dass seine Mutter positive Kontakte zu diesen Fremden hat, sein Nervensystem registriert, dass sie ihnen vertraut, indem er ihre Bewegungen, ihre Mimik und ihren Tonfall wahrnimmt. Leo lernt durch Co-Regulation, dass diese neuen Leute Freunde sind. Auch wenn er die Worte, die ausgesprochen werden, nicht unbedingt versteht, fängt er binnen einer Stunde an, weniger vorsichtig und distanziert zu sein und sich sicherer und geborgener zu fühlen. Dieses Bedürfnis nach nonverbaler Verbindung bleibt weiter bestehen, selbst wenn Kinder schon sprechen können.

Kardens fünfjährige Tochter Leia kann sich schon sehr gut artikulieren und ist außerdem für ihr Alter intellektuell recht weit. Aber wenn sie Kummer hat, besonders wenn die beiden verschiedener Meinung sind, nützen Worte, Erklärungen und eine rationale Herangehensweise an das bestehende Problem häufig wenig. Ärgert Karden sich über etwas, das Leia getan hat, und erkennt sie das in seinem Gesichtsausdruck, ist sie sofort erschrocken. Dann bittet sie ihn: »Schau mich nicht so an!« Hält Kardens Ärger länger an und vermittelt sich seine Stimmung über seine Mimik und Körperhaltung, selbst wenn er seiner Tochter versichert: »Das ist in Ordnung, schon gut«, beruhigt sie sich nicht. Ihre Sinne nehmen seine Körpersprache wahr, und sie erkennt, dass die Worte nur so dahingesagt sind. Damit sich Leia wieder sicher fühlt, muss sie Gewissheit darüber haben, dass die Verbindung zu ihrem Vater verlässlich ist. Nimmt sich Karden einige Augenblicke Zeit, um seinen Ärger emotional zu ergründen, die Verbindung zu Leia wieder aufzunehmen und sein eigenes Nervensystem in einen liebevollen Zustand zurückzuführen, ändern sich auch seine Körpersprache und seine Mimik. Dann kann er Leia ansehen, und sie erkennt intellektuell wie emotional, dass er sie immer noch lieb hat, woraufhin sein Nervensystem ihres co-reguliert.

Im Verlauf dieses Buchs haben Sie bereits erfahren, dass Ihr

Körper eine wortlose Sprache spricht, die auf Atem, Aktivität, Sinneseindrücken und Emotionen basiert. Deshalb wird es Sie nicht überraschen, dass dieselbe wortlose Sprache der einzige Weg ist, auf dem sich Menschen wahrhaftig miteinander austauschen, so, wie eine Mutter wirklich eine enge Verbindung zu ihrem Kind aufbaut. Um unser Inneres Kind zu heilen, müssen wir uns deshalb dieser wortlosen Sprache annähern, um für uns die Co-Regulation zu nutzen. Folgendes Beispiel von Jordan, einem unserer Klienten, illustriert dies sehr gut.

Liebe Jennifer, lieber Karden,
letzte Woche habe ich mit dem kleinen Jordan einen riesigen Durchbruch erzielt! Es passierte nach einer starken Aktivierung und einem Zusammenbruch (natürlich), aber wie ihr immer sagt, ist jeder Zusammenbruch auch die Chance für einen Durchbruch. Jedenfalls kam letzten Dienstag meine Frau vom Einkaufen nach Hause. Als sie die Tüten auspackte, fragte ich sie, ob sie Ketchup mitgebracht hätte, worum ich sie gebeten hatte. »Huch, das habe ich vergessen, tut mir leid«, sagte sie. Sofort wurde ich wütend: »Ich habe dich doch extra gebeten, Ketchup zu besorgen!« »Ich weiß, tut mir leid, dass ich das vergessen habe, ich hatte so viel auf dem Zettel. Aber das ist nicht schlimm, wir haben ja noch Ketchup im Kühlschrank.« Ich entgegnete: »Das ist aber nicht der Punkt. Ich würde nie etwas vergessen, um das du mich extra gebeten hast.« Dann wurde auch sie sauer: »Erst mal: Es war ein Versehen. Zweitens: WIR HABEN NOCH KETCHUP, alles kein Problem. Und wenn du etwas vergisst, um das ich dich gebeten habe, flippe ich auch nicht gleich so aus!«

Doch dann setzte mein beobachtendes Selbst ein. Obwohl ich immer noch sehr verärgert war, sagte es zu mir: »Sie hat recht. Wir haben ja noch Ketchup. Das ist kein Drama … Warum sind wir so wütend?« Ich musste mich wirklich sehr zusammenreißen. Ich sagte meiner Frau, dass sie recht hatte und dass ich ein paar Minuten für mich brauchte, um mir darüber klar zu werden, warum ich so sauer war. Ich zog mich ins Schlafzimmer zurück, legte mich aufs Bett und nahm mir einige Minuten

Zeit, um herauszufinden, was ich eigentlich fühlte. Ich spürte so viel Wut und Verhärtung, dass ich mich wirklich anstrengen musste, klar zu denken. Nach zehn Minuten Übungen mit den NSMs, in denen ich mein Nervensystem zur Ruhe brachte, fühlte ich mich endlich so reguliert, dass ich mit meinem Inneren Kind Kontakt aufnehmen konnte. Vor meinem inneren Auge sah ich den kleinen Jordan, der sich in einer Zimmerecke zu einem wütenden Knäuel zusammengerollt hatte (genauso, wie das mein Sohn macht, wenn er wütend ist). Ich konnte mein Inneres Kind sehen und seine Wut in meinem Körper spüren. Gleichzeitig war ich in der Lage, ihn als mein beobachtendes Selbst zu betrachten. Ich spürte auch die Bereiche meines Körpers, die ruhig und neugierig waren und ihn und seinen Ärger verstanden. Ich fragte den Jungen, ob ich näher an ihn heranrücken dürfte, aber er sagte: »Nein.« Danach fragte ich ihn, ob ich ihn in Ruhe lassen sollte. »Nein, bleib bitte hier.« Eine oder zwei Minuten lang blieb ich in dieser Vorstellung bei ihm. Ich stand einige Meter von ihm entfernt. Ich konzentrierte mich auf die Bereiche meines Körpers, die ganz ruhig waren, und schickte diese Ruhe in seine Richtung. Danach konnte ich spüren, wie die Areale meines Körpers, die die Wut festhielten, weicher wurden. Ich konnte beobachten, wie sich das kleine Knäuel seines Körpers entspannte, wie er sich streckte und sich langsam zu mir umdrehte.

Ich frage ihn, ob es in Ordnung wäre, wenn ich ihm eine Frage stellte. »Ja.« Also fragte ich den Jungen: »Magst du mir erzählen, was dich so wütend macht?« Er antwortete: »Wenn sie mich lieben würde, hätte sie den Ketchup nicht vergessen.« Mein beobachtendes Selbst war darüber erstaunt, dass mein Inneres Kind auf die Vergesslichkeit meiner Frau, und sei es auch nur wegen einer Lappalie, mit einem solchen Drama reagierte. Ich ahnte, dass mehr dahintersteckte, und zog einige Verbindungen zu meiner Kindheit. »Hast du dich schon einmal so gefühlt?«, fragte ich ihn deswegen. Plötzlich fand ich mich in einem Alter von sieben oder acht Jahren wieder. Ich saß auf dem Fußboden vor einem Sofa, hatte mich zusammengerollt und weinte. Ich war so unglaublich traurig. Wie schon hundert Male zuvor war meine Mutter nicht nach Hause gekommen, um mit mir Zeit zu verbringen und für mich Abendbrot zu machen, obwohl sie es versprochen hatte. Ich hatte sie um 17:30 Uhr angerufen, und sie hatte gesagt, sie sei um 18 Uhr zu Hause. Ich hatte sie um 18 Uhr angerufen, und sie sagte, sie sei um 18:30 Uhr zurück. Sie kam nicht. Ich hatte sie um 18:30 Uhr angerufen, sie sagte, sie sei um 19 Uhr zu Hause. Sie war immer noch nicht da. Ich hatte Hunger, ich war allein, und alles, was ich wollte, war meine Mama. Alles, was ich denken und fühlen konnte, war, ***wenn sie mich lieben würde, würde sie bei mir zu Hause sein,*** *aber sie war nicht da.*

Ich ließ die Wellen der Traurigkeit, die unter meinem Ärger verborgen lagen, durch meinen Körper fließen. Ich weinte und schluchzte dort auf meinem Bett – mit 35 Jahren. Ich hatte eine Hand auf mein Herz und die andere auf meinen Bauch gelegt und spürte, dass es eigentlich die Hände meines beobachtenden Selbsts waren, das sich auf das Innere Kind eingestimmt hatte. Irgendwann fragte ich den Jungen, ob ich ihn in den Arm nehmen sollte. Er antwortete: »Ja.« Ich stellte mir bildhaft vor, wie er auf meinen Schoß krabbelte, und spürte, wie sich unsere Körper miteinander verbanden. Sein Körper passte sich meinem an, und ich konnte seine Wärme und die Verbindung zu mir in meinem Körper wahrnehmen, aber auch seine Trauer. Ich sagte ihm, er habe jedes Recht dazu, sich so zu fühlen, und dass es falsch von seiner Mutter gewesen sei, sich uns gegenüber so zu verhalten. Ich versicherte ihm, ich hätte ihn lieb, und überschüttete ihn mit meiner Liebe und Wärme, während ich ihn in meinen Armen hielt. Gleichzeitig gab ich auch mir selbst diese Liebe und Wärme durch meine Hände hindurch, die auf meinem Herzen und auf meinem Bauch lagen. Nach einigen Momenten konnte ich spüren, dass wir beide viel ruhiger und sehr präsent waren. Ich sagte ihm, dass ich immer für ihn da sei. Dass wir nicht mehr ein kleiner Junge seien. Ich unterhielt mich mit ihm darüber, dass es jetzt nicht mehr um unsere Mama ginge, sondern um unsere Ehefrau, die uns liebte und immer für uns da sei.

Während wir so diese innere Ruhe spürten, half ich ihm zu verstehen, wie unsere Gegenwart aussah. Es war, als würde er das zum ersten Mal wirklich begreifen. Als wäre er in einer Art Zeitkapsel verharrt und könnte die Welt nur durch die Brille seiner Gefühle in der Vergangen-

heit sehen. Aber nach dieser spontanen Arbeitssession mit dem Inneren Kind erkannte der kleine Junge nun die Dinge, wie sie wirklich waren. Dass er geliebt wurde. Dass wir beide geliebt wurden. Wann immer mein Nervensystem durch ähnliche Trigger aktiviert wird, bin ich nun in der Lage, schnell in meinen Körper zu gelangen, Kontakt mit meinem Ich als Kind aufzunehmen und es sowohl mit Worten als auch mit meinem Körper daran zu erinnern, dass ich diesem kleinen Jungen zur Seite stehe, dass ich ihn liebe und dass uns viele Menschen gernhaben. Danach habe ich mich schnell beruhigt. Ehrlich – ich habe das Gefühl, ich hätte Superkräfte ...

In Jordans Brief wird deutlich, was es heißt, die geheime Sprache des Körpers fließend zu sprechen. Indem er AIR einsetzte, stimmte sich Jordan auf alle Aspekte von Geist – Körper – Mensch ein:

- Er nutzte seine *Wahrnehmung*, um festzustellen, dass sein Nervensystem dysreguliert war.
- Er setzte seine Fähigkeiten des *Unterbrechens* ein, um die Standardreaktionen seines Nervensystems zu stoppen.
- Durch *Zuhören* bekam Jordan Klarheit darüber, was abgesehen von seiner Aktivierung eigentlich in seinem Körper los war.
- Mittels NSM-Techniken zum *Modifizieren* konnte er sich selbst regulieren.
- Durch *Einstimmungs*techniken entdeckte er die Bedürfnisse seines Inneren Kindes.
- Die Bedürfnisse deckte er mit visuell aussagekräftigen und verkörperten *Pflege*techniken, um die Regulierung zu festigen.
- Außerdem wandte er *Verbindungs*techniken an, um die Beziehung zu seinem Inneren Kind neu zu gestalten. (Darauf gehen wir im nächsten Kapitel näher ein.)

Das Social Engagement System

Wie wir in diesem dritten Teil darlegen, hängen die gesunde Entwicklung unseres Nervensystems und unser Sicherheitsgefühl in hohem Maße davon ab, wie wir zu anderen stehen, wie wir mit ihnen verbunden sind und ob und wie wir Zugehörigkeit zu einer Gruppe spüren. Im Laufe der Evolution haben sich Hirnregionen und Teile des Nervensystems allein zu dem Zweck entwickelt, soziale und emotionale Hinweise von unseren Mitmenschen zu erkennen. In der Tat bestand ein weiterer wissenschaftlicher Beitrag von Stephen Porges darin, die Bedeutung des Vagusnervs zu enthüllen. Er ist entscheidend dafür, Hinweise auf Sicherheit oder drohende körperliche Gefahr aus der sozialen Umgebung wahrzunehmen und uns zu regulieren. Porges prägte den Begriff »Social Engagement System« (SES) für dieses Phänomen, das er als Teil der Polyvagal-Theorie begriff. Er beschreibt die soziale Aktivierung des Gefühls der Sicherheit oder Unsicherheit.

Kehren wir zum ventral-vagalen Zustand zurück. In diesem Zustand sind wir ruhig, fühlen uns wohl und mit anderen verbunden, sind neugierig, achtsam und präsent. Der Körper ist entspannt, ausgeruht und offen für sozialen Austausch sowie für physische Aktivität oder psychische Beschäftigung. Die Fähigkeit Ihres Nervensystems, sich in einem ventral-vagalen Zustand zu befinden, hängt davon ab, ob es wahrnimmt, in Sicherheit zu sein, was Ihre sozialen Kontakte und Beziehungen angeht. Das Nervensystem ermittelt diesen Zustand, indem es Mimik, Tonfall und Körpersprache der Sie umgebenden Menschen bewertet. Wenn beispielsweise eine Person bei Ihnen ins Büro marschiert und Sie ihr warmes Lächeln, einen strahlenden Blick, eine entspannte und zugewandte Körperhaltung und einen freundlichen Ton in der Stimme beim Hallosagen wahrnehmen, interpretiert das SES Ihres Gehirns all diese Signale als positiv. Gleichzeitig sendet Ihr Vagusnerv Signale an Ihren Körper, dass alles in Ordnung ist und Sie in Sicherheit sind, sodass Sie selbst anfangen zu lächeln, sich

Ihre Augen weiten, um der Person ebenfalls zu signalisieren, dass Sie ihr freundlich und offen gesinnt sind.

Umgekehrt kennen wir alle das Gefühl, wenn wir »negative Schwingungen« bei jemandem wahrnehmen, wenn wir ihn kennenlernen. »Ich kann nicht genau sagen, warum, aber ich habe kein gutes Gefühl bei dieser Person.« Auch wenn Sie den Grund dafür kognitiv nicht kennen, weiß Ihr verkörpertes SES, woran es liegt, dass Sie Vorbehalte haben. Vielleicht hat Ihr Gehirn entdeckt, dass die Haltung der betreffenden Person angespannt war, dass ihr Gang vielleicht ein wenig aggressiv wirkte oder dass ihr Blick zwar auf Sie gerichtet war, die Person Sie aber nicht wahrnahm. Auf diese Hinweise hin signalisiert Ihr Nervensystem Ihrem Körper, dass möglicherweise irgendeine Gefahr droht. Eventuell sorgt es in diesem Fall dafür, dass sich Ihre Nackenmuskulatur anspannt, Sie flacher atmen und sich etwas in Ihrem Bauch ein wenig verkrampft. Ihr Geist bekommt erst dadurch mit, dass etwas seltsam ist, gerade weil etwas in Ihrem Körper geschieht. Wie immer geht der Körper voran und der Verstand hinterher.

Kommen wir noch einmal zu dem Beispiel von Karden und seiner Tochter zurück. In der Situation, in der er ihr böse war, entspannte sich Leias Körper erst, als ihr SES feststellen konnte, dass Karden wieder besserer Stimmung war, was sich in seiner Mimik zeigte.

Das SES ist hochsensibel und beeinflusst uns extrem, sodass eine minimale Veränderung in einem Gesichtsmuskel oder eine andere Tonlage unseres Gegenübers unseren Zustand in die Regulation oder Dysregulation führen kann. Das machen wir uns zunutze, wenn wir das SES und das Nervensystem bei unseren Pflegeübungen einsetzen.

Vielleicht haben Sie davon gehört, dass sich die eigene Laune verbessern kann, wenn man sich zwingt zu lächeln (selbst wenn man gerade nicht glücklich ist).[65] Das liegt daran, dass der Informationsfluss durch den Vagusnerv in beide Richtungen funktioniert: Signale werden vom Gehirn in den Körper übertragen und umgekehrt. Lächeln Sie, stellt das SES eine positive Assoziation her und der Vagusnerv gibt dem Gehirn das Signal: »Wir sind fröhlich.« Danach beginnt das Gehirn, die entsprechende Nachricht an den Vagusnerv zu verstärken, was wiederum den ganzen Körper beeinflusst, sodass Sie mehr Energie spüren und tiefer atmen. Diese Kommunikation findet in beide Richtungen statt: Der Körper sorgt für positiven Input, stimuliert damit unser SES und regt einen vagal-ventralen Zustand an, der unsere Pflegetechniken deutlich verbessern kann.

Der Elternteil sein, den Sie immer brauchten

Im Abschnitt »Mensch« und bei den Pflegetechniken, die Sie im Folgenden lernen werden, geht es im Prinzip darum, das eingestimmte beobachtende Selbst zu dem Elternteil werden zu lassen, auf den Ihr Inneres Kind verzichten musste. Dazu bedarf es aller Fertigkeiten, die Sie bereits erlernt haben. Darüber hinaus sorgen die *Einstimmungs*techniken aus dem letzten Kapitel dafür, durch die Sprache des Körpers Ihr Inneres Kind zu finden, zu ihm Kontakt aufzunehmen, es zu umsorgen und ihm Liebe zu schenken. Indem Sie Ihre frühesten seelischen Wunden heilen, wird es Ihnen gelingen, grundlegend zu genesen. Damit werden sich Ihnen vollkommen neue Möglichkeiten für Ihren Alltag eröffnen.

Das Kind, das Sie damals waren, als Sie das Bindungstrauma erlitten, verfügte nicht über die Reife, das Wissen oder die Lebenserfahrung, um mit diesen Widrigkeiten umgehen zu können. Doch heute sind Sie erwachsen. Nun können Sie sich mit ihrer gesamten Lebenserfahrung, Weisheit und Stärke ganz Ihrer Genesung widmen. Mit dem Wissen um AIR können Sie sich Ihrem Trauma stellen und Ihr Inneres Kind aus seinen emotionalen Zuständen aus der Vergangenheit befreien, in denen es stecken geblieben ist.

Folgende Erkenntnisse haben wir in diesem Kapitel über das Pflegen des Inneren Kindes gewonnen:

- Indem Sie Ihr Inneres Kind pflegen, können sich die inneren Gespräche verändern, die Sie schon seit so langer Zeit führen. Sie werden in die Lage versetzt, sich wertvoll, mit anderen verbunden, geliebt und ganz unversehrt zu fühlen.
- Um diese inneren Konversationen zu verändern, ist es nötig zu erkennen, worum sie sich drehen. Um das herauszufinden, öffnen Sie sich den unbefriedigten Bedürfnissen Ihres Inneren Kindes.
- Als erwachsene Person, die die geheime Sprache des Körpers beherrscht, hilft Ihr beobachtendes Selbst dabei, sich auf das Innere Kind einzustimmen, damit Sie sich selbst co-regulieren.
- Die Sprache Ihres menschlichen Aspekts kennt keine Worte, daher muss man sich mit Einfühlungsvermögen auf das Innere Kind einlassen.
- Diese Herangehensweise wird aus der Perspektive des Social Engagement Systems beschrieben.
- Das Pflegen erlaubt Ihnen, die erwachsene Person zu sein, die Sie als Kind oder Jugendliche gebraucht hätten.

Übungen
Unterbrechen: Pflegen

Lernen Sie, Ihre entwicklungsbezogenen Bedürfnisse durch Pflegen zu befriedigen, und sprechen Sie die Sprache der Bindung.

In den folgenden Übungen lernen Sie, eine individuell eingestimmte Bindung zu Ihrem Inneren Kind aufzubauen, was Ihr Nervensystem von Grund auf regulieren wird.

Der Zweck der Übungen

Unser ganzes Leben lang versuchen wir, durch verschiedene Bewältigungsmechanismen mit unseren ältesten Traumata und Bindungswunden umzugehen. Durch Pflegetechniken, bei denen wir uns mit den Wurzeln unserer Dysregulation beschäftigen, können wir diese wieder ins Gleichgewicht bringen, denn sie geben uns Sicherheit und führen eine tiefgreifende Lösung herbei. Gelingt es uns, die Basis zu regulieren, können wir alles andere auch regulieren.

Übungszeitpunkt

Führen Sie die Übungen immer dann durch, wenn Sie getriggert sind und der Auslöser auf Verletzungen aus der Kindheit oder Jugend zurückgeht, etwa weil Sie vernachlässigt wurden, Ihre primären Bezugspersonen unzuverlässig oder unberechenbar waren oder Sie erfahren mussten, dass Zuneigung an Bedingungen geknüpft war (das ist sehr wahrscheinlich). Sie können sie auch durchführen, wenn Sie sich von sich selbst oder von anderen Menschen in Ihrem Leben abgekoppelt fühlen.

Bevor Sie beginnen

- Wie bei den *Einstimmungs*techniken sind die Bedürfnisse Ihres entwicklungsbezogenen Nervensystems (Ihres Inneren Kindes) *immer* ungefiltert und einfach. Versuchen Sie, die Übungen nicht komplizierter zu machen, als sie sind.
- Die Sprache des Körpers und BASE eignen sich viel besser als Worte dazu, Ihr Inneres Kind zu pflegen.
- All you need is love.
- Alles, was Sie brauchen, ist Liebe.

Übung 1: Polyvagale Übungen für das System zur sozialen Aktivierung

Bitte beachten Sie, dass die folgenden Übungen mit einem Partner, einer Partnerin oder einer liebevollen Person aus Ihrem Freundeskreis durchgeführt werden.

Bauen Sie eine Verbindung auf

1. Laden Sie eine Person, der Sie ganz und gar vertrauen, dazu ein, die Übung mit Ihnen gemeinsam zu machen.
2. Bitten Sie sie, ein wenig Zeit mit Ihnen bei dieser effektiven Übung zu verbringen, die für Sie beide wohltuend sein wird.
3. Sobald die betreffende Person zugestimmt hat, setzen Sie sich beide bequem nebeneinander: Sie links, die Person rechts.
4. An beide: Halten Sie inne. Wie fühlen Sie sich?
5. Setzen Sie sich so nah nebeneinander, dass Ihr rechter Arm den linken der Person berührt.

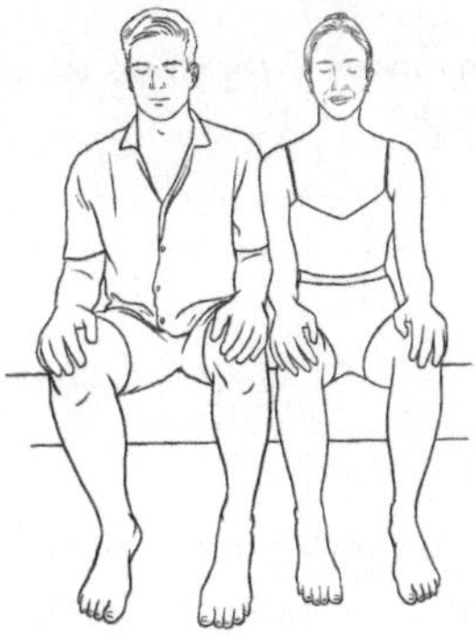

6. Bleiben Sie so lange so sitzen, wie es Ihnen guttut. Wie fühlt es sich an, die liebevolle Wärme der anderen Person zu spüren?
7. Rücken Sie mit den Armen wieder auseinander. Sie können lächeln, seufzen oder sich so bewegen, wie es gerade kommt. Laden Sie die Person ein, es Ihnen gleichzutun.

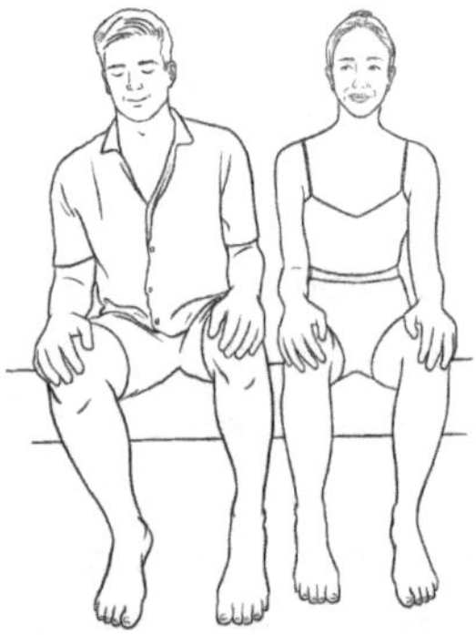

8. Tauschen Sie die Plätze und wiederholen Sie die Übung mit dem anderen Arm. Was hat sich verändert?
9. Halten Sie inne und horchen Sie in sich hinein: Wie haben sich die Dinge in Ihrem Inneren bereits verändert?
10. Laden Sie die andere Person ein, es Ihnen gleichzutun.

Gegenseitige Beruhigung

1. Laden Sie eine Person, der Sie ganz und gar vertrauen, dazu ein, die Übung mit Ihnen gemeinsam zu machen. Sie können die gegenseitige Beruhigung auch mit der Person ausführen, mit der Sie schon die Verbindungsübung gemacht haben.
2. Bitten Sie sie, ein wenig Zeit mit Ihnen bei dieser effektiven Übung zu verbringen, die für Sie beide wohltuend sein wird.
3. Sobald die Person zugestimmt hat, setzen Sie sich beide bequem hin.
4. An beide: Halten Sie inne. Wie fühlen Sie sich?
5. Setzen Sie sich in den Schneidersitz, sodass sich Ihre Rücken berühren.

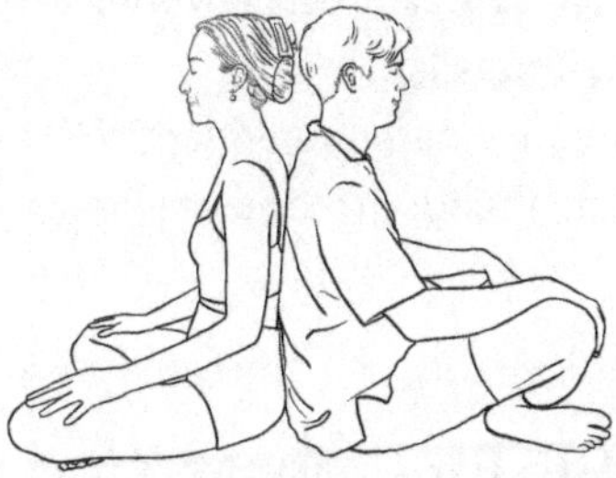

6. Neigen Sie sich langsam gemeinsam zur selben Seite und dann zur anderen, während Sie den Kontakt zum Rücken der anderen Person halten.
7. Halten Sie inne. Wie fühlt es sich an, so gestützt zu werden? Wie empfindet die andere Person das?
8. Führen Sie das so lange durch, wie es sich gut anfühlt.

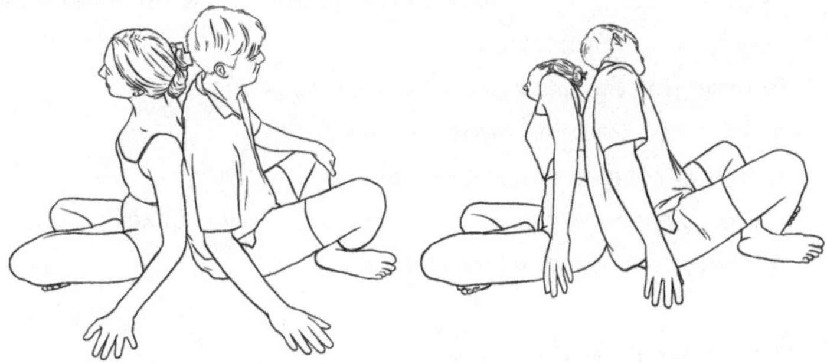

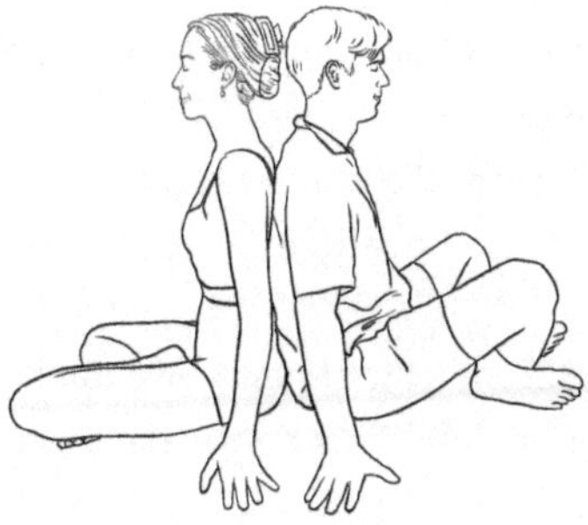

9. Lösen Sie den Kontakt und bewegen Sie sich, seufzen oder lächeln Sie – tun Sie das, wonach Ihnen zumute ist.
10. Halten Sie inne. Was hat sich in Ihrem Inneren verändert? Wie fühlt es sich an, sich gegenseitig zu stützen, indem man sich gemeinsam bewegt und damit beruhigt?

Übung 2: Versorgen Sie Ihr Inneres Kind

1. Teil: Einstimmen

1. Setzen Sie sich bequem hin.
2. Stellen Sie sich bildhaft vor, wie Sie ungefähr drei bis acht Jahre alt sind. Sie befinden sich mit Ihrem beobachtenden Selbst an einem bekannten Ort, etwa in Ihrem alten Kinderzimmer, im Klassenraum oder auf dem Spielplatz.
3. Beobachten Sie den Zustand Ihres Inneren Kindes:
   a. Welchen Gesichtsausdruck hat es?
   b. Wie sind seine Haltung und Körpersprache?
4. Halten Sie inne. Welche Aktivitäten, Sinneseindrücke und Emotionen erkennen Sie in seinem Körper?

2. Teil: Verbinden

1. Stellen Sie sich nun vor, dass Sie dort als beobachtendes Selbst mit Ihrem Inneren Kind zusammen sind, mit den Qualitäten einer eingestimmten erwachsenen Person. Sie sind präsent, aufmerksam, sorgen sich um das Kind, zeigen ihm Mitgefühl, schützen und lieben es.
2. Spüren Sie diesen Gefühlen in Ihrem Körper nach. Blicken Sie zu Ihrem Inneren Kind hinüber und stellen Sie sich vor, dass Sie ihm diese Gefühle schicken können.
3. Vielleicht entspannen sich die Muskeln in Ihrem Gesicht, vielleicht neigen Sie den Kopf und lächeln. Vermutlich verändert sich die Er-

fahrung Ihres Inneren Kindes bereits jetzt. Beobachten Sie diese Veränderung.

4. Fragen Sie Ihr Inneres Kind, wie es sich fühlt und was es braucht.

3. Teil: Versorgen

1. Versorgen Sie Ihr Inneres Kind mit dem, was es braucht, in dieser verkörperten Visualisierung durch die Sprache des Körpers. Sagt das Kind Ihnen beispielsweise, es fühle sich, als habe niemand es lieb, stellen Sie sich vor, wie Ihr Inneres Kind auf Ihrem Schoß sitzt und seinen Körper gegen den Ihren lehnt. Umarmen Sie sich mit der »Containment«-Umarmung (siehe Kapitel 6) und stellen Sie sich vor, wie Sie das Innere Kind fest in den Arm nehmen. Sprechen Sie laut und ehrlich mit ihm. Lassen Sie Ihr Inneres Kind durch Ihr beobachtendes Selbst wissen, dass Sie es sehr lieb haben.
2. Halten Sie inne. Wie fühlt sich das an?

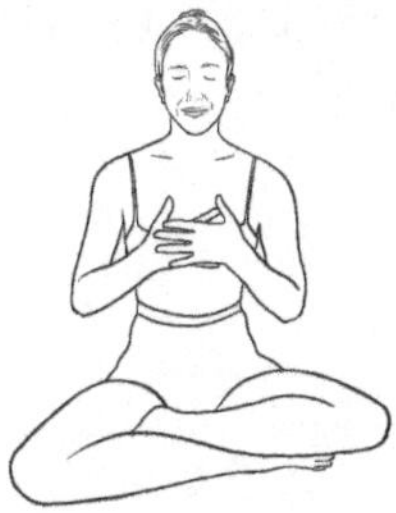

3. Folgen Sie Ihrer Intuition und zeigen Sie Ihrem Inneren Kind im Rahmen dieser verkörperten Visualisierung, dass Sie für es da sind, solange es Ihnen guttut.

Manchmal kann das Innere Kind nur äußern, was es fühlt und was nicht stimmt, nicht aber, was es braucht. In diesem Fall verlassen Sie sich auf Ihre Intuition und experimentieren Sie mit Vorschlägen, was es brauchen könnte. Was passt (oder auch nicht), wird Ihnen die Sprache Ihres Körpers zeigen.

Manchmal ist es hilfreich, sich von idealen Elternfiguren im richtigen Leben oder fiktiven (aus Filmen oder Büchern) inspirieren zu lassen, um seinem Inneren Kind zur Seite zu stehen.

Praktizieren Sie Pflegen so oft wie möglich in Ihrem Alltag

Hier ist unser Ziel, Ihre entwicklungsbezogenen Bedürfnisse zu pflegen. Mit diesen Übungen können Sie sich selbst regulieren. Daher laden wir Sie nun dazu ein:

1. Werden Sie sich gewahr, dass die meisten Ihrer Trigger auf Ihre Kindheit oder Jugend zurückgehen.
2. Stimmen Sie sich so oft wie möglich ein und pflegen Sie Ihr Inneres Kind.
3. Nehmen Sie sich Zeit dafür, Ihr Inneres Kind kennenzulernen und eine liebevolle Beziehung zu ihm aufzubauen.

Kapitel 9: Neugestalten

Verbinden

Sie sich mit Ihrem Nervensystem.

»Ich lieb' dich für immer,
meine Liebe ist dein;
solang wie ich lebe,
wirst du mein Kind sein.«

ROBERT N. MUNSCH, *LOVE YOU FOREVER*[66]

Im ersten Teil haben Sie gelernt, wie Sie mit den Übungen zum Neugestalten Ihr beobachtendes Selbst fördern und damit einen Zustand erreichen, der Ihrer Gesundheit zuträglich ist. Im zweiten Teil haben Sie mit den Übungen Ihr Nervensystem häufiger und länger in einen ausgeglichenen Zustand gebracht, der allmählich zu Ihrem neuen Normalzustand werden wird. In diesem Teil wenden wir nun den dritten Schritt von AIR an und zeigen Ihnen, wie Sie die Verbindung zu Ihrem Inneren Kind ganz alltäglich aufnehmen können. Damit wollen wir nicht sagen, dass jemand sein Inneres Kind mutwillig ignorieren würde. Doch wenn man die geheime Sprache des Körpers nicht kennt, kann man den Kummer und die Schmerzen des Inneren Kindes einfach nicht als solche wahrnehmen.

Wurde unser Nervensystem durch einen Trigger, der mit unserer Kindheit und Jugend zusammenhängt, dysreguliert, sorgte es durch bestimmte Bewältigungsstrategien dafür, dass wir damals diese schmerzhaften Gefühle nicht spüren mussten. Solange wir das Leid unseres Inneren Kindes ignorieren, wird unser Körper Signale laut herausschreien – und diese Not bestimmt dann weiterhin unser Leben. Beschließen wir hingegen, uns diesem Leid zu stellen und unserem Inneren Kind aufmerksam und zugewandt die Fürsorge zu geben, die es braucht, verwandelt sich unser Schmerz in eine Tür, die zu einem reicheren und erfüllteren Leben führt.

In diesem Kapitel geht es darum, den Zustand einer auf das Innere Kind eingestimmten erwachsenen Person als normal zu etablieren. Als Erwachsene können wir die geheime Sprache des Körpers sprechen, wenn wir unserem entwicklungsbezogenen Nervensystem zuverlässig Aufmerksamkeit schenken. Weil sich so viele Überlebensstrategien des Nervensystems um unbefriedigte Bedürfnisse aus Kindheit und Jugend drehen, wird Ihre Genesung ganz andere Fortschritte machen, wenn es für Sie normal geworden ist, sich immer wieder mit ihnen auseinanderzusetzen. Wir gehen auf unser inneres Arbeitsmodell von Bindung (*internal working model of attachment*, IWM) sowie darauf ein, in welcher Art und Weise es unsere Sicht auf uns selbst, unsere Beziehungen und die Welt beeinflusst. Darüber hinaus stellen wir dar, wie groß der Einfluss der Neuroplastizität ist und wie regelmäßiges *Verbinden* die Perspektive Ihres Nervensystems vom Überleben zum Aufblühen verschieben kann. Schließlich stellen wir das Konzept des Ankerns vor, mit dem Ihr Gehirn und Ihr Körper schneller in einen Zustand des Verbindens kommen. Doch bevor wir einsteigen, möchten wir einige Beispiele präsentieren, die die Wirksamkeit dieses Vorgehens aufzeigen.

Nach zwölf Wochen Teilnahme laden wir unsere Kursteilnehmerinnen und -teilnehmer ein, sich selbst einen Brief zu schreiben, der sich an die Person richtet, die drei Monate zuvor mit uns angefangen hat. Diese Briefe, die uns von den Teilnehmenden zur Verfügung gestellt wurden, illustrieren die transformative Heilung, wie sie mittels Verbinden möglich ist.

Liebe Francesca,
ganz tief in deinem Inneren wusstest du immer, dass du gesund werden würdest, aber du wusstest nicht, wie. Danke, dass du dich für dich eingesetzt und mit dieser Arbeit begonnen hast. Obwohl das weder deine Mutter noch dein Vater noch deine Freunde verstanden haben, bist du drangeblieben und hast deinem Körper zugehört, in einer Sprache, die dir fremd war, einer Stimme, die so leise war und immer ignoriert wurde, sodass dir nicht bewusst war, dass es sie überhaupt gab. Diese Stimme traute sich nicht, sich der Welt zu zeigen. Und dennoch hattest du den Mut, dich für die kleine Franny stark zu machen. Hättest du mir geglaubt, wenn ich dir gesagt hätte, dass deine Symptome die ungehörte Stimme deines Inneren Kindes sind, die uns den Weg weist, wie wir unser Leben leben sollen? Jetzt musst du nicht mehr darauf warten, dass dir irgendwer das magische Heilkraut oder ein Medikament verschreibt, das dir gegen die Erschöpfung hilft. Du musst nicht mehr darauf warten, dass dich jemand zum Arzt fährt, der dann nur deine Hoffnungen zerstört und dich mit der Diagnose einer chronischen Krankheit brandmarkt, für die es kein Heilmittel gibt. Du musst nicht mehr darauf hoffen, dass du endlich als die ganze und heile Francesca gesehen wirst, nicht nur als das traurige Opfer einer Krankheit. Denn du bist viel mehr als eine Diagnose und eine Krankheit.

Du bist nicht mehr in deinem eigenen Körper gefangen. Die Tür deiner Zelle steht offen, und du hast gelernt, dass es in Ordnung ist, hinauszugehen und der einfühlsamen Erwachsenen Glauben zu schenken, wenn sie dir sagt, dass du nicht schuld und auch nicht »böse« bist. Wir wissen jetzt, dass es nicht unsere Schuld gewesen ist, dass wir krank wurden, aber es liegt in unserer Verantwortung, für unsere Heilung zu sorgen. Jeden Tag lernst du ein wenig mehr, dass du in deinem Körper sicher bist, dass es nicht nur darum geht zu überleben, sondern sich wohlzufühlen und für alles dankbar zu sein: Dazu gehören sogar die Symptome, denn sie beinhalten alle heilige Signale. Ich weiß, dass dich die Angst manchmal aufzufressen droht und dass die Last des Lebens manchmal zu schwer ist. Ich weiß, wie sich das anfühlt. Dann möchtest du am liebsten aufgeben. Aber wir haben auch gelernt, dass ein Ende auch immer einen Neuanfang bedeutet. Du beginnst ein neues Leben, in dem du alles, was du brauchst, bereits in dir trägst, in dem du kein Opfer bist, dich selbst heilst und das Leben selbst in die Hand nimmst. In diesem neuen Leben hast du den Weg gewählt, deinem Körper zuzuhören, dein Inneres Kind zu heilen und dir ein neues Leben zu schaffen. Du bist deine eigene Heilerin, die sich voller Würde für einen schwierigen Weg entschieden hat, weil du alles, was du benötigst, schon in dir trägst. Und nichts kann uns mehr aufhalten.

Liebe Maddy,
ich weiß gar nicht, wo ich anfangen soll. So viel hat sich verändert. Es ist so leicht, an all die Mühe zu denken, die noch vor mir liegt, was ich alles noch machen und üben muss, aber verdammt, wenn ich mir die letzten Monate anschaue, dann war das unglaublich! Ich nehme so viel mehr wahr als vorher. Wenn ich zurückblicke, verstehe ich endlich, wie Perfektionismus und der Wunsch, Leuten zu gefallen, mein Leben bestimmt hat und meine einzige Motivation war. Nun beschäftige ich mich mit meinem Inneren Kind. Ich höre ihm zu, verbringe Zeit mit ihm und beobachte mit Mitgefühl, welche Trigger noch aus meiner Kindheit stammen. Immer geht es darum, das Unbewusste bewusst zu machen. Und was man erst einmal gelernt hat, das verlernt man auch nicht mehr. Dann gibt es kein Zurück mehr. Gott sei Dank.

Meine Gesundheit steht nun an erster Stelle für mich, ich beschäftige mich geduldig mit meinem Inneren Kind und zeige ihm mein Mitgefühl. Das ist zwar eine Gratwanderung, doch wächst meine Zuneigung zu der kleinen Maddy jeden Tag. Ich habe das Gefühl, dass ich mich besser kenne als je zuvor, und mir wird klar, was für ein Mensch ich eigentlich bin. Ich habe einen ganz neuen Zugang zu meiner Intuition. Ich treffe eine Wahl, was für mich okay ist und was nicht. Ich vertraue darauf, dass mein beobachtendes Selbst und mein gut abgestimmtes erwachsenes Ich mich heilen können. Ich vertraue darauf, dass ich sehr gut selbst weiß, was gut für mich ist. Ich muss mich nicht an andere wenden, um deren Meinung einzuholen oder um rund um die Uhr Bestätigung von außen zu bekommen. Ich erlaube es mir, Fehler zu machen. Auf der einen Seite habe ich noch so einen Berg zu bewältigen, um für mich zu sorgen, aber dann ermahne ich mich immer zurückzuschauen, und was ich bisher geschafft habe. Ein Schritt nach dem anderen. Ich konzentriere mich eher darauf, was ich bisher erreicht habe, anstatt darauf, wie lang der Weg noch ist, der vor mir liegt. Ich setze konsequent meine Fertigkeiten ein und werde gesund. Ich habe meine Gesundheit in der Hand. Das ist Motivation genug, um weiterzumachen. Ich weiß, dass ich auf dem richtigen Weg bin.

Innere Arbeitsmodelle von Bindung

Der Begriff »innere Arbeitsmodelle von Bindung« (IWM) wurde durch John Bowlby bekannt, der in diesem Bereich bahnbrechende Forschungen unternahm und die Bindungstheorie entwickelte. Jedes Kind entwickelt ein inneres Arbeitsmodell von Bindung, das seine Wahrnehmung von sich selbst, von anderen und von der Welt bestimmt. Darüber hinaus funktioniert das IWM wie ein inneres Leitsystem, um vorhersagen zu können, wie sich Interaktionen mit anderen Menschen oder Lebensereignisse entwickeln werden. Ebenso, wie wir das IWM entwickeln, dass wir uns die Hand verbrennen und dass uns diese Hand wehtut, wenn wir eine heiße Pfanne anfassen, entwickelt ein Kind ein sehr viel komplexeres und lebensprägendes IWM darüber, ob es anderen vertrauen kann oder nicht – je nachdem, wie es von seinen primären Bezugspersonen behandelt wurde. Macht ein Kind die Erfahrung, dass seine Eltern ihm nicht genügend Aufmerksamkeit schenken oder nicht auf es eingehen, wenn es Kummer hat, oder, schlimmer noch, seine Bedürfnisse als lächerlich darstellen oder sie ignorieren, entwickelt es möglicherweise ein IWM, das sich mit der heißen Pfanne im obigen Bild vergleichen lässt: Es lernt, dass es sich an *anderen Menschen* die Finger verbrennen kann. Das Leben hängt von der Interaktion mit Mitmenschen ab, deshalb sind das IWM und sein Einfluss auf das Leben so mächtig.

Unsere frühen Kindheitserlebnisse bestimmen nicht nur darüber, wie wir andere Menschen wahrnehmen, sondern auch uns selbst. Menschen sind Maschinen, die Sinn erzeugen. Unser Geist misst nicht nur den Erfahrungen unseres Körpers, sondern auch unserer Umwelt ständig Sinn bei. Immer wollen wir wissen, warum die Dinge sind, wie sie sind. Wächst ein Kind mit einer sicheren Bindung zu seinen primären Bezugspersonen auf, die ihm zuverlässig und reichlich Aufmerksamkeit, Sicherheit, Zugehörigkeit, Bestätigung, Verbundenheit und Zuwendung schenken, leitet das Kind daraus automatisch einen entsprechenden Sinn ab. Der Geist eines Kindes, das sehr viel Liebe bekommt und dessen Bedürfnisse erfüllt werden, sagt sich: »Ich muss eine gute Person sein und es verdienen, so viel Zuneigung und Aufmerksamkeit zu bekommen.« Dementsprechend spiegelt sein inneres Arbeitsmodell wider (Identität), dass es die Liebe verdient hat, dass es wichtig ist und dass seine Bedürfnisse zählen. Folglich ist es selbstbewusst und kann für sich selbst einstehen.

Werden die Bedürfnisse eines Kindes hingegen nicht befriedigt, hat es Kummer und Sorgen, werden seine Wünsche heruntergespielt oder lächerlich gemacht, ersinnt sein Geist einen Grund dafür, warum es so behandelt wird. Er sagt sich: »Das passiert mir, weil ich nichts tauge, irgendetwas mit mir nicht stimmt und ich nicht liebenswert bin.« Infolgedessen spiegelt sein IWM wider (Identität), dass es nichts wert und egal ist und dass seine Bedürfnisse nicht ins Gewicht fallen. Demnach wird es diesem Kind sehr schwerfallen, für sich einzustehen, weil es der Überzeugung ist, dass ihm niemand zuhören würde.

Wird unser inneres Arbeitsmodell von Bindung von Minderwertigkeitsgefühlen, Misstrauen, Angst vor anderen und der generellen Annahme geprägt, die Welt da draußen sei ein gefährlicher Ort, kann sich unser Nervensystem nicht wirklich sicher fühlen. Daher werden Bewältigungsmechanismen aktiviert, die dafür sorgen, dass es in einer Sackgasse verharrt und dass chronische Dysregulierung eintritt. Doch wenn wir uns mit der Hilfe unseres Nervensystems um unser Inneres Kind kümmern, können wir dieses innere Arbeitsmodell verändern und damit den Weg zu einer Heilung ebnen, die erstaunlich ist. Beim *Verbinden* geht es im Prinzip darum, sich als erwachsene Person auf das Innere Kind einzustimmen und das eigene Modell von Bindung neu zu gestalten, indem wir von der Idee abrücken, dass wir minderwertig seien und guten Grund hätten, ängstlich zu sein. Das neue innere Arbeitsmodell ist dann von der Überzeugung geleitet, im Innersten wertvoll zu sein und die Liebe anderer zu verdienen.

Eine Geschichte zweier verschiedener innerer Arbeitsmodelle von Bindung

Karden hatte schon länger mit einem Klienten Mitte 30 an dessen Triggern, die mit männlicher Autorität in Zusammenhang standen, gearbeitet. Zach kam eines Tages in die Praxis und berichtete von einer Erinnerung, die ihm wichtig erschien. Er erzählte, dass sich seine Eltern getrennt hätten, als er neun Monate alt gewesen war. Danach hatte seine Mutter einen neuen Freund, den sie auch heiratete. Paul wurde Zachs Stiefvater; als Erwachsener hatte Zach ein gutes Verhältnis zu ihm, in der Kindheit und Jugend aber erinnerte er sich diesbezüglich an schlimme Dinge. Zunächst war Paul ihm fremd: Er war über 1,80 Meter groß und breitschultrig und schüchterte Zach ein. Zudem war Paul ständig überarbeitet, immer gestresst und häufig schlecht gelaunt, er neigte zu Wutanfällen. Am besten konnte sich Zach an die Situationen erinnern, in denen Paul aufbrausend gewesen war. Einmal war Zach im Wohnzimmer, als Paul über etwas wütend war, was er anscheinend getan hatte. Aus der Perspektive eines Siebenjährigen verwandelte sich Paul in ein Monster. Sein Gesicht war verzerrt, die Augen standen hervor und seine Stimme war übermäßig laut. Zach erschrak fürchterlich, und wie so oft war seine Mutter nicht da, um ihn zu beschützen. Zach war vor lauter Angst ganz starr, als sein Stiefvater mit riesigen Schritten auf ihn zukam. Zachs Überlebensinstinkt war aktiviert, und er lief weg. Doch natürlich war Paul schneller als er, und als Zach um die Ecke flitzte, um die Treppe in sein Zimmer hochzulaufen, gelang es Paul, ihm einen ordentlichen Schlag auf den Hintern zu verpassen, bevor er entkommen konnte. In seinem Zimmer schloss Zach die Tür hinter sich ab, verkroch sich unter die Bettdecke und weinte so lange, bis er endlich einschlief. Zach erlebte viele ähnliche Situationen. Daher besagte sein inneres Arbeitsmodell, dass es okay war, sich in Pauls Nähe aufzuhalten, wenn er gute Laune hatte, aber dass er nicht sicher war, wenn Paul schlechte Laune hatte, denn dann flößte er ihm Angst ein. Zach vermied es um jeden Preis, mit Paul aneinanderzugeraten, denn sein verkörpertes Nervensystem wusste, dass etwas Schreckliches geschehen würde, wenn Paul wütend war. Entsprechend übertrug Zachs Nervensystem das IWM auch auf andere männliche Autoritätspersonen, denen er begegnete. Selbst als er schon über 30 Jahre alt war, reagierte sein Körper auf potenzielle Konflikte mit Männern mit Angst und schottete sich ab. Doch dann konnte sich Zach an eine besondere Begebenheit erinnern, als er 21 war.

Mit der Zeit wurde Paul weniger aufbrausend, und als Zach aufs College ging, wurde er nicht mehr zur Zielscheibe von Pauls Wut. Eines Tages fuhr Zach nach Hause, wo auch seine Schwester Penelope und seine Stiefschwester Sarah (Pauls biologische Tochter) zu Besuch waren. Es entwickelte sich ein Familienstreit, in dessen Verlauf sich der Zorn des Wut-Monsters Paul wie in alten Zeiten auf Penelope richtete. Zach konnte sich gut an seinen eigenen Schrecken erinnern, wie sein Körper erstarrte, wie er blass wurde und sogar als 21-Jähriger noch suchend zur Treppe blickte, die früher sein Fluchtweg gewesen war. Aber dann passierte etwas, das Zach kaum glauben konnte: Obwohl Paul so ungemein wütend und stark war, stellte sich Sarah hinter Penelope und verteidigte sie. Sie machte sich nicht klein, sie brüllte einfach zurück, dass Paul Penelope nicht so anschreien dürfe. Zach war sprachlos. Vor dem Hintergrund seines inneren Arbeitsmodells von Bindung war das, was gerade passierte, unmöglich – dass jemand Pauls Zorn standhielt und nicht vernichtet wurde.

Zach berichtete Karden, dass er zum damaligen Zeitpunkt nicht klug daraus geworden war. Weil er die Abläufe seines Nervensystems nicht verstand, gab er sich selbst sogar noch die Schuld, so feige gewesen zu sein und nicht auch etwas gesagt zu haben – als erwachsener Mann, während seine Stiefschwester doch so mutig war. Doch nun begriff Zach, dass er und seine Schwester über zwei völlig verschiedene innere Arbeitsmodelle verfügten, was ihr Verhältnis zu Paul betraf. Während er sich in Pauls Gegenwart nie sicher fühlte, da er ihm zunächst fremd gewesen und auch gelegentlich von ihm geschlagen worden war, hatte Sarah ihn, ihren biologischen Vater, als liebevoll kennengelernt, als jemanden, der noch nie die Hand gegen sie erhoben hatte. Dementsprechend besagte Sarahs inneres Arbeitsmodell, dass Paul sie liebte, selbst wenn er aufgebracht war, und dass sie in seiner Gegenwart sicher war.

Nach dieser Erkenntnis rief Karden zusammen mit Zach und seinem eingestimmten erwachsenen Ich sein Inneres Kind und den 21-jährigen Zach zusammen, um einen visuell-somatischen Dialog zu führen. Schön war, dass zunächst Zachs erwachsenes Ich dem 21-Jährigen half, seine Scham und die Meinung, er sei ein Feigling, loszulassen. Da nun seine Selbstkritik aus dem Weg geräumt war, konnte Zach seinem Inneren Kind zuhören, das Angst hatte und traurig war. Er pflegte es, indem er es in den Arm nahm und ihm zeigte, wie groß und stark sie nun als Erwachsene waren. Er erinnerte das Innere Kind an ihren Kampfkunst-Unterricht und versicherte ihm, dass sie beide nun in der Lage waren, sich zu verteidigen. Zach machte diese Übung täglich, und es gelang ihm, mit der Zeit sein inneres Arbeitsmodell von Bindung hinsichtlich männlicher Autoritätspersonen zu verändern. Jedes Mal, wenn Zach spürte, dass sein Körper in die kindliche Angst und den Überlebensmodus verfiel, erinnerte er sich daran, sich spontan zu ankern, um umgehend Kontakt zu seinem Inneren Kind aufzunehmen und ihm vor Augen zu führen, dass sie nun erwachsen und stark waren und sich selbst schützen konnten.

Gewohnheiten verändern: Neuroplastizität und wie wir uns und die Welt wahrnehmen

Das innere Modell von Bindungen ist also nicht in Stein gemeißelt. Die Aussage »So bin ich einfach« trifft es nicht. Das Gehirn und das Nervensystem sind so veränderbar wie sonst nichts in Ihrem Körper, sie sind zu unendlichen Modifikationen fähig. In ihrem Buch *Das Gehirn eines Buddha* listen die beiden Autoren Rick Hanson und Richard Mendius folgende erstaunliche Fakten über das Gehirn auf:

- Ihr Gehirn besteht aus drei Pfund tofuähnlichem Gewebe, das 1,1 Billionen Zellen enthält, darunter 100 Milliarden Neurone. Jedes Neuron steht über Synapsen mit durchschnittlich 5000 anderen Neuronen in Verbindung (Linden 2007).
- Die Zahl möglicher Kombinationen aus 100 Milliarden feuernder oder nicht feuernder Neuronen beträgt ungefähr zehn hoch eine Million oder, anders ausgedrückt, 1 mit einer Million Nullen; dies ist die Zahl der möglichen Zustände Ihres Gehirns. Um die Größe dieser Menge zu verdeutlichen: Die Zahl an Atomen im Universum wird »nur« auf etwa 10 hoch 80 geschätzt.
- Bewusste mentale Ereignisse basieren auf vorübergehenden Synapsenverbindungen, die sich bilden und auflösen – gewöhnlich innerhalb von Sekunden – wie Strudel in einem Fluss (Rabinovich, Huerta und Laurent 2008). Neurone können auch dauerhafte Schaltkreise bilden und infolge geistiger Aktivität ihre Verbindungen untereinander stärken.[67]

Auf die Gefahr hin, die Fakten zu stark zu vereinfachen, ist das innere Arbeitsmodell von Bindungen, das wir in der Kindheit entwickeln, ein *vorübergehender Zusammenschluss von Synapsen,* den wir immer wieder einsetzen beziehungsweise wiederholen. Er repräsentiert die Wahrnehmung, die wir von uns, von anderen und von der Welt haben. Es ist dieser ausgetretene Pfad durch den Wald, den wir schon zuvor beschrieben haben. Weil sich Neurone, die gemeinsam feuern, auch stärker miteinander verbinden, sind diese vorläufigen Synapsenzusammenschlüsse wie äußerst ausgetretene Pfade in unserem Nervensystem. Daher scheinen sie unveränderbar zu sein, und dennoch gibt es zehn hoch eine Million Möglichkeiten, wie Synapsen in Ihrem Gehirn verknüpft sein können. Und wie das Beispiel von Zach zeigt, können wir den Zustand unseres Gehirns verändern und neue Modelle erschaffen, wie es Tausende unserer Klientinnen und Klienten bestätigen. David Eagleman, einem der führenden Neurowissenschaftler weltweit, zufolge ist unser Gehirn nicht fest, sondern *lebendig* verdrahtet und gestaltet sich wortwörtlich ständig um. Es ist unsere Aufgabe, diesen Prozess nicht zufällig ablaufen zu lassen, sondern bewusst zu gestalten.

Karden sagt dazu Folgendes: »Neurone werden durch unsere zufälligen Handlungen geprägt – ein Leben lang. Ihre jetzige Form stellt unseren Normalzustand dar. Daher können einige sorgsam ausgewählte bewusste Handlungen Ihre Neurone so verändern, dass sie neue Formationen bilden. Damit wird ein neues Selbst möglich, das Sie direkt beeinflussen können.«

Für die Bildung eines neuen Selbsts, eines neuen inneren Arbeitsmodells von Bindung und von neuen neuronalen Verknüpfungen gelten dieselben Prinzipien, die Ihre derzeitigen Verknüpfungen beeinflusst haben: Wiederholung, Intensität und Dauer.

- **Wiederholung:** Das Gehirn ist in der Lage, durch stetige Wiederholung zu lernen. Geht es darum, Bindungstraumata zu heilen, sind Bindungsstil und Reaktionsbereitschaft eng miteinander verknüpft. Je häufiger Eltern mit ihrem Kind interagieren und sich um seine Bedürfnisse kümmern, desto stärker lernt das Gehirn des Kindes, dass es versorgt wird und in Sicherheit ist. Damit geht einher, dass es diese Pflege auch erwartet. Beim Verbinden sind Wiederholungen nicht nur wichtig, weil sie die Basis für neuroplastische Veränderungen sind, sondern auch, weil sie das Konzept der Reaktionsbereitschaft bei der Entwicklung wieder aufnehmen.

- **Intensität:** Intensität bezieht sich auf das Maß, in dem wir Authentizität, Verkörperung und Lebendigkeit beim Üben von Verbinden durch BASE erfahren. Je deutlicher Sie bei der Arbeit mit dem Inneren Kind in Ihrem Körper Aufmerksamkeit, Sicherheit, Zugehörigkeit, Bestätigung und Verbindung spüren können, desto deutlicher werden die neuronalen Bahnen gestärkt. Eine spielerische Herangehensweise und Spaß funktionieren beim Üben am besten.
- **Dauer:** Je länger sich das Gehirn mit etwas beschäftigt oder bestimmten Reizen ausgesetzt ist, desto stärker bilden sich neuronale Verknüpfungen aus. Der Entwicklungsprozess, der zu Ihrem jetzigen inneren Modell von Bindung geführt hat, hat schon im Mutterleib begonnen und dauerte Ihre ganze Kindheit. Je länger Sie also üben, eine Beziehung zu Ihrem Inneren Kind aufzubauen, desto tiefer greifen diese Veränderungen und entwickeln sich zu Ihrem neuen Normalzustand.

In den vorausgegangenen Kapiteln haben wir die Aspekte hinsichtlich der Gewohnheiten Ihres Geistes und Ihrer Überlebensreaktionen besprochen. Nun geht es aber darum, mit ihnen eine neue Beziehung zum Inneren Kind zu formen. Basis sind die entwicklungsbezogenen Bedürfnisse, um die inneren Arbeitsmodelle von Bindung neu zu gestalten und Ihr Nervensystem zu regulieren. Diese Modelle wurden in der Kindheit entwickelt, um das Überleben zu sichern und belastende Kindheitserfahrungen zu erklären. Jetzt transformieren wir diese Modelle, indem wir die alten Muster immer wieder unterbrechen, sobald wir einen Trigger wahrnehmen. So reagieren wir auf das Nervensystem eingestimmt, indem wir ein neues Arbeitsmodell immer und immer wieder durch Verbinden prägen. Wir sagen unserem Inneren Kind, dass es in Sicherheit ist, wertgeschätzt und geliebt wird. Diese Verstärkung muss sowohl im Geist als auch in der Sprache des Körpers (BASE-H) geschehen. Deshalb erzählen wir uns ein neues Narrativ, nämlich, dass wir geliebt werden, dass wir wichtig sind und dass wir Wertschätzung verdient haben. Nur dann transformiert sich auch unser Nervensystem. Mit der Zeit wird sich Ihr Inneres Kind dahingehend verändern, dass es nicht mehr fürchtet, allein gelassen zu werden; stattdessen erwartet es Unterstützung.

Sie sind ständig im Wandel begriffen.

Verbinden

Das Verbinden basiert darauf, über die Zeit hinweg zuverlässig eingestimmte Zuneigung zu zeigen. Im Folgenden stellen wir einige Konzepte dar, die es Ihnen erlauben, Ihr Inneres Kind noch effektiver und schneller zu heilen, indem die inneren Arbeitsmodelle von Bindung transformiert und Ihr Nervensystem reguliert werden.

Jetzt ist nicht früher

Wie bereits dargelegt, ist Ihr Nervensystem wie eine »Maschine«, die Muster erkennt und Verhaltensweisen umsetzt. In der Vergangenheit hat es auf dieser Basis bestimmte Reaktionen auf immer dieselben oder ähnliche Stimuli entwickelt, die es in der Gegenwart wahrnimmt. In Zachs Geschichte setzte sein Nervensystem jede »ältere männliche Autoritätsperson« mit seinem Stiefvater gleich, was zur Folge hatte, dass es mit veralteten und sinnlosen Überlebensreaktionen antwortete. Muster aus der Kindheit drängten in Zachs Leben als Erwachsener. Im Prinzip werden wir jedes Mal, wenn wir getriggert werden, in die Vergangenheit zurückgeschleudert. Sind wir uns dessen nicht bewusst oder verfügen wir nicht über die Möglichkeit, dagegen anzugehen, gehen all unsere Lebenserfahrung, Reife, Intelligenz und Weisheit zum Fenster hinaus. Unser Geist und unser Körper werden dann von dem Nervensystem geleitet, das glaubt, wir seien immer noch das kleine Mädchen oder der kleine Junge von *damals*.

Jetzt ist aber nicht damals. Diese Wahrheit müssen wir begreifen, auch in der Therapie. Daher helfen Traumatherapeutinnen und -therapeuten Ihrer Klientel, sich darüber wirklich klar zu werden. Zunächst geschieht das auf mentaler Ebene, indem wir mithilfe des beobachtenden Selbsts Folgendes erkennen: »Jetzt ist nicht früher, und es ist vollkommen in Ordnung, wie ich mich jetzt fühle, aber so hat mein kindliches Ich in der Vergangenheit auf ähnliche Situationen reagiert.« Als Nächstes können wir versuchen, diese Zeitschleife in BASE-H auf körperlicher Ebene zu revidieren, indem wir unser somatosensorisches System dazu nutzen, uns in der Gegenwart zu orientieren. Dies ist ebenso einfach wie bei einer Meditation, in der die fünf Sinne eingesetzt werden. Wir sehen uns in dem Raum um, in dem wir uns befinden, und spüren unseren Körper im Hier und Jetzt.

Schließlich differenziert unser beobachtendes Selbst zwischen Vergangenheit und Gegenwart, und das sensorische System erdet uns im Jetzt. So können Sie sich vorstellen, dass Ihr Inneres Kind bei Ihnen in der Gegenwart ist, in dem aktuellen Raum und zusammen mit Ihrem erwachsenen Ich. Damit holen Sie Ihr Inneres Kind in die Gegenwart und arbeiten mit der Co-Regulation, anstatt zuzulassen, dass das Innere Kind Sie in die Vergangenheit zurückzieht. Indem Sie den Trigger und die entsprechende Reaktion in die Gegenwart transferieren, bekommen Sie Zugang zu Ihrem erwachsenen Ich mit all seiner Erfahrung, Reife, Intelligenz, Weisheit und der Fertigkeit, Ihr Nervensystem zu regulieren. Ihr kindliches Ich aus der Vergangenheit verfügte nicht über diese Ressourcen, um mit den aktuellen Triggern umzugehen – ganz im Gegensatz zu Ihrem erwachsenen Ich, das nun ja die Sprache des Körpers beherrscht.

Wenn Sie getriggert werden, wird Ihr Nervensystem in die Vergangenheit zurückgeschleudert. Um das zu verhindern, muss es begreifen, dass es sich jetzt in der Gegenwart, nicht in der Vergangenheit befindet.

Elsa wandte sich an Jennifer, weil sie sowohl an Angstzuständen als auch an einem chronischen Erschöpfungssyndrom litt. Wutanfälle wechselten sich mit Einsamkeit ab, Traurigkeit mit Shutdown-Momenten. Gemeinsam arbeiteten sie im Geist und im Körper mit AIR. Elsa nahm besonders die NSMs sehr gut an, weil es ihr leicht fiel, ihren Zustand zu verändern. Auch wurden ihre Symptome deutlich gelindert – was jemanden, der sich von einer chronischen Erkrankung erholt, extrem motiviert. Jennifer war sich sicher, dass hinter Elsas Dysregulation Traumata aus Kindheit und Jugend steckten, aber zunächst wollte sie ihr Zeit geben, das Nervensystem mit AIR zu stabilisieren. Im Verlauf einiger Wochen vergrößerte sich Elsas Toleranzfenster deutlich, ebenso gingen die Symptome zurück. An diesem Punkt war Elsa stabil genug, um mit BASE-H tiefer in sich hineinzuspüren. Jennifer half ihr zu erkennen, wie sie den Atem anhielt und dass sie stecken geblieben war. Elsa stellte ein Pulsieren in ihren Armen fest, sie presste die Kiefer aufeinander und spürte einen pochenden Kopfschmerz. Sie erkannte, dass hinter diesen Symptomen Wut und Angst steckten. Als sie Schritt für Schritt weiter vordrangen, versuchte Elsas beobachtendes Selbst, den Kontakt zu ihren Bedürfnissen in ihrer Kindheit und Jugend aufzubauen. Allerdings stellte sie fest, dass sie sich vor dem Kontakt mit ihrem Inneren Kind fürchtete, als bedeutete eine Begegnung einen unerträglichen Schmerz. Jennifer lud Elsa freundlich ein, beruhigende NSMs anzuwenden, woraufhin ihre Freeze-Reaktion aufweichte und sie Zugang zu ihrem Inneren Kind fand. Sie berichtete, dass ihr Inneres Kind sich die ganze Zeit zusammengerollt hatte, um sich selbst zu beruhigen. Jennifer bat Elsa herauszufinden, welches Grundbedürfnis (das unverarbeitete Trauma) zugrunde lag. Plötzlich fragte Elsa laut: »Warum liebst du mich nicht?«, und fing an zu weinen. Jennifer lud sie ein, die Schmetterlings-, die »Containment«-Umarmung und den Wuu-Ton anzuwenden. Diese Übungen boten Elsa genug Raum, um sich dieser Frage unvoreingenommen zu nähern. Sie erinnerte sich nun daran, dass ihre Mutter sie wegschickte, wenn sie Hilfe brauchte, und sie anschrie, wenn sie weinte. Sie war einsam und vollkommen dysreguliert. »Ich möchte die kleine Elsa in den Arm nehmen. Ich möchte ihr sagen, dass ich sie liebe. Dass sie meine Liebe verdient.« Jennifer leitete sie an, genau das zu visualisieren und umzusetzen. In der Woche darauf war Elsa ein vollkommen anderer Mensch – sie war im Gleichgewicht und mit sich selbst verbunden. Sie berichtete, dass sie Auslösern damit begegnete, sich zu ankern und die Reaktion des Inneren Kindes so zu verändern, dass sie ihrem Nervensystem zu verstehen gab, dass jetzt jetzt und die Vergangenheit vorüber ist. Nun war sie in Sicherheit, eine kompetente Erwachsene, die wusste, was zu tun ist. Jennifer lud Elsa ein, ihrem Inneren Kind von früher einen Brief zu schreiben, um die Verbindung zu ihm und ihrem kindlichen Nervensystem zu stärken.

Liebe kleine Elsa,

ich habe dich lange Zeit ignoriert, und das tut mir so leid. Als wir diese Reise begannen, um deine Wunden zu heilen, habe ich nicht geahnt, wie tief sie eigentlich waren. Jeder Schritt, den ich unternommen habe, jeder Augenblick, den ich zum Nachdenken genutzt habe, trugen zu meinem

Ich-Erleben bei, ließen die Wunden in dir und in mir heilen und bauten mich auf. Wir sind nicht nicht liebenswert. Wir sind nicht ungewollt. Und nun, während ich das hier schreibe, kommen die Puzzleteile zu einem wunderschönen und vollständigen Bild zusammen. Das ist das ganze Ich. Die wichtigste Veränderung bestand darin, wie ich zu dir stehe. Ich habe gelernt, deiner Stimme zuzuhören, dich fest in den Arm zu nehmen und dir die Liebe und das Mitgefühl zu geben, die du verdient hast. Es tut mir leid, dass du all das nicht bekommen hast, als du es am dringendsten brauchtest. Doch in diesem Prozess haben wir zusammen so viel Schmerz entdeckt, so viel Schmerz. Danke, dass du so geduldig mit mir warst, während ich lernen musste, diesen Schmerz vorsichtig und liebevoll anzugehen. Danke, dass du so geduldig mit mir warst und mir geholfen hast, eins und eins zusammenzuzählen, was deine Vergangenheit und meine Gegenwart betrifft. Bisher habe ich die Muster nicht erkennen können, die dir schon lange bewusst waren. Jetzt kann ich diese Muster und, wo sie sich in deinem – und in meinem – Körper befunden haben, identifizieren. Das veränderte die Art und Weise, wie ich mich und meine Umwelt sehe. Ich habe alle wichtigen Gefühle bekommen, die ich zu meiner Genesung brauchte. In den letzten Monaten ist mir klar geworden, wie wichtig mir unsere Beziehung, unsere Verbundenheit ist. Ich habe dir Verständnis und Liebe entgegengebracht, ich würdige, wie wertvoll du bist, und das hättest du schon vor langer Zeit verdient. Ich danke dir dafür, dass du mir gezeigt hast, wie stark, aber auch, wie verletzlich ich sein kann. Durch die Verwundbarkeit ist mir klar geworden, wie ich mich um den schrecklichen Schmerz in deinem Herzen kümmern kann, der in all den Jahren dazu geführt hat, dass du ängstlich, müde, zornig und krank geworden bist. Jetzt weiß ich, dass ich diesen Abgrund nicht verdrängen, vermeiden oder mich von ihm ablenken muss. Er brauchte Heilung, und damit hat er sich von allein aufgelöst. Jeden Tag beobachte ich, wie ich mehr ich selbst werde, und das beruht darauf, dass ich mit dir eine Verbindung habe.

In Liebe und Wertschätzung
Elsa

Elsa erholte sich von ihren mentalen und körperlichen Symptomen und machte eine Ausbildung zum Mind-Body-Coach. Nun lebt sie in ihrem neuen verkörperten Selbst auf.

Bindungsressourcen

Ihr Nervensystem kommuniziert mit BASE, das auf Erinnerungen und Visualisierungen voller Bilder und Sinneseindrücke reagiert. So, wie eine negative Erinnerung eine Kaskade von physiologischen Reaktionen hervorrufen kann, beispielsweise ein Engegefühl in der Brust, ein Loch im Bauch oder eine verspannte Kiefermuskulatur, trifft auch das Gegenteil bei positiven Erinnerungen zu: Der Atem geht tief, die Schultern sinken, das Herz wird weit. Jede Erinnerung oder vielschichtige Visualisierung, die eine positive Reaktion auslöst, nennen wir in der Sprache des Körpers Ressource. Vielleicht erinnern Sie sich an die Übung zum Zuhören. Hier war auch die positive Erfahrung, die Sie sich in Erinnerung gerufen haben, eine Ressource. Zach nutzte die verkörperten Erfahrungen aus seinem Kampfkunst-Unterricht, also seine Kraft und seine Fertigkeiten, als Ressource, um sich selbst in einen stärker regulierten Zustand zu versetzen, sobald er von einer Autoritätsperson getriggert wurde.

Um sich Bindungsressourcen zu vergegenwärtigen, ist eine Liste mit positiven Beziehungen hilfreich, die die negativen Aspekte der belastenden Kindheitserfahrungen widerlegen, weil Sie von anderen wertschätzend und liebevoll behandelt worden sind oder bis heute behandelt werden. Diese positiven Beziehungen können die zu einem Freund, einer Freundin, zum Ehepartner, Lehrer, Trainer, Therapeuten, Kollegen oder sogar Barista in Ihrem Lieblingscafé sein, der schon weiß, was Sie bestellen möchten. Es kann sogar die Beziehung zu einem Haustier sein. Jede Ressource, zu der Sie Kontakt aufnehmen können, bietet Ihrem Inneren Kind die Gelegenheit, seine belastenden Kindheitserfahrungen und die Erwartungen an andere Menschen zu modifizieren. Darüber hinaus tragen diese ressourcenreichen Verbindungen zu anderen – und sei es auch nur zu einem Haustier – zur Co-Regulation bei, sie stimulieren die ventral-vagale Reaktion und wirken tief regulierend.

Notieren Sie unten in der Liste die Menschen (Tiere) aus Vergangenheit und Gegenwart, zu denen Sie im Laufe Ihres Lebens eine positive Beziehung hatten und haben. Diese Kontakte müssen weder »perfekt« noch sehr persönlich sein. Es geht einfach nur um Menschen (Tiere) in Ihrem Leben, die Sie gut behandeln und Ihnen ein Gefühl von Zuwendung, Sicherheit, Zugehörigkeit, Bestätigung, Verbindung und Entgegenkommen geben. Fügen Sie die Art und Weise hinzu, wie diese Menschen (Tiere) Ihnen gezeigt haben, dass sie Sie mögen.

1. ....

2. ....

3. ....

4. ....

5. ....

Schreiben Sie Ihre Geschichte neu

Belastende Kindheitserfahrungen und Bindungstraumata sorgen dafür, dass wir im Kopf und im Rest unseres Körpers eine bestimmte Geschichte haben – über uns, die anderen und die Welt. Mensch zu sein bedeutet, dass wir unser Leben leben und auf andere und unsere Umwelt reagieren, nicht so, wie die Realität ist, sondern so, wie wir sie aus dem Gefängnis unserer Geschichte heraus wahrnehmen. Beispielsweise kann jemand, der einen wunderbaren Ehemann, süße Kinder und viele tolle Freunde hat, immer noch an großen Ängsten, Unsicherheiten und Einsamkeit leiden, weil sie oder er in der Kindheit zu wenig Liebe und Aufmerksamkeit von der primären Bezugsperson erhalten hat. Das innere Arbeitsmodell von Bindung kann nicht zwischen Vergangenheit und Gegenwart unterscheiden. Im Normalfall dreht es sich die Wahrheit so hin, dass sie die Erlebnisse aus der Kindheit bestätigt. Infolgedessen liegt es in unserer Verantwortung (und wir haben auch die Chance dazu), unser beobachtendes Selbst dazu zu nutzen, uns auf die Signale unseres Körpers einzustimmen, um unserem Inneren Kind zu zeigen, dass es um das geht, was in der Gegenwart geschieht.

Geschehen	**Geschichte des Inneren Kindes**	**Geschichte des beobachtenden Selbsts**
Fakten in der jeweiligen Situation	*Reaktive Standardinterpretation des Inneren Kindes*	*Neue und sinnvollere Interpretation durch das beobachtende Selbst*
Meine Frau sagt: »Du bist schon wieder zu spät zum Abendessen mit den Kindern gekommen, kannst du mal versuchen, pünktlich zu sein?«	Nie versteht mich meine Frau, sie hat keine Ahnung, wie viel ich arbeiten muss.	Sie liebt mich. Das ist nämlich der Grund dafür, dass sie möchte, dass ich zum Abendessen zu Hause bin, damit wir wertvolle Zeit miteinander verbringen können. Ich nehme mir einen Moment Zeit, um mir vor Augen zu halten, auf welche anderen Weisen sie mir ihre Zuneigung noch zeigt. Es ist in Ordnung, wenn sie mir ihre Bedürfnisse klar sagt.

Vor 24 Stunden habe ich meinem Chef eine E-Mail geschickt, und er hat nicht geantwortet.	Wahrscheinlich habe ich etwas falsch gemacht, er mag mich nicht und ich bin in Schwierigkeiten.	Ich atme einmal tief ein. Ich weiß, dass er 1000 E-Mails in seinem Posteingang hat und sehr beschäftigt ist (so wie ich). Ich erinnere mich daran, dass er mit den Ergebnissen meines letzten Projekts sehr zufrieden war. Ich versuche, mich daran zu erinnern, was er alles an mir schätzt. Ich werde mir in den Kalender eintragen, dass ich ihm noch einmal maile, sollte ich in zwei Tagen noch nichts von ihm gehört haben.
Ich wurde nicht zur Party einer Freundin eingeladen.	Sie mag mich nicht.	Es ist eher wahrscheinlich, dass sie es vergessen hat. Das ist in Ordnung. Letzte Woche hat sie mich zum Mittagessen eingeladen. Sie mag mich eigentlich – ich versuche, mich daran zu erinnern, wie sie es mir immer zeigt.

In dem Beispiel von Jordan ging es darum, dass er erkennen konnte, wie das Leben aktuell eigentlich war – vielleicht zum ersten Mal –, als er zusammen mit seinem Inneren Kind einen Ort der Ruhe fand. Als wäre er in einer Zeitkapsel gefangen, hatte er alles nur aus der emotionalen Perspektive der Vergangenheit betrachten können. Genau das ist unser Ziel, wenn wir die Geschichte, die uns unser Nervensystem immer wieder erzählt, entschieden unterbrechen und sie neu gestalten. Die neue Geschichte trifft die Realität besser, sie hat eine heilende und regulierende Wirkung, so, wie wenn wir die Sprache des Nervensystems sprechen. Um dorthin zu gelangen, stellen wir Ihnen ein Werkzeug vor, mit dem Sie unterscheiden können, was die Fakten sind, was die Geschichte Ihres Inneren Kindes erzählt und wie sich alles in der Perspektive des beobachtenden Selbsts darstellt.

Sie können sich die folgende Tabelle markieren oder sie abfotografieren. Sie hilft Ihnen, klar zu erkennen, was *wirklich* los ist, sobald Sie bemerken, dass Ihr Nervensystem Sie wieder in die Geschichte des Inneren Kindes verwickelt.

Geschehen	Geschichte des Inneren Kindes	Geschichte des beobachtenden Selbsts
Fakten in der jeweiligen Situation	*Reaktive Standardinterpretation des Inneren Kindes*	*Neue und sinnvollere Interpretation durch das beobachtende Selbst*

Um die neue Version Ihrer Geschichte noch anschaulicher zu machen, schlagen wir Ihnen vor, auf »Schatzsuche« zu gehen. Es ist manchmal hilfreich, sich regelmäßig vor Augen zu führen, wofür wir im Leben dankbar sein können, wie groß oder klein es auch immer sei: Vielleicht sind es die Ressourcen, die Sie bereits in der Liste Ihrer Liebsten oder Bekannten aufgeführt haben. Aber es können ebenso gut Zufälle oder glückliche Fügungen sein, etwa auf dieses Buch gestoßen zu sein, Ihre beste Freundin kennengelernt, Ihren Job oder einen guten Therapeuten gefunden zu haben. Dieses Vorgehen ähnelt Dankbarkeitsübungen, doch geht es hier weniger darum, dankbar zu sein, sondern eher darum, überflüssigen negativen Narrativen etwas entgegenzusetzen. *Entdecken Sie das Gute in Ihrem Leben und spüren Sie, wie gut es tut.* Notieren Sie in einer Liste alles, was Ihnen dazu einfällt. Setzen Sie danach Ihr beobachtendes Selbst ein, um Ihre Aufmerksamkeit bewusst auf diese guten Erfahrungen zu lenken.

Nehmen Sie sich die Zeit, diesen Dingen mit BASE nachzuspüren. Wiederholen Sie die Übung immer dann, wenn Sie erneut in den Strudel Ihrer alten Geschichte gezogen werden. Dieser wichtige Schritt kann die belastenden Kindheitserinnerungen transformieren.

Listen Sie Ihre Schätze auf

1. ....

2. ....

3. ....

4. ....

5. ....

> **Wenn Sie die geheime Sprache Ihres Körpers sprechen, gelingt es Ihnen, die Geschichte in Ihrem Nervensystem neu zu schreiben.**

Rollenmodelle

Die wichtigste Aufgabe von Eltern oder primären Bezugspersonen besteht darin, dem Kind etwas beizubringen und ihm als Rollenmodell zu dienen. Natürlich geschieht beides durch zuverlässiges zugewandtes Einstimmen und die Berücksichtigung seiner Bedürfnisse. Darüber hinaus unterstützen Eltern ein Kind aber auch darin, sich in der Welt sicher zu fühlen, Neues auszuprobieren, sich Fertigkeiten anzueignen und die Dinge, die sich in seiner Umwelt abspielen, einsichtig und sinnvoll einzuordnen und zu interpretieren. Diese Dinge können banal sein, etwa, sich vor dem Zubettgehen die Zähne zu putzen oder Bitte und Danke zu sagen. Das Lernen geschieht aber auch auf komplexere Weise. Wenn zum Beispiel eine Vierjährige traurig ist, weil ein anderes Kind mit einem Spielzeug spielt, das sie gern haben möchte, besteht das Einstimmen darin, das Mädchen in seiner Aufregung zu beruhigen und es sanft auf ein anderes Spielzeug aufmerksam zu machen, um es abzulenken. Man erklärt ihm ruhig: »Ich weiß, dass es blöd ist, dass du jetzt nicht mit diesem Spielzeug spielen kannst, aber wir können üben, geduldig zu sein. Und du kannst dich mit dem anderen Kind abwechseln, so habt ihr beide etwas davon.« Um Lebenserfahrung zu gewinnen und dieses sinnvolle Verhalten zu lernen, müssen wir es im Laufe der Jahre immer wieder vorgemacht bekommen. (Erinnert Sie das an Neuroplastizität, dann liegen Sie genau richtig. So funktioniert Neuroplastizität, alles Lernen folgt ihren Gesetzen.)

Beim Verbinden übernehmen Sie die Verantwortung, für Ihr Nervensystem ein Rollenmodell zu sein. Damit lernt es wirkungsvoll, welche Perspektiven und Verhaltensweisen sinnvoller sind als die alten Bewältigungsstrategien. Kehren wir zu dem Beispiel von Elsa zurück: Jedes Mal, wenn sie feststellte, dass sie getriggert wurde, sorgte sie dafür, dass ihr eingestimmtes Selbst Kontakt mit ihrem Inneren Kind aufnahm und ihm folgendes Verhalten vorlebte: »Ich weiß, dass Mama nicht wusste, was wir brauchen, als wir klein waren. Aber wir sind nicht mehr ein kleines Kind. Wir wissen, dass wir eine starke und selbstbewusste Erwachsene sind, die so leicht nichts aus der Ruhe bringt. Mama meinte es nicht böse, aber sie hat uns wehgetan. Gemeinsam versorgen wir diese Verletzung und tun alles dafür, dass die Narben verheilen. Ich bin für dich da. Zusammen schaffen wir das. Du hast das toll gemacht, und ich bin stolz auf dich. Ich bin immer für dich da.« Je häufiger Sie ein positives und liebevolles Rollenmodell für Ihr Inneres Kind sein können, desto mehr sinnvolle Reaktionen und

Verhaltensweisen wird Ihr Nervensystem übernehmen, die Ihren Alltag erleichtern.

»Jetzt ist nicht früher«, Bindungsressourcen entdecken, die eigene Geschichte neu schreiben und die Rolle der Eltern beziehungsweise der Lehrperson übernehmen sind alle wirkungsvolle Techniken. »Jetzt ist nicht früher« rettet Ihr Inneres Kind vor Ihrer eigenen Vergangenheit, in der es immer noch verharrt. Bindungsressourcen sorgen dafür, dass das Innere Kind tief innen die Aufmerksamkeit, Sicherheit, Zugehörigkeit, Bestätigung, Verbindung und Zugewandtheit spürt, nach denen es sich so sehr sehnt. Indem Sie Ihre Geschichte neu schreiben, setzen Sie den althergebrachten Erzählungen eine Alternative entgegen. Sie können sich von Überzeugungen verabschieden, die verhindern, dass Sie Liebe und Zuneigung wahrnehmen, die Sie überall um sich herum finden können – vom kleinsten Lächeln eines Fremden bis hin zu einem wunderbaren Urlaub mit der besten Freundin. Als Elternteil und Lehrperson leiten Sie Ihr Inneres Kind an, Sie leben ihm sinnvolle Reaktionen und Verhaltensweisen vor und unterstützen es, wo immer Sie können. Diese Techniken sind eine starke Kombination aus verkörperten und kognitiven Werkzeugen für die Co-Regulation. Gemeinsam sind sie größer als die Summe ihrer Teile. Sie sind der Schlüssel dafür, Ihre Wahrnehmung von sich selbst, Ihren Mitmenschen und der Welt zu transformieren.

Die Verbindung verankern

Denken Sie an einen Song, der eine besondere Bedeutung für Sie hat. Wahrscheinlich liegt dies daran, dass das Lied Sie in einer für Sie wichtigen Lebensphase begleitet hat. Vielleicht war es der Song, den Sie mit Ihrer Freundin immer gehört haben, als Sie vor Jahren diese Abenteuertour nach Istanbul mit Interrail machten. Oder vielleicht war es die Melodie, die Ihnen in der Zeit geholfen hat, als Ihnen gekündigt wurde. Möglicherweise ist es das Lied, das Sie immer im Winter gehört haben, wenn Sie die Kinder zur Schule fuhren. Nachdem Sie es zum ersten Mal gehört hatten, fanden Sie es so toll, dass Sie es immer wieder gespielt haben, weil es ein ganz spezielles Gefühl in Ihnen auslöste. Mit der Zeit hat es für Sie so eine Bedeutung erlangt, dass Sie sich automatisch so fühlen wie damals. Wann immer Sie nun zufällig diesen Song hören, löst er dieselbe emotionale und körperliche Reaktion aus, selbst wenn die Situation nun eine völlig andere ist. Die angeborene Fähigkeit unseres Gehirns, unbewusst eine Verbindung zwischen einem Reiz und einer Reaktion – in diesem Fall einem emotionalen Zustand – herzustellen, nennt man *Anker setzen*.

Die Ankermethode wird beim Neurolinguistischen Programmieren (NLP) als Instrument genutzt, um eine bewusste und zuverlässige Verbindung zwischen einem bestimmten sensorischen Stimulus – das kann eine Berührung, ein Wort, eine Bewegung oder ein visueller Hinweis sein – und einem entsprechenden emotionalen Zustand oder dem Zustand des Nervensystems herzustellen. Werden diese beiden Faktoren häufig gemeinsam wiederholt, lassen sich tatsächlich neue neuronale Bahnungen im Gehirn schaffen, die die Zuordnung zwischen Stimulus und der neuen erwünschten Reaktion fest einprägen. Das Ankersetzen macht sich dieselben neurologischen Prozesse zunutze, die einen Trigger ausmachen, doch in diesem Fall sollen sie einen positiven Zustand und angemessene Reaktionen »triggern« beziehungsweise verankern. Die Psychotherapeutin Deb Dana nennt diese positiven Trigger »Glimmer«. So, wie ein Trigger umgehend dafür sorgen kann, dass Sie in einen dysregulierten Zustand kommen, lässt sich das Verankern durch häufiges Üben so stärken, dass die Verbindung zwischen Auslöser und dem gewählten positiven Zustand derart gefestigt ist, dass der Anker Ihnen *sehr schnell* dabei hilft, in den gewünschten Zustand zu kommen. Er ist quasi eine Abkürzung für die Regulation.

Beim Verbinden werden Sie die Ankermethode nutzen, um sowohl die Verbindung zwischen Ihrem eingestimmten Selbst zu Ihrem Ich in der Kindheit und Jugend zu stärken als auch die neuronalen Netzwerke neu zu gestalten, damit Sie sich aus dem Überlebensmodus lösen können. Diese sehr gezielte Heilung und Umstrukturierung hilft Ihnen dabei, die emotionalen und verhaltensbezogenen Reaktionen Ihres Inneren Kindes und des kindlichen Nervensystems zu verändern, damit Sie sich endlich gesund fühlen können. Lassen Sie uns mit dem Verbinden anfangen.

Folgende Punkte sind für das Verbinden mit dem Inneren Kind entscheidend:

- Jedes Kind entwickelt innere Arbeitsmodelle von Bindung darüber, ob es anderen Menschen vertrauen kann oder nicht. Sie basieren auf seinen Erfahrungen mit seiner primären Bezugsperson, die angemessen oder unangemessen auf seine Bedürfnisse reagiert hat.
- Organisieren wir unsere inneren Arbeitsmodelle von Bindung nach der Überzeugung, dass wir nichts wert sind, anderen misstrauen und sie fürchten müssen und dass die Welt kein sicherer Ort ist, kann unser Nervensystem nicht das Gefühl entwickeln, es sei wirklich sicher – seine Dysregulierung ist chronisch.
- Wir können uns auf unsere positiven Beziehungen besinnen, um die negativen Aspekte unseres inneren Arbeitsmodells von Bindung zu widerlegen.
- Beim Verbinden ist es wichtig, als erwachsene Person auf den Körper eingestimmt zu sein und das eigene Modell von Bindung neu zu gestalten. Wir versuchen, die Überzeugung, wertlos zu sein und immer Angst haben zu müssen, hinter uns zu lassen und stattdessen die Gewissheit umzusetzen, dass wir liebenswert sind und geschätzt werden.

Übungen

Neugestalten: Verbinden

Lernen Sie, Ihr inneres Arbeitsmodell von Bindung umzugestalten und alte Bindungstraumata zu heilen, indem Sie Zustimmung und gegenseitige liebevolle Bindungen etablieren.

In diesen Übungen lernen Sie, stärkende Sicherheit in Ihren Körper zu integrieren und das Nervensystem von den negativen Aspekten des Inneren Kindes zu heilen. Dazu nutzen wir Übungen zur Co-Regulation des Vagusnervs, Ressourcenstärkung und NLP-Techniken.

Der Zweck der Übungen

Ziel ist es, die Anteile von Ihnen zu heilen, die vermeintlich verloren, beschädigt oder vergraben sind.

Übungszeitpunkt

Machen Sie die Übungen, wenn Sie getriggert sind. Wann immer das der Fall ist, erinnern Sie sich daran, dass Sie die geheime Sprache Ihres Körpers sprechen! Nutzen Sie sie!

Bevor Sie beginnen

- Offenheit und Beständigkeit sind hier entscheidend. Je häufiger Sie sich um die Bedürfnisse aus Ihrer Kindheit und Jugend kümmern, desto stärker wird sich Ihr Nervensystem regulieren.
- Kinder brauchen Aufmerksamkeit so dringend wie Nahrung. Stellen Sie sich vor, diese Verbindungsübungen sind wie wertvolle Zeit mit Ihrem Inneren Kind zu verbringen.
- Zeigen Sie sich regelmäßig Zuneigung.

Wie alle Übungen zum Neugestalten mit AIR macht sich auch das Verbinden die Neuroplastizität zunutze, um im Gehirn und Nervensystem langfristig Änderungen hervorzurufen. Das erreichen wir, indem wir Verbinden regelmäßig üben, damit sich mit der Zeit ein reguliertes Selbst der Kindheit und Jugend ganz von allein einstellt. Deshalb ist das Verbinden konsequentes und einfühlsames Pflegen. Wir empfehlen Ihnen, Pflegen auch im Alltag regelmäßig zu üben und es mittels der genannten Verbindungstechniken sowie der Ankerübungen (siehe unten) sogar noch zu intensivieren.

Übung 1: Anker setzen

Bevor Sie mit dieser Übung beginnen, sollten Sie zuvor Übung 2 aus Kapitel 8 durchgeführt haben.

Die Emotion entdecken und benennen

1. Setzen Sie sich bequem hin.
2. Halten Sie inne. Welche Gefühle sind präsent? Wie zeigen sie sich in BASE-H?

3. Stimmen Sie sich auf Ihr Inneres Kind ein. Wo zeigt es sich unmittelbar in Ihrem Körper? (Vielleicht haben Sie einen Kloß im Hals oder spüren ein Loch in Ihrem Bauch.)
4. Benennen Sie die Emotion und, wo sie sich befindet.

Das Bedürfnis identifizieren

1. Fragen Sie Ihr Inneres Kind, was es braucht. (Das kennen Sie vielleicht schon von einer vorhergehenden Übung, etwa: »Ich brauche Aufmerksamkeit.«)
2. Vor dem Hintergrund unserer Übungen können Sie Ihrem Inneren Kind nun geben, was es braucht. Nutzen Sie dazu Ihr System zur sozialen Aktivierung. (Vielleicht braucht Ihr Inneres Kind Aufmerksamkeit, und Sie nehmen es in den Arm, stellen Augenkontakt her, sagen ihm, dass Sie es liebhaben und dass es wunderbar ist.)
3. Halten Sie inne. Wie fühlt sich Ihr Inneres Kind jetzt?

Die Verbindung verankern

1. Nun verankern Sie diese Verbindung in Ihrem Körper. Dazu verknüpfen Sie sie mit einem Cue, einem Stichwort, Ihrer Wahl.
   a. Das Stichwort kann ein NSM oder eine Umarmung aus den Übungen sein, oder Sie stemmen die Füße in den Boden, legen die Hände auf die Augen oder wiegen sich.
   b. Das Stichwort sollte sich angenehm in Ihrem Körper anfühlen, und Sie sollten sich leicht daran erinnern können.
2. Halten Sie inne. Wie fühlt sich Ihr Inneres Kind, wenn Sie seine Bedürfnisse mit dem System zur sozialen Aktivierung befriedigen?
3. Aktivieren Sie das Stichwort (siehe oben).
4. Spüren Sie der sofort einsetzenden Kaskade positiver Gefühle, Sinneseindrücke und Emotionen nach.
5. Merken Sie sich das Stichwort, indem Sie die Übung 3- oder 4-mal durchführen, bis Sie das gewünschte Gefühl deutlich spüren.

6. Überprüfen Sie den Trigger, der ursprünglich Ihr Inneres Kind hervorgerufen hat, spüren Sie, wie seine Intensität nachlässt, da Sie nun erwachsen und auf Ihren Körper eingestimmt sind.

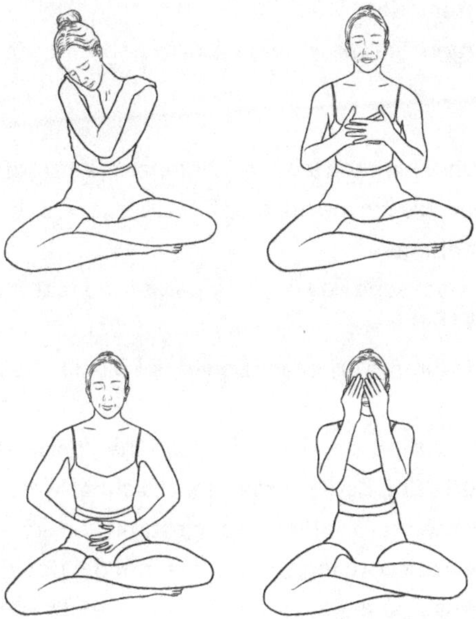

Nun ist die Verbindung im Körper verankert. Sobald Ihr Inneres Kind getriggert wird, nutzen Sie Ihr Stichwort, anstatt die Pflegeübung durchzuführen. Mit dem Stichwort aktivieren Sie sofort die Verbindung zu Ihrem Inneren Kind und sorgen für seine Regulierung. Sie gestalten Ihre neurologischen Strukturen im Wortsinn neu und heilen so Ihre alten Wunden.

Übung 2: Verbinden

1. Setzen Sie sich bequem hin.
2. Verbinden Sie sich mit Ihrem Inneren Kind, indem Sie
   a. Ihren Anker aktivieren oder
   b. die Übung *Versorgen Sie Ihr Inneres Kind* (siehe Kapitel 8) durchführen.
3. Bindung finden
   a. Stellen Sie sich 2 bis 3 Minuten lang vor, Ihr Inneres Kind sei von Menschen umgeben, die ihm positive Gefühle, Liebe und Unterstützung entgegenbringen.
   b. Nehmen Sie, als erwachsene Person, Ihr Inneres Kind fest in den Arm.
   c. Wie fühlt sich das in Ihrem Körper an? Benennen Sie das Gefühl.
4. Jetzt ist nicht früher
   a. Laden Sie Ihr Inneres Kind ein, dem nachzuspüren, dass »jetzt nicht früher ist« und seine Bedürfnisse berücksichtigt werden.
   b. Laden Sie es ein, gemeinsam mit Ihrem eingestimmten erwachsenen Ich im »Hier« zu verweilen. Führen Sie ihm die positiven Beziehungen vor Augen und geben Sie ihm das Gefühl »dazuzugehören«.
   c. Wie fühlt sich das in Ihrem Körper an? Benennen Sie das Gefühl.
5. Gestalten Sie Ihre Geschichte neu.
   a. Zeigen Sie Wertschätzung für die herkömmliche Umgangsweise Ihres kindlichen oder jugendlichen Selbsts, die es entwickelt hat, um Sie zu schützen. (z. B.: »Ich weiß, dass meine Frau vergessen hat, Ketchup zu besorgen, obwohl ich sie darum gebeten hatte. Aber das erinnert dich nur daran, wie es sich angefühlt hat, als uns unsere Mama ignoriert hat.«)
   b. Lassen Sie das beobachtende Selbst dem Inneren Kind in einem Dialog die neue Geschichte erzählen und nennen Sie 2 bis 3 Minuten lang die Schätze Ihres Lebens. (z. B.: »Aber in der Realität ist meine Frau nicht unsere Mutter und sie kümmert sich die ganze Zeit um uns. Erinnerst du dich daran, dass sie uns gestern

in der Mittagspause etwas zu essen gebracht hat? Das fühlte sich toll an, nicht? Jemand kümmert sich um uns. Es ist in Ordnung, wenn einem hin und wieder ein Fehler passiert.«)

   c. Halten Sie inne. Wie fühlt sich das im Körper an? Benennen Sie das Gefühl.

6. Rollenmodell
   a. Erinnern Sie nun Ihr Inneres Kind daran, dass es all das bekommt, was eine zuverlässige und liebevolle Bindung ausmacht.
   b. Erinnern Sie Ihr Inneres Kind daran, dass es nach diesen Übungen über die Kompetenz verfügt, angemessen und sinnvoll auf Trigger zu reagieren.
   c. Stellen Sie sich bildhaft vor, wie Sie in Zukunft gemeinsam reagieren werden.
   d. Halten Sie inne. Wie fühlt sich das im Körper an? Benennen Sie das Gefühl.

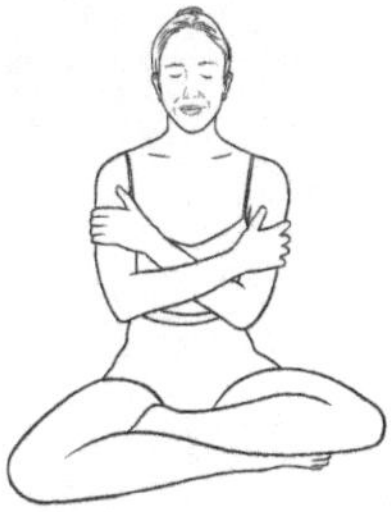

Experimentieren Sie ruhig etwas und gestalten Sie die Übung nach Ihren Wünschen. Hier gibt es kein Richtig oder Falsch. Probieren Sie verschiedene Dinge aus, nutzen Sie Ihre Fantasie (das kann sich manchmal auch albern anfühlen) und kombinieren Sie obige Übungselemente, bis Sie das Gefühl haben, dass es so wirklich für Sie passt.

Praktizieren Sie Verbinden so oft wie möglich in Ihrem Alltag

Hier geht es darum, Ihr inneres Arbeitsmodell von Bindung zu einem selbstverständlichen Teil Ihres Lebens zu machen. Sich um Ihr Inneres Kind zu kümmern und ihm Geborgenheit zu geben sollte alltäglich werden. Daher laden wir Sie dazu ein:

1. Stimmen Sie sich immer wieder auf Ihre Bedürfnisse ein.
2. Reagieren Sie umgehend auf sie, indem Sie das Stichwort einsetzen.
3. Bleiben Sie immer, wenn sich ein altes Muster zeigt, die erwachsene Person, die auf die Bedürfnisse eingestimmt ist und die Ihr Inneres Kind braucht. So lernen Sie, der beziehungsweise die Erwachsene zu sein, die Sie schon immer sein wollten.

Schlussbemerkung

Leben mit der geheimen Sprache des Körpers

»Nachdem sie alle Sonnen des Universums und alle Planeten dieser Sonnen erforscht hatten, begriffen sie, dass es im Universum kein anderes Leben gab und dass sie allein waren.
Und sie waren sehr glücklich, denn nun wussten sie, dass es ganz allein an ihnen war, all das zu werden, was sie da draußen zu finden hofften.«

LANFORD WILSON, FIFTH OF JULY

»Alles sollte so einfach wie möglich gemacht werden, aber nicht zu einfach.« Dieser Satz stammt von Albert Einstein. Genau das haben wir in diesem Buch versucht umzusetzen. Unser Ziel war es, die extrem komplexe Erfahrung, Mensch zu sein, durch die Brille des Nervensystems zu betrachten und diese Erfahrung auf die grundlegendsten Elemente zu reduzieren. So können Sie die Prozesse verstehen und lernen, mit ihnen umzugehen, damit Sie Ihren eigenen Heilungsprozess anstoßen. In der Komplexität steckt im Innersten immer etwas Unkompliziertes. So, wie Isaac Newtons drei Axiome sowohl den Flug der Vögel als auch die Dynamik von Galaxien beschreiben, kann AIR, angewandt auf den Geist, den Körper und den Menschen, das gesamte Nervensystem erklären und verändern – und damit im weiteren Sinne Ihr Leben verändern.

Ein Leben mit der Sprache des Körpers bedeutet, sich ganz bewusst vorzunehmen, mittels AIR den eigenen Geist, den eigenen Körper und die eigene Menschlichkeit wahrzunehmen, wann immer Sie die Signale des Nervensystems »hören«. Ein Symptom ist das Anzeichen dafür, dass etwas in Ihnen Ihre Aufmerksamkeit braucht. Wie bereits zu Beginn des Buchs in der Anleitung aufgeführt, lassen sich alle Erkenntnisse, die Sie hier gelernt haben, in die Praxis umsetzen:

1. Ich stelle aufgrund eines **Symptoms** (z.B. negative Selbstgespräche, Angst, physische Anspannung, unerklärliche Müdigkeit) fest, dass ich dysreguliert bin.
2. Ich nutze **Wahrnehmung**stechniken wie *Zuhören* oder *Übersetzen,* um mich auf die Sprache meines Körpers einzustimmen und besser zu verstehen, was gerade passiert und auf welchen Trigger meine Dysregulation zurückgeht.
3. **Unterbrechungs**techniken wie *Umschalten* oder *Pflegen* setze ich ein, um meine Dysregulation zu unterbrechen und zu lindern.
4. *Distanzieren* und *Verbinden* sind Techniken des **Neugestaltens,** die die Neuroplastizität anregen und neue Reaktionen auf bekannte Trigger stärken.

Natürlich besteht die Kunst darin, durch Experimentieren und Alltagserfahrung herauszufinden, was genau Ihr Körper Ihnen kommunizieren möchte und welche Kombination von AIR-Techniken die richtigen für Sie persönlich sind. Hier sind die Bedürfnisse individuell verschieden, und es gibt keine allgemeine Faustregel. Selbst wenn wir alle denselben Regeln des Nervensystems unterliegen, unterscheiden sie sich. Doch als Menschen machen wir ähnliche Erfahrungen, deshalb zeigen wir Ihnen anhand einiger Beispiele, wie diese Arbeit in der Praxis umgesetzt werden kann. Sie vermitteln Ihnen einen Eindruck, wie sie möglicherweise im Alltag aussieht, wobei Sie unsere Best Practices an die

Bedürfnisse Ihres Nervensystems anpassen können, um es zu regulieren.

Praxisbeispiele für die Regulation des Nervensystems

Janes Rückenschmerzen

Immer bei der Arbeit melden sich Janes chronische Rückenschmerzen. Sie erkennt, dass sie ein Signal ihres Körpers sind. Sie nimmt sich einen Moment Zeit und hält inne, um *zuzuhören* (siehe Kapitel 1, Übung 1). Während sie BASE-M einsetzt, fällt ihr auf, dass sie neben den Schmerzen auch ziemlichen Druck und Angst spürt. Sie führt die Übung *Regulieren Sie den Sympathikus herunter* (siehe Kapitel 5, Übung 2) durch, nach der sie sich 50 Prozent besser fühlt. Danach macht sie Übung 1 (siehe Kapitel 3) *Aus sich heraustreten*. Ihr beobachtendes Selbst befragt ihr Inneres Kind danach, warum es so viel Druck spürt und wovor es Angst hat. Das Innere Kind leidet unter der ganzen Verantwortung, die es trägt, es ist einfach zu viel. Es fürchtet, verlassen zu werden und wertlos und nicht liebenswert zu sein, wenn es nicht alle zufriedenstellt. Jane führt nun die Übung *Versorgen Sie Ihr Inneres Kind* (siehe Kapitel 8, Übung 2) durch. Der Schmerz verschwindet, und sie hat das Gefühl, dass sie zu fast 100 Prozent reguliert ist. Nun kann sie sich wieder um ihre Arbeit kümmern. Doch bevor sie sich erneut auf ihre Aufgaben konzentriert, nimmt sie sich zwei Minuten Zeit, um die Übung des Neuschreibens der eigenen Geschichte (siehe Kapitel 9) durchzuführen und so ihr Nervensystem darin zu bestärken, dass sie nun eine selbstständige Erwachsene und kein Kind mehr ist. Jane kennt die Übungen bereits und hat Erfahrung, diejenigen auszuwählen, die ihr schnell helfen. Deshalb braucht sie für die ganzen Übungen nicht länger als insgesamt fünf Minuten.

Depressionen bei Bob

Bob sollte sich eigentlich fertig machen, um zur Geburtstagsfeier einer Freundin zu gehen. Aber er schafft es einfach nicht, sich vom Sofa wegzubewegen, und stellt fest, dass er deprimiert ist. Da er mit der Übung *Lernen Sie die Standardreaktion Ihres Körpers kennen* (siehe Kapitel 4, Übung 2) vertraut ist, gelingt es ihm, sich auf die Signale seines Körpers einzustimmen. Er erkennt, dass er sich im Zustand des dorsalen Shutdowns befindet. Daraufhin *reguliert er den dorsalen Zustand* (siehe Kapitel 5, Übung 3). Danach stellt er fest, dass er jetzt viel mehr Energie hat und nicht mehr im alten Zustand verharrt. Aber die Zeit ist knapp, und er sollte sich auf den Weg zur Party machen, daher beendet er seine Übungen.

Hätte er mehr Zeit, würde er den Energieschub dazu nutzen, die Übung *Stimmen Sie sich mit BASE-H auf Ihre entwicklungsbezogenen Bedürfnisse ein* durchzuführen (siehe Kapitel 7, Übung 2). Dabei entdeckt er, dass sich das Nervensystem seiner Kindheit und Jugend daran erinnert, dass er, als er klein war, nicht zu Geburtstagen eingeladen worden war und wie traurig ihn das gemacht hatte. Er nimmt sich dann einen Augenblick Zeit, um sich mit seinem Inneren Kind zu verbinden, indem er sich *Jetzt ist nicht früher* und seine *Bindungsressourcen* vor Augen hält (siehe Kapitel 9). Damit hilft er seinem Inneren Kind zu erkennen, welchen tollen Freundeskreis er nun als Erwachsener hat und wie viel Liebe ihm entgegengebracht wird.

Bob beschäftigt sich schon seit einigen Monaten damit, wie er aus seinen depressiven Phasen herauskommen kann, und mit der Zeit ist er immer geübter darin. Sein Nervensystem lernt, ihn auf neue Weise zu schützen. Jetzt fühlt er sich ganz und mit anderen Menschen verbunden. Vielleicht ist er nicht zu 100 Prozent reguliert, als er sich auf den Weg zur Geburtstagsfeier macht, aber diese Gedanken haben ihn stabilisiert, was ihn dazu gebracht hat, das Sofa zu verlassen. Im Laufe des Abends stellt sich sogar eine noch stärkere Regulation ein.

Lucys Angststörung

Heute findet das Familientreffen von Lucy statt. In der Nacht hat sie kaum geschlafen und beim Aufwachen spürt sie, wie die Angst steigt. Sie führt die Übung zum Übersetzen *Lernen Sie die Reaktionen Ihres Körpers kennen* (siehe Kapitel 4, Übung 1) durch. Sie erkennt, dass sie sich als Reaktion auf die Angst im Kampf-oder-Flucht-Modus befindet. Danach wendet sie die Übung *Drücken* (siehe Kapitel 2, Übung 1) an, um umzuschalten, und die Übung *Regulieren Sie den ventralen Aspekt* (siehe Kapitel 5, Übung 1), um den Pflegeaspekt zu bearbeiten. Damit beginnt Lucy, die Angst in ihrem Körper zu verändern, sie stellt fest, dass ihre Anspannung, Nervosität und Angst nachlassen. Da ihre Angst nun in einem Maße reduziert ist, dass sie besser mit diesem Zustand in ihrem Geist und Körper umgehen kann, nutzt sie die Technik zum Verbinden, nämlich die Übung *Beruhigen Sie sich selbst* (siehe Kapitel 6, Übung 2). Lucy wird klar, dass ihre derzeitige Angst auf Gefühle aus der Kindheit zurückgeht, weil sie sich früher ignoriert und missverstanden gefühlt hat. Um diese Erfahrungen aus der Vergangenheit auszugleichen, führt sie die Übung *Versorgen Sie Ihr Inneres Kind* durch, um diesen Aspekt zu *pflegen* (siehe Kapitel 8, Übung 2). Damit stärkt sie ihr jüngeres Ich, das unter den Verletzungen litt, um ihm zu zeigen, dass es geliebt und umsorgt wird. Nach diesen Übungen fühlt sich Lucy gestärkt und vertraut darauf, dass es ihr gelingen wird, bei der Familienfeier Grenzen zu setzen. Außerdem führt sie sich vor Augen, dass Verwandte häufig Dinge sagen und tun, ohne weiter darüber nachzudenken (denn auch sie haben ihr eigenes Nervensystem und individuelle Bewältigungsstrategien). Sie nimmt sich vor, Anmerkungen und Kommentare nicht mehr persönlich zu nehmen. Je näher der Termin rückt, desto mehr hat Lucy das Gefühl, innerlich stark und dem Treffen gewachsen zu sein, sodass sie entspannt auf ihre Verwandten trifft. Ihr Nervensystem gewöhnt sich an die neue Situation, es lernt, dass es auch in diesen ehemals Stress auslösenden Situationen Sicherheit und Nähe erfahren kann. Vielleicht kehrt die Angst wieder zurück, doch dann eher als ein Flüstern, anstatt sich mit einem lauten Schreien Gehör zu verschaffen. Durch diese Techniken hat Lucy gelernt, dass sie sich selbst ändern und neu gestalten kann, wodurch sie neue Flexibilität und Regulierung gewinnt.

Best Practices – Zusammenfassung

1. Den Gesetzen der Neuroplastizität zufolge ändert sich das Gehirn und lernt Neues schneller, je regelmäßiger man etwas tut. Daher ermuntern wir Sie, die AIR-Techniken so häufig wie möglich anzuwenden und sie in Ihren Alltag zu integrieren. Es sollte sich nicht wie eine Verpflichtung anfühlen, sondern zu einem Bestandteil Ihres Lebens werden – es geht um einen heilenden Lebensstil. Wir betonen immer, dass es nicht darum geht, sich Zeit für die Übungen freizuschaufeln, sondern darum, anders durchs Leben zu gehen, indem wir diese wohltuenden Übungen jeden Tag durchführen.
2. Vor diesem Hintergrund weisen wir Sie aber auch darauf hin, es nicht zu übertreiben, denn Druck und Perfektionismus können dazu führen, den Lernprozess in Ihrem Gehirn und die Neuroplastizität zu hemmen. Führen Sie sich immer vor Augen, welche positive Bedeutung das Üben für Ihre Genesung hat, anstatt dass Sie eine lästige Pflicht zu erledigen haben – erzwingen Sie es nicht. Dann Sie werden feststellen, dass Druck und Perfektionismus im Prinzip Signale Ihres Körpers in der Sprache des Nervensystems sind. Und sobald Sie das erkennen, werden sich diese Muster ebenfalls mit der Zeit verändern.
3. Am besten ist es, dann zu üben, wenn Symptome wie Angst, Stress, Selbstkritik, Selbstzweifel, Schmerzen, Prokrastination oder depressive Stimmungen auftreten.

Tipps

1. Die Techniken sind in einer Reihenfolge aufgeführt, die wir für das Erlernen für günstig halten, doch müssen sie nicht in genau dieser Reihenfolge angewendet werden. Abhängig von dem Trigger, der starke Gefühle in Ihnen auslöst, kann es für Sie vielleicht passender sein, zunächst die Übung *Stimmen Sie sich mit BASE-H auf Ihre entwicklungsbezogenen Bedürfnisse ein* (siehe Kapitel 7, Übung 2) durchzuführen, um dann mit *Regulieren Sie den ventralen Aspekt* (siehe Kapitel 5, Übung 1) weiterzumachen und mit *Anker setzen* (siehe Kapitel 9, Übung 1) abzuschließen. Probieren Sie, experimentieren Sie und vertrauen Sie Ihrer Intuition. Sie wissen am besten, was das Richtige für Sie ist.
2. Eine unserer Kolleginnen sagt immer, Symptome seien heilig. Damit meint sie, dass jedes Symptom aus einem bestimmten Grund existiert und uns etwas mitteilen möchte. Symptome stellen immer eine Einladung dar, unseren Körper besser wahrzunehmen. Sie bieten uns die Gelegenheit, uns besser zu verstehen und für uns zu sorgen. Heißen Sie Ihre Symptome willkommen. Lernen Sie von ihnen. Am Ende sind Ihre Symptome die besten Lehrenden und erlauben Ihnen zu wachsen.
3. Befinden Sie sich in einem sehr aktivierten sympathischen Zustand oder im Shutdown-Modus, führen Sie zunächst die *Unterbrechen-* (siehe Kapitel 2) oder *Pflege*techniken (siehe Kapitel 5) durch, um sich in einen ausgeglicheneren Zustand zu bringen, bevor Sie zu Übungen zum neu Gestalten übergehen. Sollten Sie sich festgefahren fühlen oder nicht in der Lage sein, sich zu regulieren, so ist das gerade am Anfang dieser Art Arbeit vollkommen normal. Wie man sich auch erst an neue Leute gewöhnen muss, braucht Ihr Nervensystem vielleicht ebenso eine Weile, um dieser neuen Version von Ihnen zu vertrauen.
4. Stellen Sie fest, dass Sie sich in einem Zustand der Dysregulierung befinden, sind die Techniken für das Wahrnehmen,

Unterbrechen und/oder Neugestalten hilfreich, aber vielleicht lassen Sie sich nicht immer durchführen. Deshalb ist es vollkommen in Ordnung, wenn Sie sich für eine andere Übung entscheiden, die Ihnen in diesem Moment hilft, Ihr Nervensystem zu regulieren. Beispielsweise sind die folgenden Übungen toll, um sie einzeln, vielleicht, wenn wenig Zeit zur Verfügung steht, durchzuführen: *Spüren der fünf Sinne* (siehe Kapitel 2, Übung 5), *Beruhigen Sie Ihren Körper* (siehe Kapitel 6, Übung 1) oder eine der anderen Übungen zum *Umschalten* und *Pflegen*.

Selbst wenn die Arbeit Sie dabei unterstützt, Ihr Nervensystem zu regulieren und sich selbst zu heilen, ist der wichtigste Tipp von allen: Lernen Sie sich selbst kennen. Seien Sie gut zu sich. Spüren Sie, dass Sie ein vollständiger Mensch sind. Sagen Sie Nein, wenn Sie Nein sagen wollen. Tun Sie die Dinge, die Sie tun wollen. Treten Sie so auf, wie Sie sich fühlen. Entscheiden Sie sich für die Dinge im Leben, die Ihnen Freude bereiten. Haben Sie den Mut, sich jeden Tag für sich selbst zu entscheiden. Fühlen Sie sich in Ihrem Körper wohl und zu Hause. Wenn Sie all diese Dinge umsetzen, führen Sie Ihr Leben nach der Sprache Ihres Körpers. Dann kümmern Sie sich um Ihre Bedürfnisse und heilen die tiefen Wunden im Inneren. Sie schreiben die Geschichte Ihres Geists und Körpers neu und werden gesund. Sie kennen sich selbst am besten. Sie wissen, wie Sie diese Erfahrungen positiv umwandeln können. Sie wissen, wie Sie mit Ihrem Nervensystem kommunizieren können. Sie wissen, wie Sie es durch Flüstern ansprechen können und was es braucht, um sich sicher und geheilt zu fühlen.

Eine Nachricht von Jennifer

An dem Tag, an dem ich anfing zu genesen, ist mir klar geworden, dass ich mich nicht länger einer Lebensgeschichte fügen musste, die nicht mehr stimmte. Ich brauchte mich nicht kleiner, netter oder freundlicher für andere Menschen zu machen, um meinen Selbstwert zu spüren. Ich musste mich nicht mehr verbiegen, um gesehen zu werden. Ich musste nichts mehr erreichen, um das Gefühl zu haben, »etwas wert zu sein«. An dem Tag, an dem ich anfing zu genesen, habe ich begriffen, dass ich einfach mal aufhören konnte, mich dafür zu entschuldigen, wie ich nun mal war, und dass die unbequemen Konsequenzen der Tatsache, dass ich nicht perfekt war, immer noch kleiner waren als die der Tatsache, nicht frei zu sein. Indem ich mich für mich entschieden habe, im Gegensatz dazu, was ich glaubte, sein zu müssen, was die anderen von mir erwarteten, hat mich das geheilt. Ich bin bei mir angekommen und spürte die Erlaubnis, die Dinge einfach so zu machen, wie es mir passte, das hat meine Genesung vorangebracht. Dass ich genug bin, so, wie ich bin, dass ich etwas zu bieten habe, Selbstmitgefühl, Selbstliebe – das ist mir alles nicht leichtgefallen. Aber es war ein Anfang, der die düstere Leere, den Schmerz und die Wut mit der Zeit linderte. Obwohl mir die Ärzte bescheinigten, dass meine chronische Krankheit »in meinem Kopf« säße und dass ich nie vollkommen genesen würde, spürte ich doch immer, wie real mein Schmerz war. Und ich wusste immer, dass es einen Ausweg gab.

Vielleicht haben Sie, liebe Leserin, lieber Leser, selbst mit Schwierigkeiten zu kämpfen. Für Sie haben wir dieses Handbuch der Heilung geschrieben. Bedenken Sie einmal Folgendes: Ich sehe Sie in Ihrer Ganzheit, in dem Schmerz, den Sie spüren, und in der Resilienz, die Sie verkörpern. Ihre Erfahrungen sind real, sie sind wichtig, und ja, sie sind nicht leicht zu ertragen. Auch wenn es unmöglich erscheint, dürfen Sie nie vergessen – wenn es auch schwerfallen mag –, dass es eine Heilung gibt. Genesung ist eine Reise, die Sie bereits angetreten haben, um bei sich selbst anzukommen. Sie bedeutet auch, dass Sie aus Ihrer Verletzlichkeit Stärke ziehen und Ihr wahres Ich mit offenen Armen empfangen, egal wie beängstigend diese Aufgabe auch scheinen mag.

Ihr Heilungsweg ist einzigartig, er zeichnet sich dadurch aus, dass Sie sich ihm jeden Tag stellen, den Keim der Hoffnung, der in Ihnen steckt, pflegen und sich langsam, aber sicher wieder als ganzer Mensch fühlen. Eines dürfen Sie auf dieser Genesungsreise nicht vergessen: Sie gehen diesen Weg nicht allein. Was auch immer Sie erleben, liebe Leserin, lieber Leser – ich weiß, wie schwer es ist. Es ist real und es ist wunderbar, denn es ist das, was Sie auszeichnet – Ihre Stärke und Ihr Bewusstsein. Diejenigen von uns, die sich großen Schmerzen und Trauer stellen und diese Mühe durchleben, sind diejenigen, die am Ende weiser sind als das Wissen, das alle Bücher, Kurse oder Universitäten bieten können. Jede Heilung trägt ihren eigenen Fingerabdruck, was für die eine funktioniert, spricht den anderen vielleicht nicht an. Aber ich möchte, dass Sie, selbst wenn es unmöglich scheint, verkörpern – und zwar bis ins Mark –, dass es möglich ist, gesund zu werden.

Während Sie nun diese letzten Seiten unseres Handbuchs der Heilung lesen, möchte ich Ihnen von Herzen danken, dass Sie diese Reise mit uns angetreten haben. In diesem Sinne lade ich Sie ein, eine letzte Übung mit mir gemeinsam zu machen:

1. Halten Sie inne.
2. Nehmen Sie sich einen Augenblick Zeit, um sich gewahr zu werden, wie tapfer und resilient Sie sind.
3. Atmen Sie tief ein und halten Sie den Atem dann für 6 Sekunden an.
4. Atmen Sie ganz langsam aus, bis sich keine Luft mehr in der Lunge befindet.
5. Schlingen Sie die Arme um sich und genießen Sie diese liebevolle Umarmung.
6. Bleiben Sie so lange in dieser Haltung, wie Sie möchten. Ich möchte Ihnen Folgendes sagen: **Sie sind widerstandsfähiger, als Sie ahnen. Sie sind stärker als jeder schlechte Tag. Sie werden mehr geliebt, als Sie meinen. Sie sind zu mehr imstande, als Sie glauben.**

In Ihrem Körper sind Geschichten verborgen, doch diese Körperarbeit macht Sie zum Autor oder zur Autorin, der oder die entscheidet, wie sie erzählt werden. Seien Sie umsichtig mit sich, denn es geht jetzt nicht mehr darum zu überleben: Sie setzen sich mit wichtigen Aspekten Ihres Lebens auseinander, erforschen und transformieren sie. Und in diesem Prozess der Veränderung werden Sie lernen, Ihr Leben kompromisslos als SIE SELBST zu leben. Das Leben ist schön, auf eine raue und komplexe Weise. Ich bin stolz auf Sie. Sollten wir uns jemals persönlich begegnen, dann kommen Sie bitte auf mich zu, denn ich möchte Sie fest in den Arm nehmen.

Sie haben mein Mitgefühl von ganzem Herzen, und ich bewundere Sie und Ihre Wahrheit aufrichtig.

Jennifer
Bali, Indonesien
20. November 2023

Eine Nachricht von Karden

Als Kind flüchtete ich mich in Fantasiewelten und Science-Fiction-Storys. Jedes Mal beim *Star-Wars*-Gucken stellte ich mir vor, ich sei ein Jedi, und versuchte, mittels der Macht die Fernbedienung in meine Hand zu beamen (was leider nie funktionierte). Ich las Comics und träumte davon, ein Held mit Superkräften zu sein. Als Teenager las ich Frank Herberts *Dune* und war davon fasziniert, wie die Körperbeherrschung der Bene Gesserit derart intensiv war, dass sie buchstäblich ihren Zellen befehlen konnten, welche Hormone sie produzieren sollten. In meinen Zwanzigern begann ich mit Meditation, Tai-Chi, Yoga und anderen fernöstlichen Praktiken. Meine Motivation basierte zum großen Teil darauf, dass ich auch im richtigen Leben zu den Bene Gesserit oder Jedis gehören wollte. Selbst wenn ich bis heute noch nicht herausgefunden habe, wie ich mit der Macht die Fernbedienung dazu bekomme, mir in der Hand zu landen, noch gelernt habe zu fliegen oder Spinnweben zu schießen, habe ich mir doch angeeignet, die Sprache meines Körpers zu verstehen und mit ihm zu kommunizieren. Das ist das, was in meinem richtigen Leben einer Superkraft am nächsten kommt. Als mir sowohl die Schul- als auch die alternative Medizin nicht dabei helfen konnten, meine quälenden Rückenschmerzen loszuwerden, waren es zwei Entdeckungen, die den Schmerz verschwinden ließen: Es ging um mein Nervensystem (und nicht meine Bandscheiben) und um meine unterdrückten Gefühle, die die Schmerzen auslösten. Wenn das keine Superpower ist, dann weiß ich auch nicht.

Treten Menschen auf der Stelle und fühlen sich machtlos, sagen sie häufiger: »So bin ich einfach.« Als ich nicht weiterkam, sagte ich das auch ständig, es war fast so etwas wie ein Orden. Und tatsächlich drehten sich viele Aspekte meiner Persönlichkeit darum, meine Schmerzen mir selbst und anderen gegenüber zu rechtfertigen. Doch habe ich gelernt, dass der Satz »So bin ich einfach« eine Killerphrase ist, die den Weg zu Lernen, Veränderung und Wachstum versperrt. Diese Aussage macht Neuroplastizität unmöglich, übrig bleibt das Gegenteil: Starre.

Die erste Hälfte meines Lebens war ich ein Knäuel aus unterdrückten Bindungstraumata, chronischem Schmerz und Bewältigungsstilen, die dafür sorgten, dass ich unsicher, traurig, wütend, kalt und herzlos war – kurz: Ich war ein Idiot.

Durch eine Kombination aus Verzweiflung, Inspiration und schlichtem Glück stieß ich auf die geheime Sprache meines Körpers und einen Weg, um mein Nervensystem zu heilen. Diese Superkräfte habe ich bei Weitem nicht nur dazu genutzt, meine Schmerzen aufzulösen. Meine zweite Lebenshälfte lebe ich nun als ein Mann, Freund, Ehemann und Vater, der spürt. Der für sich selbst und andere Gefühle hat. Ich lebe bewusst und vorsätzlich, ich unterdrücke Gefühle nicht mehr oder reagiere einfach so. Heute habe ich kaum noch Rückenschmerzen, und wenn, dann nehme ich sie als heiliges Symptom wahr, dass ein Teil von mir mehr Aufmerksamkeit und Unterstützung braucht. Durch meine Lebenserfahrung sowie durch die Erfahrungen von Tausenden von Klientinnen und Klienten, die Jennifer und ich bei ihrer Selbstheilung unterstützt haben, weiß ich, dass »So bin ich einfach« nicht zählt. Ich möchte Sie einladen zu bedenken, dass es tatsächlich keine Grenzen gibt, wenn es um Ihre Selbstheilungsfähigkeit geht. Sie können die Person werden, die Sie sein möchten.

Zu Beginn arbeiten wir mit dieser Methode, um irgendeinen Schmerz loszuwerden, doch wir bleiben dabei, um über uns hinauszuwachsen. Wir heilen die Verletzungen und Bewältigungsstrategien, die dafür sorgen, dass wir nicht leben, sondern überleben, damit wir an einen Punkt kommen, an dem wir wirklich aufblühen können. Wir lassen die seichte Welt des Geistes und der Gedanken hinter uns, damit wir in die reiche und vielschichtige Welt eines wirklich verkörperten Lebens hinausschreiten können. Wir sind diejenigen, die den generationenüberspannenden Kreislauf von Traumata in unseren Familien durchbrechen, damit wir über unsere Vergangenheit hinausweisen und unseren Kindern eine neue Grundlage bieten können. Vielleicht beginnen wir mit dieser Arbeit, um zu genesen, doch wir bleiben dabei, weil sie es uns erlaubt, noch mehr aus diesem bunten, wilden und wunderbaren Leben herauszuholen, dessen Teil wir sein dürfen.

In gewisser Weise sind Sie nun in die Sprache des Körpers eingeweiht. Was Sie nun wissen, können Sie nicht mehr verlernen. Die Reise hat weder Anfang noch Ende. Es gibt keinen Dauerzustand. Für den Rest Ihres Lebens wird es immer Ebbe und Flut geben. Diese Erweckung beschert Ihnen die wunderbare Möglichkeit, Ihre individuellen Superkräfte der Genesung und der Transformation weiter zu kultivieren. Aber wie Spidermans Onkel schon gesagt hat: »Aus großer Kraft folgt große Verantwortung.« In unserem Fall heißt das: Es ist unsere Verantwortung, die Signale unseres Nervensystems ernst zu nehmen und ein Leben zu führen, das mit unserem wahren Selbst übereinstimmt. Ich wünsche aus ganzem Herzen, dass Sie sich dafür entscheiden.

Karden
West Stockbridge, Massachusetts
20. November 2023

Um noch mehr Informationen über die Heilung Ihres Nervensystems zu bekommen und um Kontakt mit unserer weltweiten Community aufzunehmen, besuchen Sie:

www.somiainternational.com/book

Auf Instagram:
@somiainternational
@iamjenmann
@kardenrabin

Anmerkungen

1 ZERO TO THREE, When does the fetus's brain begin to work? (www.zerotothree.org/resource/when-does-the-fetuss-brain-begin-to-work/)

2 H. Klumpp, M. K. Keutmann, D. A. Fitzgerald, S. A. Shankman und K. L. Phan, Resting state amygdala-prefrontal connectivity predicts symptom change after cognitive behavioral therapy in generalized social anxiety disorder. *Biology of Mood and Anxiety Disorders*, 4, 1 (2014): 14.

3 B. S. McEwen, Brain on stress: How the social environment gets under the skin. *Proceedings of the National Academy of Sciences*, 109, supplement_2 (2012): 17180–17185.

4 J. Guidi, M. Lucente, N. Sonino und G. A. Fava, Allostatic load and its impact on health: a systematic review. *Psychotherapy and Psychosomatics*, 90, 1 (2021): 11–27.

5 M. B. Yunus, Role of central sensitization in symptoms beyond muscle pain, and the evaluation of a patient with widespread pain. *Best Practice & Research: Clinical Rheumatology*, 21, 3 (2007): 481–497.

6 P. Mateos-Aparicio und A. Rodríguez-Moreno, The impact of studying brain plasticity. *Frontiers in Cellular Neuroscience*, 13 (2019): 66.

7 Á. Carlos-Reyes, J. S. López-González, M. Meneses-Flores, D. Gallardo-Rincón, E. Ruíz-García, L. A. Marchat, H. Astudillo-de la Vega, O. N. Hernández de la Cruz und C. López-Camarillo, Dietary compounds as epigenetic modulating agents in cancer. *Frontiers in Genetics*, 10 (2019).

8 D. C. Lin, Exercise impacts the epigenome of cancer. *Prostate Cancer Prostatic Disease*, 25 (2022): 379–380.

9 C. G. Jung zugeschrieben. Zitiert nach https://beruhmte-zitate.de/

zitate/2004448-carl-gustav-jung-bis-sie-das-unbewusste-bewusst-machen-wird-es-ihr/

10 Cleveland Clinic, Cerebral cortex (https://my.clevelandclinic.org/health/articles/23073-cerebral-cortex).

11 University of Queensland, The limbic system (https://qbi.uq.edu.au/brain/brain-anatomy/limbic-system).

12 A. J. Crum, W. R. Corbin, K. D. Brownell und P. Salovey, Mind over milkshakes: mindsets, not just nutrients, determine ghrelin response. *Health Psychology*, 30, 4 (2011): 424–429; Diskussion 430–431.

13 J. Marchant, *Cure: A Journey into the Science of Mind over Body*. Crown Publishing, 2016, dt. Ausgabe Rowohlt, 2016: *Heilung von innen: Die neue Medizin der Selbstheilungskräfte.* Übersetzt von Monika Niehaus. © 2016, Rowohlt Verlag GmbH, Hamburg

14 Bessel van der Kolk, *Das Trauma in dir. Wie der Körper den Schrecken festhält und wie wir heilen können*. Ullstein 2023. Übersetzt von Theo Kierdorf und Hildegard Höhr.

15 N. P. Gothe, I. Khan, J. Hayes, E. Erlenbach und J. S. Damoiseaux, Yoga effects on brain health: a systematic review of the current literature. *Brain Plasticity*, 5, 1 (2019): 105–122 (www.ncbi.nlm.nih.gov/pmc/articles/PMC6971819/).

16 D. Keltner, Hands on research: the science of touch. *Greater Good Magazine*, 2010 (https://greatergood.berkeley.edu/article/item/hands_on_research).

17 D. Juhan, *Job's Body.* Station Hill Press, 2003, dt. Ausgabe *Körperarbeit. Die Soma–Psyche-Verbindung. Ein Lehrbuch.* Droemer-Knaur, 1999.

18 T. Shafir, Using movement to regulate emotion: neurophysiological findings and their application in psychotherapy. *Frontiers in Psychology*, 23, 7 (2016): 1451.

19 T. Shafir, Using movement to regulate emotion: neurophysiological findings and their application in psychotherapy. *Frontiers in Psychology*, 23, 7 (2016): 1451.

20 S. Freud, *New Introductory Lectures on Psycho-Analysis. The Standard Edition of the Complete Psychological Works of Sigmund Freud, Volume XXII (1932–1936): New Introductory Lectures on Psycho-Analysis and Other Works*, 1933. 1–182. Deutsche Ausgabe: *Neue Folge der Vorlesungen zur Einführung in die Psychoanalyse*, Frankfurt am Main 1991.

21 J. Guttman, How observing your ego can improve your social functionality. *Psychology Today*, 2021 (www.psychologytoday.com/us/

blog/sustainable-life-satisfaction/202107/how-observing-your-ego-can-improve-your-social).
22 Bessel van der Kolk, *Das Trauma in dir.* Ullstein 2023.
23 M. Koenigs und J. Grafman, Posttraumatic stress disorder: the role of medial prefrontal cortex and amygdala. *Neuroscientist*, 15, 5 (2009): 540–548.
24 A. Etkin und T. D. Wager, Functional neuroimaging of anxiety: a meta-analysis of emotional processing in PTSD, social anxiety disorder, and specific phobia. *American Journal of Psychiatry*, 164 (2007): 1476–1488.
25 M. Koenigs und J. Grafman, Posttraumatic stress disorder: the role of medial prefrontal cortex and amygdala. *Neuroscientist*, 15, 5 (2009): 540–548.
26 A. Etkin und T. D. Wager, Functional neuroimaging of anxiety: a meta-analysis of emotional processing in PTSD, social anxiety disorder, and specific phobia. *American Journal of Psychiatry*, 164 (2007): 1476–1488.
27 Bessel van der Kolk, *Das Trauma in dir.* Ullstein 2023.
28 P. B. Sharp, B. P. Sutton, E. J. Paul et al., Mindfulness training induces structural connectome changes in insula networks. *Scientific Reports*, 8 (2018): 7929.
29 Walpola Rahula, *Was der Buddha lehrt*, Origo 1963, 2023, S. 117. Übersetzt von Rev. Dhammankara.
30 S. Cope, *Yoga – Die Suche nach dem wahren Selbst*, Arbor 2013.
31 ScienceDaily, How curiosity changes the brain to enhance learning (www.sciencedaily.com/releases/2014/10/141002123631.htm).
32 D. Mobbs, C. C. Hagan, T. Dalgleish, B. Silston und C. Prévost, The ecology of human fear: survival optimization and the nervous system. *Frontiers in Neuroscience*, 9 (2015).
33 C. Duhigg, *Die Macht der Gewohnheit*, Piper 2013. Übersetzung von Thorsten Schmidt.
34 University of Queensland, How Your Brain Makes and Uses Energy; https://qbi.uq.edu.au/brain/nature-discovery/how-your-brain-makes-and-uses-energy (abgerufen am 06.02.2025).
35 Centre for Neuro Skills, Ten principles of neuroplasticity (www.neuroskills.com/brain-injury/neuroplasticity/ten-principles-of-neuroplasticity/).
36 V. A. Pavlov und K. J. Tracey, The vagus nerve and the inflammatory reflex – linking immunity and metabolism. *Nature Reviews Endocrinology*, 8, 12 (2012): 743–754.

37 S. Breit, A. Kupferberg, G. Rogler und G. Hasler, Vagus nerve as modulator of the brain–gut axis in psychiatric and inflammatory disorders. *Frontiers in Psychiatry*, 13, 9 (2018): 44.

38 F. Cerritelli, M. G. Frasch, M. C. Antonelli, C. Viglione, S. Vecchi, M. Chiera und A. Manzotti, A review on the vagus nerve and autonomic nervous system during fetal development: searching for critical windows. *Frontiers in Neuroscience*, 15 (2021).

39 C. Darwin, *The Expression of the Emotions in Man and Animals.* Dt. Fassung: *Der Ausdruck der Gemütsbewegungen bei Menschen und Tieren.* Verlag Otto Hendel 1885, S. 70. Übersetzung von Theodor Bergfeldt.

40 A. Vaish, T. Grossmann und A. Woodward, Not all emotions are created equal: the negativity bias in social-emotional development. *Psychological Bulletin*, 134 (2008): 383–403.

41 S. Soroka, P. Fournier und L. Nir, Cross-national evidence of a negativity bias in psychophysiological reactions to news. *Proceedings of the National Academy of Sciences*, 116, 38 (2019): 18888–18892.

42 Bessel van der Kolk, *Das Trauma in dir. Wie der Körper den Schrecken festhält und wie wir heilen können.* Ullstein 2023. Übersetzt von Theo Kierdorf und Hildegard Höhr.

43 P. Levine, *Sprache ohne Worte. Wie unser Körper Trauma verarbeitet und uns in die innere Balance zurückführt.* Kösel 2010, S. 164. Übersetzt von Karin Petersen.

44 L. Artigas und I. Jarero, The butterfly hug method for bilateral simulation, 2014 (https://emdrfoundation.org/toolkit/butterfly-hug.pdf; https://www.counselingconnectionsnm.com/blog/try-the-butterfly-hug-to-help-with-ptsd-symptoms).

45 National Institute for the Clinical Application of Behavioral Medicine (NICABM), Two simple techniques that can help trauma patients feel safe (www.nicabm.com/trauma-two-simple-techniques-that-can-help-trauma-patients-feel-safe/comment-page-3/).

46 Hermann Hesse: *Demian. Die Geschichte von Emil Sinclairs Jugend.* S. Fischer Verlag, Berlin, 1921. © 1919 S. Fischer Verlag Berlin. Alle Rechte vorbehalten; www.gutenberg.org/files/41907/41907-h/41907-h.htm (abgerufen am 30.05.2025).

47 L. Jeličić, A. Veselinović, M. Ćirović, V. Jakovljević, S. Raičević und M. Subotić, Maternal distress during pregnancy and the postpartum period: underlying mechanisms and child's developmental outcomes – a narrative review. *International Journal of Molecular Sciences*, 23

(2022): 13932; E. Merlot, D. Couret und W. Otten, Prenatal stress, fetal imprinting and immunity. *Brain, Behavior, and Immunity*, 22, 1 (2008): 42–51.

48 A. M. Graham, J. H. Pfeifer, P. A. Fisher, S. Carpenter und D. A. Fair, Early life stress is associated with default system integrity and emotionality during infancy. *Journal of Child Psychology and Psychiatry*, 56 (2015): 1212–1222.

49 O. Wlodarczyk, M. Schwarze, H. J. Rumpf, F. Metzner und S. Pawils, Protective mental health factors in children of parents with alcohol and drug use disorders: a systematic review. *PLoS One*, 12, 6 (2017): e0179140.

50 Centers for Disease Control and Prevention (CDC), About the CDC-Kaiser ACE Study (www.cdc.gov/violenceprevention/aces/about. html).

51 Bessel van der Kolk, *The Body Keeps the Score: Brain, Mind, and Body in the Healing of Trauma*. Penguin, 2015, S. 148, dt. Ausgabe: *Das Trauma in dir*, Ullstein 2023.

52 Z. Hu, A. C. Kaminga, J. Yang, J. Liu und H. Xu, Adverse childhood experiences and risk of cancer during adulthood: A systematic review and meta-analysis. *Child Abuse & Neglect*, 117 (Juli 2021): 105 088.

53 S. R. Dube, D. Fairweather, W. S. Pearson, V. J. Felitti, R. F. Anda und J. B. Croft, Cumulative childhood stress and autoimmune diseases in adults. *Psychosomatic Medicine*, 71, 2 (2009): 243–250.

54 L. Mandelli, C. Petrelli und A. Serretti, The role of specific early trauma in adult depression: A meta-analysis of published literature. Childhood trauma and adult depression. *European Psychiatry*, 30, 6 (September 2015): 665–680.

55 V. Rattaz, N. Puglisi, H. Tissot und N. Favez, Associations between parent–infant interactions, cortisol and vagal regulation in infants, and socioemotional outcomes: a systematic review. *Infant Behavior and Development*, 67 (2022): 101 687.

56 K. Cherry, Harry Harlow and the nature of affection, Verywellmind, 2023 (www.verywellmind.com/harry-harlow-and-the-nature-of-love-2795255).

57 D. Juhan, *Job's Body*. Station Hill Press, 2003, S. 208, dt. Ausgabe: *Körperarbeit*. Droemer-Knaur 1999.

58 C. A. Obeldobel, L. E. Brumariu und K. A. Kerns, Parent–child attachment and dynamic emotion regulation: a systematic review. *Emotion Review*, 15, 1 (2023): 28–44.

59 Cleveland Clinic, The 4 attachment styles and how they impact you, 2022 (https://health.clevelandclinic.org/attachment-theory-and-attachment-styles/).

60 A. Rosengren, S. Hawken, S. Ounpuu, S. Kliwa, M. Zubaid, W. A. Almahmeed, K. N. Blackett, C. Sitthi-Amorn, H. Sato, S. Yusuf, INTERHEART investigators. Association of psychosocial risk factors with risk of acute myocardial infarction in 11 119 cases and 13 648 controls from 52 countries (the INTERHEART study): case-control study. *Lancet*, 364, 9438 (2004): 953–962.

61 G. Noppe, E. van den Akker, Y. de Rijke et al., Long-term glucocorticoid concentrations as a risk factor for childhood obesity and adverse body-fat distribution. *International Journal of Obesity*, 40 (2016): 1503–1509.

62 K. Shankardass, M. Jerrett, J. Milam, J. Richardson, K. Berhane und R. McConnell, Social environment and asthma: associations with crime and No Child Left Behind programmes. *Journal of Epidemiology and Community Health*, 65, 10 (2011): 859–865.

63 S. R. Dube, D. Fairweather, W. S. Pearson, V. J. Felitti, R. F. Anda und J. B. Croft, Cumulative childhood stress and autoimmune diseases in adults. *Psychosomatic Medicine*, 71, 2 (2009): 243–250.

64 A. Mehrabian, Nonverbal communication. *Nebraska Symposium on Motivation*, 19 (1971): 107–161.

65 L. Castañón, Global collaboration led by Stanford researcher shows that a posed smile can improve your mood. *Stanford News*, 2022 (https://news.stanford.edu/2022/10/20/posing-smiles-can-brighten-mood/).

66 Robert N. Munsch: *Ich lieb' dich für immer.* Lappan, 2024. Übersetzung von Peter Baumann. Originalausgabe *Love you forever* erschienen bei Firefly Books Ltd. Text copyright © 1986 by Robert Munsch. Text copyright ©1987 by Bob Munsch Enterprises, Ltd.

67 R. Hanson und R. Mendius. *Das Gehirn eines Buddha. Die angewandte Neurowissenschaft von Glück, Liebe und Weisheit*, arbor 2010, S. 18–19. Übersetzung von Christine Sadler.

Über die Autor*innen

Jennifer Mann ist Mind-Body-Practioner und Expertin für psychosomatische Störungen. Sie ist Mitbegründerin der Plattform Somia und des Heal Program. Als sie sich auf dem Höhepunkt ihrer Karriere befand, wurde sie ohne Vorwarnung bettlägerig. Bei ihr wurden diverse chronische Erkrankungen diagnostiziert und sie litt unter Ängsten, Schmerzen und unzähligen »unerklärlichen« Symptomen. Trotz ihrer physiotherapeutischen Ausbildung sowie ihres Studiums der Biomedizin, war Jennifer ratlos, um was es sich bei ihrer Krankheit handeln könnte. Als man ihr sagte, ihr bisheriges Leben sei vorüber, weigerte sie sich, diese Prognose zu akzeptieren und setzte alles daran, Antworten zu finden.

Auf ihrem Heilungsweg beschäftige sich Jennifer auch mit den Themen individuelle Resilienz und Selbsttransformation. Seit über zehn Jahren studiert sie Geist und Körper und gilt als Autorität für die Kombination von Neurophysiologie und ganzheitlichen Ansätzen. Mit ihrem Wissen half sie Tausenden Menschen, ihr dysreguliertes Nervensystem zu heilen.

Ihr Ansatz ist deutlich von ihrer eigenen Genesung geprägt. Als Vordenkerin und Gründerin einer weltweiten Community, inspiriert sie Millionen und lässt sie an ihren Gedanken und ihrer Selbstermächtigung teilhaben. Sie lebt mit Mann und Sohn auf Bali.

Karden Rabin ist Mitbegründer der Plattform Somia, Miterfinder des Heal Program und Somatic-Experiencing-Practitioner. Er ist spezialisiert auf die Heilung von Stress, Trauma und psychosomatischen Erkrankungen in Verbindung mit dem Nervensystem.

Über zehn Jahre kämpfte Karden gegen starke Rückenschmerzen an. Nachdem konventionelle medizinische Ansätze nicht halfen, gelang es ihm, den Schmerz zu beheben, indem er sich mit den psycho-emotionalen und neurologischen Grundlagen chronischer Schmerzen und stressbezogener Störungen beschäftigte. Er hat Tausenden von Klientinnen und Klienten weltweit geholfen, ihre Schmerzen zu überwinden, indem er Prinzipien der Körperarbeit mit Therapien zum Erhalt des Gedächtnisses und (somatischen) Ansätzen zur Traumaarbeit kombinierte.

Karden leistet regelmäßig Beiträge für Bessel Van Der Kolks Trauma Research Foundation. Er lebt in der Nähe von Springfield, Massachusetts mit seiner Frau und den gemeinsamen Töchtern.

Dr. Michelle Hildebrandt

NEURODIÄT